本书获得上海市哲学与社会科学青年项目（2021EGL001）、教育部人文
与社会科学研究青年项目（22YJC630169）支持

分级诊疗下的医疗健康管理多属性决策研究

邢玉平 ◎ 著

知识产权出版社
全国百佳图书出版单位
—北京—

图书在版编目（CIP）数据

分级诊疗下的医疗健康管理多属性决策研究/邢玉平著．
—北京：知识产权出版社，2023.7

ISBN 978-7-5130-8817-6

Ⅰ．①分…　Ⅱ．①邢…　Ⅲ．①医药卫生管理－研究
Ⅳ．①R199.2

中国国家版本馆 CIP 数据核字（2023）第 122380 号

内容提要

本书综合利用正交模糊理论、信息融合理论等多属性决策理论，针对患者分级诊疗评估、分级诊疗实施效果评价、移动医疗App评价、医联体运行效果评价等环节特点，提出系统化面向分级诊疗实际场景的多属性决策评价模型方法，通过管理理论与医疗管理实践助力分级诊疗就医格局，进而对传统分级诊疗管理决策问题有所突破，为管理决策者提供理论支撑。

本书适用于管理科学与工程学位的本科生、硕博生及相关领域的专业读者。

责任编辑：曹婧文　　　　**责任印制**：孙婷婷

分级诊疗下的医疗健康管理多属性决策研究

FENJI ZHENLIAO XIA DE YILIAO JIANKANG GUANLI DUOSHUXING JUECE YANJIU

邢玉平　著

出版发行：知识产权出版社有限责任公司	网　　址：http://www.ipph.cn
电　　话：010－82004826	http://www.laichushu.com
社　　址：北京市海淀区气象路 50 号院	邮　　编：100081
责编电话：010-82000860 转 8763	责编邮箱：laichushu@cnipr.com
发行电话：010-82000860 转 8101	发行传真：010-82000893
印　　刷：北京中献拓方科技发展有限公司	经　　销：新华书店、各大网上书店及相关专业书店
开　　本：720mm×1000mm　1/16	印　　张：11.75
版　　次：2023 年 7 月第 1 版	印　　次：2023 年 7 月第 1 次印刷
字　　数：220 千字	定　　价：68.00 元

ISBN 978-7-5130-8817-6

前言

PREFACE

“健康中国”已上升为国家战略。为把以大型医疗机构为中心的错位“倒三角”医疗服务体系纠正为“正三角”，中央近年来不断出台多项分级诊疗政策。自2006年《国务院关于发展城市社区卫生服务的指导意见》首次提出建立分级诊疗制度以来，分级诊疗制度就在促进病患分流、强化各级医院职能分工、促进基本医疗卫生服务均等化等方面被寄予厚望。正如国家卫生健康委员会主任马晓伟强调，“分级诊疗制度实现之日，乃是我国医疗体制改革成功之时”。《中华人民共和国国民经济和社会发展第十四个五年规划和2035年远景目标纲要》[1]在“深化医药卫生体制改革”一节中，特别强调要加快优质医疗资源扩容和区域均衡布局，加快建设分级诊疗体系，为人民提供全方位全生命期健康服务。然而，人民群众多层次、多元化的医疗服务需求与不平衡不充分的卫生服务供给之间的矛盾依然突出，且由于分级诊疗各个环节在实践中缺乏有效的转诊决策及评价，分级诊疗并没有完全实现分流患者的目标，患者就医依然趋向于“顶端聚集”，存在着“有分级无分诊”[2]的局面。因此，如何从多属性决策理论角度出发引导医院和患者科学合理地实施分级诊疗、保证患者有序匹配流动并实施有效的评价机制是实现分级诊疗各环节的关键突破口，也是关系国计民生的重要科学问题，这其中就牵涉到决策者的信息表达、信息融合以及基于信息的决策评价。

本书针对分级诊疗系统中的患者分级诊疗评估、基层医院转诊评估、分级诊疗方案评价、移动医疗App评价、医联体运行效果等环节的转诊决策问题的特点，结合方案多属性、属性相关联等假设，系统提出基于q阶正交模糊决策信息融合算子的多属性决策方法，以及基于熵权优化法与BWM（Best-Worst Method）法

的权重未知的 q 阶正交模糊 PROMETHEE Ⅱ（Preference Ranking Organization Method for Enrichment Evaluations，PROMETHEE Ⅱ）多属性决策方法，利用这些决策方法解决面向分级诊疗各环节实际场景的多属性决策评价和研判问题。本书的主要内容如下：

① 针对分级诊疗实施过程中患者分级转诊评估和基层医院转诊实施效果评估问题，一方面提出了基于 q 阶正交点加权信息融合算子的多属性决策方法，有效控制了 q 阶正交模糊信息融合结果的不确定性。同时，将该多属性决策方法应用到患者严重性评估中，用以研判患者是否转诊以辅助分级诊疗政策的实施。另一方面，提出了 q 阶正交模糊 Frank 幂均点算子，建立了 q 阶正交模糊环境下的多属性决策方法框架，新方法不仅可以从原始决策数据中获取更多客观信息，同时可以消除决策者不合理评价信息对最终决策结果的影响。最后，将该多属性决策方法用于基层医院评估中，协助评估分级诊疗体系的有效性。

② 针对不同分级诊疗方案实施效果评价问题，一方面从“评估属性的关联性”角度出发，研究属性有关联的 q 阶正交模糊信息融合算子的多属性决策方法，建立了基于 q 阶正交模糊交互式 Hamy 融合算子的属性有关联的模糊多属性决策方法框架。该方法可以同时解决评价数据中隶属度或非隶属度为零时，对评价结果的干扰影响。另一方面，提出了基于 q 阶正交模糊交互式幂均点 Hamy 算子的属性关联多属性决策方法框架。该方法在有效控制决策结果的不确定性的同时，也可以消除决策者过高或者过低的评价值对决策结果的负面影响，并且能够处理多个属性之间存在相关关系的情况。最后将该多属性决策方法应用到分级诊疗方案评估中，并进一步为管理者提供了政策建议，以更好地协助政府加强卫生政策的制定，促进分级诊疗政策的发展。同时验证了提出的评价方法为寻求最佳分级诊疗方案提供了有效的评价模型。

③ 针对移动医疗 App 评价问题，从决策者评价信息的定性角度出发，系统研究 q 阶正交模糊不确定语义决策信息融合算子的多属性决策方法，提出了 q 阶正交模糊不确定语义集的概念，它能够调和隶属度和非隶属度的约束关系，放松约束条件，更客观定量地描述决策时的不确定性，并进一步定义了 q 阶正交模糊不确定语义集的代数运算法则与 Schweizer-Sklar 运算法则，提出了 q 阶正交不确定语义 Choquet 积分融合算子信息，以及 q 阶正交模糊不确定语言 Schweizer-Sklar Hamy 均值融合算子，建立了 q 阶正交模糊不确定语义多属性决策框架，最后将该多属性决策方法应用到移动医疗 App 评价中，为助力构建新型医联体服务体验提供了评价模型。

④ 针对医联体运行效果评价问题，从“评估属性权重未知”的角度出发，综合主客观权重视角，提出了基于熵权优化法以及 q 阶正交模糊最佳-最差权重法的综合权重确定方法，建立了权重未知的 q 阶正交模糊 PROMETHEE Ⅱ 多属性决策框架体系。该方法既保留了传统的 PROMETHEE Ⅱ 强大的优势，同时在考虑属性指标之间的相关性时又能够综合考虑决策者的主客观偏好。最后将该方法应用到医联体运行效果评价中，为不断提高和改善分级诊疗的服务质量和持续深化区域医联体建设提供了有益建议。

本书的研究能够丰富和完善基于多属性信息融合的医疗健康管理多属性决策理论体系，其在患者转诊评估、分级诊疗方案评估、医联体运行绩效评估等领域具有重要的应用价值。

本书在模型建立分析和管理学意义阐述方面难免存在一些不足和疏漏之处，真心希望各位专家、学者和读者提出批评意见，以便在今后的科学研究过程中不断地改进和完善。

目录
CONTENTS

第1章

绪 论

1.1 研究背景和意义

1.1.1 研究背景

我国80%的医疗卫生资源集中在城市，其中80%又集中在大中型医院，这些大中型医院无论是医疗能力、医疗质量、医疗效率等多方面都远远优于其他区域，医疗资源呈“倒三角”的资源结构[3]。但从需求来看，绝大部分的医疗卫生服务需求集中在农村和基层，是“正三角”需求结构。医疗供给的倒三角和医疗需求的正三角在现实层面的表现是医生诊疗行为的倒置，一定程度上固化了患者前往大医院就诊的行为惯性，使得大型医院的医疗资源过度紧张，导致大医院“看病难、看病贵”，小医院资源闲置等。在此背景下，建立分级诊疗体系是破解“看病难、看病贵”问题、惠及民生的重大政策举措。然而由于分级诊疗各个环节在实践中缺乏有效的转诊决策及评价，分级诊疗并没有完全实现分流患者的目标，患者就医依然趋向于“顶端聚集”，存在着“有分级无分诊”的局面。如何从多属性决策理论角度出发引导医院和患者科学合理地实施分级诊疗，保证患者有序匹配流动并实施有效的评价机制是实现分级诊疗环节的重要突破口，也是关系国计民生的重要科学问题。本书主要目标是系统研究 q 阶正交模糊集以及 q 阶正交模糊不确定语义集的“信息融合算子”多属性决策方法以及偏好序结构评估（PROMETHEEⅡ）多属性决策方法，并将这些决策方法应用到实际的医疗管理决策过程，辅助分级诊疗政策的实施。

本书结合分级诊疗环节的特征，考虑分级诊疗系统中各参与主体的不确定因素，综合利用正交模糊集理论、信息融合理论等多属性决策理论，针对“患者分级诊疗评估、基层医院转诊评估、分级诊疗方案评价、移动医疗App评价、医联体[1]运行效果”等各环节转诊评价问题特点，结合不同的模糊决策场景，分别构建不同的运算法则，基于熵理论和最佳-最差权重理论，从控制决策结果的不确定性及属性有无关联的角度提出系统化面向分级诊疗各环节实际场景的多属性决策评价模型方法，进而对传统分级诊疗管理决策问题有所突破，具有较强的学科交叉特点。同时，与当前大多数针对分级诊疗局部服务能力的提升不同，具有较强的学术价值，将为实现全景式系统化的分级诊疗协同评价提供新的解决方案与思路，为管理决策者提供理论支撑。

1.1.2 研究意义

分级诊疗是一个多主体参与的过程，因此，从各主体不确定性出发，研究“患者分级诊疗评估、基层医院转诊评估、分级诊疗方案评价、移动医疗 App 评价、医联体运行效果”等各环节转诊评价问题特点、转诊评价反馈等双向转诊关键阶段决策问题，通过管理理论与医疗管理实践助力分级诊疗就医格局，有助于深入理解分级诊疗各个环节的内在运行机制，是保证患者在分级诊疗系统内各级医院有序流动并实现双向转诊的重要突破口，意义重大。

（1）理论意义

在对分级诊疗现实问题进行评价决策时，由于大量的模糊信息而无法应用传统的模糊集、直觉模糊集、毕达哥拉斯模糊集信息融合方法，这使得决策过程受到很大的限制，而 q 阶正交模糊集能更准确地反映现实的诊疗决策问题，从而使决策者做出更加理性和有效的决策。本书结合分级诊疗环节的特征，从主体存在的不确定行为因素，用 q 阶正交模糊集和 q 阶正交模糊不确定语义集去描述评估值，并且采用不同信息融合算子去处理这类模糊信息，将管理理论与医疗管理实践相结合，给出其定量化的描述并建立相应的数学模型与决策方法，使得这些方法在分级诊疗方案评估、基层医院转诊评估、区域医联体绩效转移评价等分级诊疗各环节实际场景中都具有很好的实用性，也为管理决策者提供评价理论支撑。

（2）实践意义

本书针对各主体在分级诊疗中的评价问题进行科学研究，有利于充分发挥各

[1] 医联体是“医疗联合体”的简称，指的是在同一区域内，将三级医院、数家二级医院、若干社区医院相结合，组成医疗联合体。医疗机构间通过这种资源整合，实现资源共享，优质医疗资源下沉，双向转诊，达到优势互补，逐步形成基层首诊、双向转诊的分级诊疗制度。

方的合力作用，实现患者合理分流，形成各参与主体主动合力推进分级诊疗的共赢局面；目前大多数的转诊服务管理决策更多关注于改善转诊服务中的运作效率和机制[4, 5]，较少考虑在此过程中患者和医生的不确定因素。本书考虑到分级诊疗管理决策中各参与主体的不确定因素，对于提高诊疗效率、分级诊疗各主体的满意度，优化医疗资源配置等有着重要的社会意义，也为实现转诊管理由“以医院为中心”逐步向“以患者为中心”进行转变提供了新的思路；从宏观角度来看，研究转诊过程中的决策评价可以帮助发现分级诊疗过程中各参与主体对外部环境限制因素进行选择时的决策逻辑，帮助从群体互动特点中提炼转诊改善机制，能够对“基层首诊、双向转诊、上下联动、急慢分治”的分级诊疗就医格局的未来健康发展给出有力建议。

1.2　研究内容与创新点

1.2.1　研究内容

本书首先针对分级诊疗系统中的“患者分级诊疗评估、基层医院转诊评估、分级诊疗方案评价、移动医疗 App 评价、区域医联体运行效果”等环节中转诊决策问题的特点，结合“方案多属性、属性相关联”等假设，提出基于 q 阶正交模糊决策信息融合算子的多属性决策方法，以及基于熵权优化法与 BWM 法的权重未知的 q 阶正交模糊 PROMETHEE Ⅱ 多属性决策方法，利用这些决策方法解决面向分级诊疗各环节实际场景中的多属性决策评价和研判问题。对于基于 q 阶正交模糊信息融合算子的多属性决策研究，本书主要从运算法则和融合算子两方面进行考虑，结合不同的分级诊疗评估决策场景，分别构建不同的运算法则，从控制决策结果的不确定性以及属性有无关联的角度提出系统的多属性决策方法。其次，本书对现有的 q 阶正交模糊集进行了定性化的拓展，提出 q 阶正交模糊不确定语义集，并研究它的运算法则、排序方法、得分函数等基本理论。最后，本书研究了属性权重未知的 q 阶正交模糊 PROMETHEE Ⅱ 方法。具体研究内容如下：

（1）基于 q 阶正交模糊点算子的转诊评估多属性决策方法

针对传统模糊信息融合算子无法控制决策结果不确定性的缺点，基于代数运算法则以及 Frank 运算法则，研究 q 阶正交模糊点信息融合算子，并研究这些算子的单调性、有界性和幂等性等性质，建立了 q 阶正交模糊多属性决策方法框架。具体来说，一方面，定义了 q-ROFN 点算子的概念，进一步提出了一类新的 q 阶正交点加权信息融合算子，以此来控制 q 阶正交模糊信息融合结果的不确定性。另一方面，定义了 q 阶正交模糊点距离测度的概念，并提出了一类全新的幂均点算子，以便从原始输入参数中获取更多客观信息。进一步，基于 Frank 运算法则，提出了 q 阶正交模糊 Frank 幂均点算子，建立了 q 阶正交模糊环境下的多属性决策方法框架，新方法不仅可以从原始决策数据中获取更多客观信息，同时可以消除决策者不合理数据对最终决策结果的影响。最后将该多属性决策方法应用于患者转诊和基层医院转诊效果评估，协助评估分级诊疗体系的有效性，通过详细的比较分析说明多属性决策方法的有效性和优越性。

（2）基于属性关联的 q 阶正交模糊多属性决策方法及在分级诊疗实施效果评估中的应用

针对属性有关联及决策数据中存在隶属度或非隶属度为零的模糊决策问题，提出了交互式运算法则以及 Hamy 均值来融合 q 阶正交模糊信息。具体来说，一方面，建立了基于 q 阶正交模糊交互式 Hamy 融合算子的属性有关联的模糊多属性决策方法框架，该方法可以同时解决决策数据中隶属度或非隶属度为零时，对决策结果的干扰影响。另一方面，提出了基于 q 阶正交模糊交互式幂均点 Hamy 算子的属性相关联多属性决策方法框架。该方法在有效控制决策结果不确定性的同时，可以消除决策者过高或者过低的评价值对决策结果的负面影响，并且也能够处理多个属性之间存在关系的情况。最后，将该多属性决策方法应用到分级诊疗方案评估中，进一步为管理者提供了政策建议，以更好地协助政府加强卫生政策的制定，促进分级诊疗政策的发展。同时验证了提出的多属性决策方法为寻求最佳分级诊疗提案提供了有效的评估模型。

（3）基于 q 阶正交模糊不确定语义的移动医疗 App 多属性评价方法

提出了 q 阶正交模糊不确定语义集的概念，并进一步定义了它的代数运算法则与 Schweizer-Sklar 运算法则，研究属性相关联的 q 阶模糊不确定语义环境下的多属性决策方法。具体来说，提出了 q 阶正交不确定语义 Choquet 积分融合算子信息，及 q 阶正交模糊不确定语义 Schweizer-Sklar Hamy 均值融合算子，以此来反映 q 阶正交模糊信息融合过程中，每一个输入变量与其他输入变量间的相关关系，同时研究了这些算子的单调性、有界性和幂等性等性质。基于以上两个算子，提出了属性相关联的 q 阶正交不确定语义模糊多属性决策方法框架。最终，将该多属性决策方法应用到了移动医疗 App 评价中。

（4）基于权重未知的 q 阶正交模糊偏好 PROMETHEEⅡ方法及在医联体运行效果评价中的应用

将 PROMETHEEⅡ方法扩展到 q 阶正交模糊环境下，提出了 q 阶正交模糊 PROMETHEEⅡ法框架体系，使得改进后的方法实用性更强。针对 q 阶正交模糊 PROMETHEEⅡ法权重未知的情况，定义了 q 阶正交模糊熵的概念，利用熵权优化法获得客观权重，以及利用 q 阶正交模糊最佳-最差权重法（q-BWM）获得客观权重。并提出了基于熵权优化法以及 q-BWM 的综合权重法，建立了权重未知的 q 阶正交模糊 PROMETHEEⅡ多属性决策模型，该方法既保留了传统的 PROMETHEEⅡ方法强大的优势，也能考虑属性指标之间的相关性，又能够综合考虑决策者的主观偏好和客观偏好，使得决策者可以根据自己的主客观偏好灵活选择。最终将该方法应用到医联体运行效果评价过程中，为管理者提供有用的管理建议。

1.2.2　创新点

本书将管理理论与医疗管理实践相结合，给出其定量化的描述并建立相应的数学模型与决策方法，从管理理论与医疗管理实践角度助力分级诊疗就医格局，创新点主要体现在以下几个方面：

① 针对分级诊疗实施过程的不同评估主体，患者实际转诊评估和基层医院转诊实施效果评估问题，从控制决策结果的不确定性角度出发，系统提出了 q 阶正交模糊环境下的一系列 q 阶正交点加权融合算子；同时创新性地基于 Frank 运算法则，建立了 q 阶正交模糊 Frank 幂均点融合算子，使得基于 Frank 运算法则的算子相对于参数 θ 是单调的，这意味着决策者可以根据他们的态度灵活地选择参数值弥补了现有算子的不足。

② 针对不同分级诊疗方案评价问题，从“评估属性的关联性”角度出发，提出基于交互影响的 q 阶正交模糊交互式运算法则体系，并建立了 q 阶正交模糊交互式 Hamy 融合算子和 q 阶正交模糊交互式幂点 Hamy 算子的多属性决策方法，使之能够考虑 q 阶正交模糊数的隶属度与非隶属度之间存在的某种关联，为辅助分级诊疗政策的实施及协助评估分级诊疗体系的有效性提供了新的评估模型。

③ 针对移动医疗 App 评价问题，从决策者评价信息的定性角度出发，提出 q 阶正交模糊不确定语义集的概念，它比亚格尔（Yager）在 2018 年提出的毕达哥拉斯语义模糊集 有着更强的刻画模糊的能力，也是直觉语义模糊集和毕达哥拉斯语义模糊集的推广形式，更加详细贴合人们的认知过程，同时也能够调和隶属度和非隶属度的约束关系。同时本书也提出了 q 阶正交模糊不确定语义集的代数运算法则以及 Schweizer-Sklar 运算法则，研究属性之间存在相互关联的 q 阶模糊不确定语义环境下的多属性决策方法。

④ 针对医联体运行效果评价问题，从“评估属性权重未知”的角度出发，综合主客观偏好视角，提出了权重未知的 q 阶正交模糊 PROMETHEE Ⅱ 法的完整的理论框架体系，为区域医联体运行效果评价提供了有效的数学模型，并综合考虑了决策者的主观和客观的偏好矩阵。此外，研究了基于 q 阶正交模糊最佳-最差权重确定方法（q-BWM）的主观权重确定方法，该方法不需要对所有的准则进行两两比较，从而减少了计算量。

1.3 本书的结构安排

基于分级诊疗系统中评价主体的不确定因素，本书依托 q 阶正交模糊集和 q 阶正交模糊不确定语义集理论，对 q 阶正交模糊环境下的信息融合算子与 PROMETHEE Ⅱ 多属性决策方法展开研究，并将它们应用到现实的分级诊疗管理决策实践过程中。在上述背景下，确定本书的结构如下：

第 1 章是绪论，介绍了本书的研究背景和研究意义。同时，分析了本书的主要创新点、研究内容以及结构安排。

第 2 章是理论基础，对医疗健康管理决策过程中采用的理论，重点从 q 阶正交模糊集、信息融合算子、不确定语义集以及 PROMETHEE Ⅱ 多属性决策方法四个方面综述了国内外的研究成果，以及不足之处。

第 3 章研究基于 q 阶正交模糊点算子的转诊评估多属性决策方法。基于点算子和代数运算法则，提出了一类新的 q 阶正交点加权信息融合算子，并研究这些算子的单调性、有界性和幂等性等性质，建立 q 阶正交模糊多属性决策方法框架。定义点距离测度的概念，同时提出了一类全新的幂均点算子，而后基于 Frank 运算法则，提出了 q 阶正交模糊 Frank 幂均点算子，建立了 q 阶正交模糊环境下的多属性决策方法框架，并将这些多属性决策方法分别应用于患者转诊评估以及基层医院转诊评估中。

第 4 章研究属性有关联的分级诊疗方案评价决策方法。为了反映多个属性之间的关联关系，提出 q 阶正交模糊交互式 Hamy 融合算子和 q 阶正交模糊交互式幂均点 Hamy 算子，并分别建立了属性相关联的 q 阶正交模糊环境下的多属性决策方法框架。最后将该多属性决策方法应用到了分级诊疗方案评估中，为进一步促进分级诊疗发展的提供了有效的数学模型。

第 5 章研究模糊语义集的拓展形式及在移动医疗 App 评价中的应用。定义了 q 阶正交模糊不确定语义集的概念，并进一步定义 q 阶模糊不确定语义集的代数运算法则与 Schweizer-Sklar 运算法则，提出了 q 阶正交不确定语义 Choquet 积分融合算子信息，以及 q 阶正交模糊不确定语义 Schweizer-Sklar Hamy 均值融合算子，同时研究了这些算子的单调性、有界性和幂等性等性质。基于这两个算子，提出了属性相关联的 q 阶正交模糊不确定语义多属性决策方法框架，最后将该多属性决策方法应用到移动医疗 App 评价中。

第 6 章研究基于权重未知的 q 阶正交模糊偏好下的医联体运行效果评价问题。对 q 阶正交模糊熵理论、q 阶正交模糊最佳-最差权重法（q-BWM）以及 q 阶正交模糊 PROMETHEE Ⅱ 方法进行了研究，提出了权重未知的 q 阶正交模糊 PROMETHEE Ⅱ 多属性决策方法，改进后的 q 阶正交模糊 PROMETHEE Ⅱ 多属性决策方法更具普适性。

第 7 章是结论与展望。对本书的主要工作进行概况，并对后续的研究方向进行了分析。

第2章

理论基础

多属性决策问题（Multi-attribute Decision Making，MADM）指根据待评价方案的多个属性进行研判，给出评判值，然后依据信息融合算子对属性评判值融合分析之后作出最终评价结果，以达到合理决策的目的。最近几十年，多属性决策理论作为管理科学与工程学科的重要分支被广泛研究，并被应用到多个方面。然而，人类对事物的认知能力是有限的，随着决策问题日益复杂，许多实际决策信息难以用精确值表达。模糊集理论[6]为处理这类复杂的多属性决策问题提供了一个很好的途径和方法，它利用隶属函数表示元素对集合的从属程度，能很好地刻画不确定性问题。为了更客观地反映决策问题的模糊性，学者从不同的角度出发对模糊集进行了拓展研究，先后提出了直觉模糊集[7,8]、区间直觉模糊集[9-11]、犹豫模糊集[12-14]和毕达哥拉斯模糊集[15,16]等模型。其中直觉模糊集和毕达哥拉斯模糊集分为三部分：隶属度、非隶属度和犹豫度，因此可以从支持、反对、中立 3 方面全面描述不确定问题，清楚表达不确定问题的模糊性本质，比传统的模糊集在处理模糊性方面更具灵活性和实用性，因此受到了许多学者的关注[17-22]。对于模糊集的研究，一个最主要的部分就是基于“信息融合算子”的多属性决策方法研究。因此，如何建立基于信息融合算子的多属性决策方法并应用于管理决策过程中，是管理决策者面临的主要问题。此外，模糊信息的测度，如距离测度、熵测度等对于寻找最优决策也具有基础性的作用[23-27]。另外，对于多属性决策问题，决策者往往倾向于在决策方案之间两两对比然后建立偏好关系，最后依据相关的偏好排序决策法选择出最佳方案，可见偏好关系排序多属性决策法也是其中的关键一步。

因此，基于模糊多属性决策的研究主要包括以下几方面：一是对模糊集理论的拓展研究，主要代表有直觉模糊集、犹豫模糊集、区间直觉模糊集、毕达哥拉斯模糊集等；二是模糊集信息融合算子的研究，即如何通过信息融合算子将专家给出的模糊决策信息融合为一个整体值；三是模糊集偏好关系与排序方法研究。基于此，下面从模糊集的理论发展、信息融合算子以及偏好关系与排序方法着手分析研究现状。

2.1　模糊集理论

模糊集（Fuzzy Set，FS）[6]是扎德（Zadeh）在 1965 年提出，它用隶属函数来刻画一个元素属于某个集合的模糊程度。然而，随着现实决策问题的日益复杂化，决策者对属性的评估值有时是犹豫的，这就导致对某些认知的结果表现为确定、不确定和犹豫三个方面，如投票选举中的支持、反对和弃权的状况。由于模糊集仅包含隶属信息，不能同时表示支持、反对和犹豫的信息，因此无法处理这种不确定情况。为此，阿塔纳索夫（Atanassov）对模糊集进行了拓展，先后提出了直觉模糊集（Intuitionistic Fuzzy Set，IFS）[7,8]和区间直觉模糊集（IIFS）[9]的概念，使之能够同时考虑隶属度、非隶属度和犹豫度信息。其中，直觉模糊集在表达决策者这三种不确定信息方面十分具有优势。例如，决策者在评估一个候选方案时，由于客观信息缺乏或者自身主观的原因，可能表现出一定程度的犹豫，尤其是在评估的初始阶段，此时，选用直觉模糊集来表示决策者的这种犹豫性就相当合适。然而，直觉模糊集和区间直觉模糊集在表征不确定信息方面并不总是有效的，当决策者对不同的方案表现犹豫不定，即在不同备选方案或评判值之间徘徊时，这就难以用 IFS 和 IIFS 来准确描述。为此，托拉（Torra）[28]提出了模糊集的犹豫扩展形式——犹豫模糊集，同时定义了犹豫模糊集的基本运算法则，并讨论了犹豫模糊集与各种扩展模糊集的关系。后来，朱（Zhu）[12]等提出了犹豫模糊集扩展模型——双犹豫模糊集。

但是传统的模糊集理论（包括模糊集、直觉模糊集、犹豫模糊集、区间直觉模糊集）有着它们自身难以克服的局限性。比如，直觉模糊集在表征隶属度与非隶属度之和大于 1 时的决策值是失效的，为此，亚格尔（Yager）[16]提出了毕达哥拉斯模糊集（Pythagorean Fuzzy Set，PFS），其允许决策值的隶属度与非隶属度之和大于 1，但隶属度与非隶属的平方和小于等于 1，这使得毕达哥拉斯模糊集比直觉模糊集有着更强的表征模糊信息能力。作为直觉模糊集的一种有效推广，亚格尔（Yager）[16]同时也提出了毕达哥拉斯模糊信息集成的加权平均算子和有序加权几何算子。近期，一些学者研究了毕达哥拉斯模糊集的拓展形式。彭新东等[29]将毕达哥拉斯模糊集与软集相结合提出了毕达哥拉斯模糊软集，探讨了其决策应用；也有学者结合区间模糊值和犹豫模糊集，提出了区间毕达哥拉斯模糊集[30-32]、犹豫毕达哥拉斯模糊集[33]、双犹豫毕达哥拉斯模糊集[34]，并研究了多属性决策应用；彭和袁（Peng，Yuan）[35]、苟和许（Gou，Xu）[36]、彭和杨（Peng，Yang）[37]研究了毕达哥拉斯模糊数的连续性及微分等内容。此外，张和徐（Zhang，Xu）[38]给出了毕达哥拉斯模糊集的详细数学表达式，并扩展了理想解法（TOPSIS）以解决毕达哥拉斯模糊模糊环境下的 MADM 问题。任（Ren）[39]等人在 MADM 问题过程中考虑了决策者（DM）的风险态度，将 TODIM 扩展到毕达哥拉斯的模糊环境，并进一步分析了对决策者的影响。赵（Zhao）[40]提出了一种新的相似性测度来解决光伏电池的选择问题，加格（Garg）[41]提出了一种新的加权相关系数公式来度量两个 PFS 之间的关系，张（Zhang）[42]提出了一种基于接近度指数的分级 QUALIFLEX 方法，并应用于多属性决策中。

在毕达哥拉斯模糊决策过程中，可能出现如下情况：决策者给出的方案满足属性的隶属度和非隶属度平方和大于 1。为此，2018 年，亚格尔（Yager）[43]在研究了各种模糊集的补运算基础上，结合上述情况，提出了允许隶属度（μ）和非隶属度（v）平方和超过 1，而其 q 次和不超过 1 的 q 阶正交模糊集。显然，q 取值越大，就有越多的模糊对满足边界约束条件，因此可以使得 q-ROFS 表示的模糊信息空间也越大（图 2-1），这就使得 q-ROFS 在处理模糊信息方面比 IFS 和 PFS 更加强大。例如，决策者分别提供 0.9 和 0.7 作为隶属度和非隶属度，考虑到 $0.9+0.7>1$ 和 $0.9^2+0.7^2>1$，显然不能用 IFS 和 PFS 表示属性的评估值（0.9，0.7）。在这种情况下，当 $q=4$ 时，可以得到 $0.9^4+0.7^4<1$，此时属性的评估值可以用 q-ROFS 表示。因此，通过调整参数 q 的值，q-ROFS 允许决策者更充分地表达隶属度和非隶属度信息。由于其具有较高的表达模糊信息能力，因此对于 q-ROFS 的研究也取得了一些成果，如 q-ROFN 之间的相关系数[44]，q-ROFN 之间的距离度量[45]，q 阶正交模糊连续信息的积分[46]，q-ROFS 的连续性、导数和微分[47]，q-ROFN 和其他模糊集的组合[48, 49]，q-ROFS 综述[50]。

然而目前有关 q 阶正交模糊集的各方面的研究都还不够深入，亟须系统深入研究基于 q 阶正交模糊信息的融合算子的多属性决策方法，以进一步丰富 q 阶正交模糊多属性决策理论，从而为解决实际多属性决策问题提供新的理论和方法支撑。

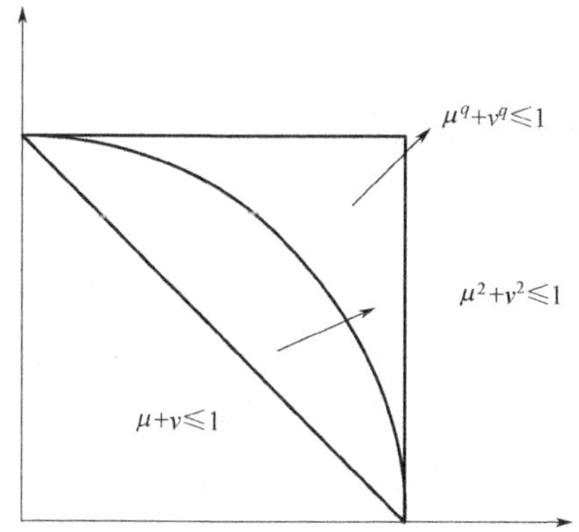

图 2-1　*q* 阶正交模糊数、毕达哥拉斯模糊数、直觉模糊数的决策空间对比

另外，在实际的 MADM 问题中，由于决策者缺乏经验会更倾向于做出定性决策，而不是定量决策。这使得上述模糊集无法处理这种定性决策。例如，决策者会给出一些语义术语，如“优秀”“中等”或“差”来表示评估值。为了定性的描述这种术语，扎德（Zadeh）[51]提供了一种新颖的工具，称为语义变量（linguistic variables，LVs），用于表达模糊信息。后来，徐（Xu）[52]又提出了不确定语义变量（Uncertain Linguistic Variables，ULVs）的概念。之后，在不确定语义环境下对 MADM 的研究受到了广泛关注，并发展了几种不同的语义集，例如直觉不确定语义集（IULS）[53-57]、区间直觉不确定语义集[58]、二元模糊不确定语义集（IULS）[59-61]、犹豫模糊不确定语义集[62]、犹豫直觉模糊语义集[63-64]、毕达哥拉斯不确定语义集[65]、区间值毕达哥拉斯不确定语义集[66]、单值中智不确定语义集[67]、区间中智不确定语义集[68]。具有语义信息的 MADM 方法的研究取得了很大的成功。

但是，随着现实决策问题日益复杂，决策者给出的不确定语义变量的隶属度和非隶属度的平方和会出现大于 1 的情形。例如，对医院科室的绩效评估可能被认为低于“好”（s_5），但高于“一般”（s_3），专家认为医院绩效属于[s_3，s_5]的隶属度为 0.9、非隶属度为 0.7，评估结果表示为〈[s_3，s_5]，(0.9，0.7)〉❶。由于 0.9+0.7>1 和 $0.9^2+0.7^2>1$，因此现有的语义决策方法无法表达评估值〈[s_3，s_5]，(0.9，0.7)〉。因此，为了更客观地刻画管理决策者在决策时的不确定性，有必要进一步研究直觉不确定语义集和毕达哥拉斯不确定语义集的扩展形式及多属性决策方法，以便更好地表达语义信息。

❶ 〈〉表示不确定语义集。

2.2 q阶正交模糊信息融合理论

信息融合算子是一种将多维模糊决策信息融合为单一的总体值的算法，决策者通过信息融合算子得到的总体评估值对备选方案进行排序，从而作出符合要求的最优决策。由此可见，信息融合算子在模糊多属性决策过程中发挥着重要的作用，目前对融合算子的研究主要集中在以下几个方面。

（1）基本的信息融合算子

目前针对不同的模糊环境，学者对属性间无关联关系的信息融合算子进行了大量的研究。由亚格尔（Yager）[69]提出的加权平均（Weighted Averaging Operator，WA）算子和有序加权平均（Ordered Weighted Averaging Operator，OWA）算子是两个广泛应用的信息融合算子。其中，OWA 算子是通过对所融合数据降序排列，然后对排序后的数据进行融合。对于直觉模糊信息，许（Xu）[70]将 WA 算子拓展到直觉模糊环境中，并提出了基于直觉模糊加权平均算子和有序加权平均算子的多属性群决策方法；基于 WA 算子，卫（Wei）等[71,72]引入了诱导法”的思想，提出了诱导直觉模糊平均算子。赵(Zhao)[73]和卫(Wei)[74]提出了直觉模糊 Einstein 加权平均算子和直觉模糊 Einstein 加权几何平均算子。王和刘（Wang，Liu）[75]在直觉模糊环境下将 WA 算子与 Einstein 算子结合起来，并提出了 Einstein 有序加权平均算子。基于 Einstein 运算，王和刘（Wang，Liu）[76]进一步研究了 WA 算子，并研究了一些算术平均算子来融合区间值直觉模糊信息，如区间值直觉模糊 Einstein 加权平均算子和区间值直觉模糊 Einstein 有序加权平均算子，并研究了这两个算子的基本性质。对于毕达哥拉斯模糊信息，彭和袁（Peng，Yuan）[77]提出了一系列毕达哥拉斯模糊点算子，并将其应用于权重信息完全未知的 MADM。加格（Garg）介绍了一些毕达哥拉斯模糊 Einstein 运算法则，并在此基础上提出了毕达哥拉斯模糊 Einstein 融合算子[78, 79]。为了公平处理隶属度和非隶属度信息，马和徐（Ma，Xu）[80]提出了对称毕达哥拉斯模糊加权几何算术和平均算子。对于 q 阶正交模糊集，刘和王（Liu，Wang）[81]提出了 q 阶正交模糊加权平均和几何算子。彭（Peng）等[82]提出了 q 阶正交模糊数指数运算法则，然后将其应用到推导 q 阶正交模糊加权指数融合算子中。以上多属性决策方法大多是基于加权平均算子，因此无法控制决策结果的不确定性程度。但是，在现实的决策问题中，控制决策数据的不确定性程度至关重要，如控制医生诊断数据的不确定性。

另外，实际决策问题虽然是独立的，但属性间常常存在有优先关系的情形。例如，患者在就医选择时，通常不会因为治疗价格的因素而放弃对治疗效果的考虑，也就是只有在治疗效果有所保证之后，患者才会去考虑治疗价格。此种情况下，为了得到合理的决策结果，需要一种能反映属性之间优先关系的信息融合方式。事实上，在许多多属性决策问题中，决策属性间存在这种交互关系，造成属性权重之间可加性不再合理，一般的 WA 算子因无法刻画这种关系而失效。Choquet 积分[83,84]是可以解决这类问题的一个算子，它可以考虑到个体融合信息的重要性。基于模糊测度和 Choquet 积分，亚格尔（Yager）[85]首次提出了基于优先测度的决策信息融合方式。随后，基于 Choquet 积分的优势，徐（Xu）[86]使用 Choquet 积分将直觉模糊值进行融合，并将这些算子进一步扩展为区间值直觉模糊集。一些学者还将 Choquet 积分扩展到其他模糊环境，如诱导直觉模糊环境[87]、单值中智犹豫模糊[88]、区间值直觉犹豫模糊环境[89]和毕达哥拉斯模糊环境[90]。

此外，为了考虑输入数值之间相互影响的信息，以便减轻决策者给出的不合理数据对最终决策结果的影响，亚格尔（Yager）[91]给出幂均融合（Power Average Operator，PA）和幂均有序加权融合（Power Ordered Average Operator，POWA）算子的概念，POWA 算子综合了 PA 算子和 OWA 算子的优点，在考虑输入数据之间关系的同时，还强调了数据本身和数据位置的重要性。在 PA 算子中，主要通过基于输入值之间的相互支撑度来进行权重分配，通过度量个体评估值与整体评估信息的偏差，进而将与整体信息偏离较大的属性赋予较小的权重，而与整体信息偏离较小的属性赋予较大的权重，这使得信息融合过程更加客观化。基于 PA 和 POWA 算子，徐和亚格尔（Xu，Yager）[92]提出幂均几何和幂均有序加权几何算子，并将其用于群决策。由于 PA 算子取决于输入参数的支持程度来分配权重，而支持度又依赖于距离测度。但是，现有的 PA 算子都依赖于传统的距离测度来获得输入值之间的相互支持度。考虑到决策者的风险偏好，有必要基于新的距离测度来定义一种全新的 PA 算子，以从原始输入参数中获取更多客观信息，但是目前现有文献还没有这方面的研究。

当前 q 阶正交模糊模糊信息融合方式的研究还处于发展阶段，对基于不同运算法则研究 q 阶正交模糊信息融合算子还较少；而且，现有的 PA 算子都依赖于传统的距离测度，无法控制原始决策信息的不确定度，这些都亟须进行研究。

（2）属性有关联的信息融合算子

在融合专家给出的属性值时，属性之间往往存在相关关系，所以需要在融合的同时考虑属性之间的相关关系。Bonferroni（Bonferroni Mean，BM）均值[93,94]和 Heronian 算子[95]是一类反映待融合决策信息关联关系的工具。近几年，Bonferroni 均值和 Heronian 算子受到了学者越来越多的关注，并被应用到 MADM 领域。通过客观确定融合数据的权重信息，徐和亚格尔（Xu，Yager）[96]提出了直觉模糊 Bonferroni 融合算子，夏（Xia）等[97]提出了几何 Bonferron 融合算子，余（Yu）[98,99]提出了直觉模糊几何 Heronian 融合算子以及犹豫环境下的 Heronian 算子，并分别将他们应用到模糊决策环境中。后来，朱（Zhu）等[100,101]提出了犹豫环境下的 Bonferron 融合算子以及几何 Bonferron 融合算子。针对毕达哥拉斯模糊集，梁（Liang）等[102]、张（Zhang）等[103]、卫和卢（Wei，Lu）[104]将 BM、麦克劳林对称均值（Maclaurin Symmetry Mean，MSM）扩展到了毕达哥拉斯模糊环境。针对 q 阶正交模糊集，刘等（Liu，Liu）[105]、刘（Liu）等[106]以及卫（Wei）等[107]依次将现有算子（Bonferroni 均值和 Heronian 均值）扩展到了 q-ROFS。同时，刘（Liu）等[108]提出了一种基于 q 阶正交模糊扩展 BM 算子和熵测度的方法，用于处理属性权重未知的信息之间的异构关系。刘（Liu）等[109]提出了一种基于 q 阶正交模糊麦克劳林对称幂均值算子的 MADM 方法，以解决属性相关的决策问题。但是，在实际的决策过程中，属性之间的相互关系并不总是存在于所有属性中，而是存在于部分属性中。例如，属性集 $A_1, A_2, \cdots, A_n$ 之间存在多个相关关系，但是部分属性之间又没有相关关系，即属性集可以划分成 $P_1, P_2, \cdots, P_d$ 个部分，每一个部分里面有不同的属性集，同一个 P_i 之内的属性是相关的，但是不同的 P_i 之间的属性是无关的，同时 $P_1, P_2, \cdots, P_d$ 之间又有不同的优先级别，现存的融合算子都还不能够解决这种情况。为了应对这种情况，杨和庞（Yang，Pang）[110]提出了几种 q 阶正交模糊 BM 算子及其加权形式。白（Bai）等[111]提出了 q 阶正交模糊分布式 MSM 幂均算子，并将其应用于具有多个属性之间的部分相互关系的 MADM。

然而，上述基于 Bonferroni 均值的多属性研究都假设待融合数据所对应的属性是两两相关联的。考虑到实际决策中属性之间可能存在多个相关关系，为此亟须研究能够考虑多个属性相关关系的融合算子。Hamy 均值[112]最初被广泛应用于不等式理论与方法研究中。与 Bonferroni 均值和 Heronian 均值相比，Hamy 均值能够灵活考虑多个属性之间的相互关系，因此功能更强大。此外，秦（Qin）[113]、刘和游（Liu，You）[114]指出，从数学结构来看，HM 可以看作是 MSM 的扩展。秦（Qin）[113]还证明了它可以作为一种融合算子，但并没有做更深入的研究。刘和游（Liu，You）[114]提出了语义 Hamy 平均算子，并讨论了其两种特殊情况。然而迄今为止，将 Hamy 平均算子应用于 q 阶正交模糊信息的研究还处于空白状态。另外，目前现有的基于信息融合算子的多属性决策方法均不能控制决策结果的不确定性，而且也不能同时解决多个属性相关且评估数据不合理的决策问题。

另外，算子理论的发展在很大程度上取决于它的运算法则。前面介绍的各种信息融合算子都是基于常用的代数运算规则，无法适应决策者的偏好需求，不具有普适性，因此有必要研究更具有一般性的运算法则，同时基于不同逻辑空间下的运算法则研究 q 阶正交模糊集的信息融合算子。Frank T 模和 S 模[115-117]作为唯一满足相容性的范数，与传统代数运算法则具有相同的优势。同时，由于 Frank T 模和 S 模带有参数 θ，使得决策者可以灵活选择不同的参数取值。因此，研究 q 阶正交模糊环境下的 Frank T 模和 S 模具有很好的普适性。另外，通过梳理 q 阶正交模糊集相关文献，发现现有的关于 q 阶正交模糊运算法则还存在一些问题。例如，刘和王（Liu，Wang）[81]所定义的 q 阶正交模糊运算法则没有考虑到 q 阶正交模糊数的隶属度与非隶属度之间可能存在的某种关联，即：两个 q 阶正交模糊数 $a_1=(u_1,v_1)$， $a_2=(u_2,v_2)$ 的和 $a_2\oplus a_2$ 的隶属度（或非隶属度）只与原始决策数据的隶属度（或非隶属度）有关。若 $a_2=(u_2,v_2)$ 的非隶属度 $v_2=0$，不管 $a_1=(u_1,v_1)$ 的非隶属度为多少，按照刘（Liu）[81]所定义的 q 阶正交模糊运算法则，一定有 $a_2\oplus a_2$ 的非隶属度为 0，这与现实的决策问题是不符的。以选举为例，若群体中有团体对某候选人的支持比例为 0，则依据 Liu[81]所定义的 q 阶正交模糊运算法则 $a_2\oplus a_2$ 加和运算的结果，不管群体中还有多少人对此候选人投支持票，综合群体的意见时，将总会得到群体对此候选人持反对意见，这往往与现实状况不符。即从人们主观认知的角度出发，上述 q 阶正交模糊运算法则并不总是有效适用于所有场景，且在此基础上的 q 阶正交模糊信息算子并没有考虑到不同 q 阶正交模糊数的隶属度与非隶属度之间可能存在的某种影响，因此，上述 q 阶正交模糊运算法则也需要做进一步的调整和改进，使之能考虑隶属度与非隶属度的交互影响，则能避免上述种现象的发生。

综上所述，尽管 q 阶正交模糊集在实际决策中具有很强的优越性和准确性，但是当前对于 q 阶正交模糊集和 q 阶正交模糊不确定语义集的信息融合算子的研究有待进一步深入研究，主要体现在：①现有的 q 阶正交模糊信息融合算子无法控制决策结果的不确定性；②目前 q 阶正交模糊信息融合算子都是基于传统的代数运算，无法考虑隶属度与非隶属度的交互影响，也无法适应决策者的偏好需求。因此需要进一步深入研究不同的逻辑空间中的 q 阶正交模糊运算法则；③现有的

q 阶正交模糊信息融合方法只能考虑两个属性之间的相关关系，但是实际的决策问题中，经常存在多个属性相关的情况；④现有的 q 阶正交模糊信息融合方法无法解决多个属性相关且决策者评估数据不合理的决策问题。

2.3 PROMETHEE Ⅱ 多属性决策理论

解决 MADM 问题的另一种类型的研究是排名方法，该方法用于将备选方案从最佳到最差进行排名。目前学者已经研究了几种类型的排名方法，例如逼近理想解法（Technique for Order Preference by Similarity to Ideal Solution，TOPSIS）[118,119]、ELECTRE 方法（Elimination Et Choice Translating Reality）[120]、VIKOR 方法（VlseKriterijumska Optimizacija I Kompromisno Resenje）[121-123]和偏好顺序结构评估法（Preference Ranking Organization Method for Enrichment Evaluations，PROMETHEE）[124]。在这些排名方法中，ELECTRE、TOPSIS 和 PROMETHEE 是常用的经典多属性决策模型。其中，PROMETHEE 方法可以对备选方案部分或完全排名而不会丢失太多信息。因此，在实际决策问题中，PROMETHEE 方法比其他方法更为灵活。它的核心思想是根据正占优流、负占优流和净占优流，最终获得备选方案之间的偏序或者完备序的多属性决策方法。自 PROMETHEE 方法提出几十年来，它已扩展为多种形式，如 PROMETHEE Ⅰ 方法和 PROMETHEE Ⅱ 方法。不同的是，PROMETHEE Ⅰ 方法是对备选方案的部分排名，而 PROMETHEE Ⅲ方法是对备选方案的完全排名，这些均由布兰斯（Brans）提出[125]。后来，PROMETHEEⅣ、PROMETHEEⅣ、PROMETHEE Ⅴ、PROMETHEE Ⅵ等多属性决策方法先后被提出以处理多属性决策问题[126,127,128]。迪亚库拉基和库穆索斯（Diakoulaki，Koumoutsos）[129]基于理想和负理想选择的概念对 PROMETHEE 法进行了扩展并验证了该方法的灵敏性，也有学者通过模糊 PROMETHEE 排序方法，对医院网站性能进行了质量评估[130]。进一步，研究者也将 PROMETHEE 方法应用到各个领域[131,13]，如金融管理[133]、乳腺癌疾病诊断[134]、医院资源管理[135]、方舱医院选址[136]等。马查斯（Machans）等[137]通过比较分析 AHP 方法和 PROMETHEE 方法的优缺点，将层次分析法引入到 PROMETHEE 方法中，提出了基于权重信息的 PROMETHEE 方法。后来，也有越来越多的学者将 AHP 和 PROMETHEE 相结合以研究权重未知的多属性决策问题[138,139]。戈莱特西斯（Goletsis）等[140]将 PROMETHEE 方法和 ELECTRE

Ⅲ方法相结合，并将该方法应用到能源项目排名决策问题中。蒙塔贾比哈（Montajabiha）[141]则针对多属性群决策问题，提出了 PROMETHEEⅡ的拓展形式，并应用于可持续能源规划决策问题。

后来，越来越多的学者将 PROMETHEE 方法拓展到不同的模糊集。廖和许（Liao，Xu）[142]提出了基于直觉模糊的 PROMETHEE 方法，将属性值通过优先函数转变为直觉模糊偏好关系，通过实例对比验证了直觉模糊 PROMETHEE 能更精确地描述复杂的模糊偏好信息。廖虎昌等[143]基于犹豫模糊语义集，提出了犹豫模糊语言信息环境下的 PROMETHEE 多属性决策方法，并应用到川酒品牌的评价问题中。刘宁元[144]将 PROMETHEE 思想拓展到了直觉模糊语义环境下，并对属性权重已知的多属性群决策问题进行了研究。但是，这些 PROMETHEE 方法在表征不确定决策信息方面不完善，亟须研究 q 阶正交模糊环境中的 PROMETHEE 多属性决策方法。

对 PROMETHEE 多属性决策方法的另一部分是属性权重未知的研究，权重是用来反映属性相对重要性的一种量化数值。在许多现实决策中，权重信息是未知的，这就使得决策者无法使用信息融合算子来融合决策信息，决策难度增加。因此，研究属性权重未知的 PROMETHEE 多属性决策方法十分必要。目前关于属性权重的确定方法很多，比如：层次分析法[145]（Analytic Hierarchy Process，AHP）、 Delphi 法[146]、CRITIC 权重法（Criteria Importance Though Intercrieria Correlation）[147]、熵值法等[148]。其中 AHP 法是最常用的一种方法，它将要研究的决策问题分成不同的层级结构，通过各层次之间的成对比较，计算出属性的权重，属于主观确定中的一种。然而，随着决策过程的模糊性和不确定性，经典的 AHP 已无法解决模糊决策问题，许多模糊理论已与经典 AHP 结合使用，例如模糊 AHP[149,150]、直觉模糊 AHP[151,152]、犹豫模糊 AHP[153-155]和语义 AHP[156]。在模糊决策过程中，这些扩展的 AHP 方法提供了比传统 AHP 方法更复杂的结构，因为它们结合了定性和定量评估值。此外，这些方法已被应用于解决许多实际的决策问题，例如煤矿航空公司运行效率评估[158]、供应商选择[159]和药品研发效率评估[160]。然而，对于多属性问题，区分各指标的相对重要度以及两两偏好信息需要花费大量时间与精力。针对该问题，礼萨伊（Rezaei）[161,162]提出了一种针对多准则决策问题的新型最佳-最差方法（Best-Worst Method，BWM），可以作为对传统 AHP 方法的拓展。使用该方法，决策者无须像传统 AHP 在所有标准之间进行成对比较，而只需要确定最佳和最差的属性，然后在最佳/最差属性与其他属性之间成对比较。自

2015 年提出以来，BWM 方法吸引了许多学者的关注，并拓展到不同的模糊集进行应用。比如，牟（Mou）等[163,164]将 BWM 扩展到直觉模糊环境。此外，郭和赵（Guo，Zhao）[165]将 BWM 扩展到三角模糊环境。但是对于 q 阶正交模糊环境下的 BWM 方法并未研究，无法解决权重未知的 PROMETHEE 方法的多属性决策问题。而且，由于 BWM 方法是一种主观权重确定方法，因此其只能够考虑决策者的主观偏好。为了能更准确融合决策者的属性评估值，还要考虑属性的客观权重。因此，对于权重未知的 PROMETHEE 方法的多属性决策问题，亟须能综合决策者主观权重和客观权重的方法。

第 3 章

基于 q 阶正交模糊点算子的转诊评估多属性决策方法

根据分级诊疗实施方案，不同患病程度的患者应去往不同级别的医院医治，而不是所有患者都盲目到三甲医院就诊。从本质上讲，对不同严重程度的疾病进行划分是推进分级诊疗的关键一步。医生通过判断患者病情的严重程度并进一步将患者分配到分级诊疗系统中的不同级别医院，实现“小病进社区，大病进医院”的就医格局。但是，医生对于患者病情的研判，往往基于自身的经验，而且囿于医学指标的模糊性，如糖尿病的典型症状（多饮多食、体重下降、多尿口渴等），在实际的疾病诊断问题中，往往没有那么典型，有的症状出现了，有的没有出现，所以医生的结论可能往往是“像”“很像”“不太像”“很不像”等，这些概念是模糊不确定的。这些不确定性概念恰好符合模糊数学思想，因此，建立相应的模糊集合和隶属函数，对于医学的初步诊断具有重要的参考价值。

q 阶正交模糊集有很好的不确定性表征能力，能够合理有效地描述和刻画上述不确定性。然而，现有的基于 q 阶正交模糊融合算子的多属性决策方法大多是基于决策者给出的原始信息，无法控制 q 阶正交模糊集的不确定程度，因此在医生疾病诊断的特殊背景下，发展一种新的融合算子来控制诊断结果的不确定性是一项有意义的工作。点算子[166,167]是一种有用的信息融合技术，可以控制某些医生评估数据的不确定性，从而在诊断决策过程中挖掘出更多的信息。因此，本章将点算子引入到 q 阶正交模糊环境中，解决此类疾病诊断不确定性决策问题。同时，考虑到疾病诊断决策问题的复杂性，决策者可能对患者的诊断缺乏全面的了解，或者由于决策者本身的决策偏好，对部分属性的评估偏高或者过低，导致最终决策结果出现不合理的情形。亚格尔（Yager）提出的幂均算子可以解决这类问题，但现有的幂均算子都依赖于传统的距离测度，无法控制决策结果的不确定性。本章基于 q 阶正交模糊点算子，定义一种全新的幂均点算子（Power Point Average Operators，PPA），以便从原始输入参数中获取更多客观信息。进一步，基于 Frank 范数在融合过程中的灵活性，本章也将 Frank 范数与幂均点算子进行结合，提出基于 q 阶正交模糊 Frank 幂均点算子的多属性决策方法，并将该方法应用到分级诊疗相关的医疗管理决策问题中。

3.1 基于 q 阶正交模糊点信息融合算子的多属性决策方法

亚格尔（Yager）最初提出的 q 阶正交模糊集可以根据决策者不同的犹豫程度来达到动态调整决策信息空间的目的，而点算子是一种有用的信息融合方法，可以从原始决策信息中挖掘出更多客观有用的信息，控制某些专家评估数据的不确定性。但是，现有的点算子不适用于 q 阶正交模糊环境下的决策问题，因此不适用于解决此类现实决策问题。如何在 q 阶正交模糊环境下发展一种新的信息融合算子来控制不确定性是一项有意义的工作，这也是本节研究的主要动机。

受直觉模糊点算子[166, 167]的启发，本节将点算子引入到 q 阶正交模糊环境中，首先提出了一些新的 q-ROFN 点算子。然后，结合经典的算术平均算子和几何平均算子，进一步提出了一类新的 q 阶正交点加权融合算子，如 q 阶正交点加权代数平均算子（q-ROFPWA）、q 阶正交点加权几何平均算子（q-ROFPWG）算子，以融合 q 阶正交模糊信息，并进一步研究这些算子的性质。

首先回顾 q 阶正交模糊集的概念和运算法则。

定义 3.1[23] 令 X 为一个非空集，定义在 X 上的一个 q 阶正交模糊集 A 可以表示为

$$A=\{\langle x,\mu_A(x),v_A(x)\rangle|x\in X\}^{❶} \tag{3-1}$$

其中 $\mu_A(x)$ 和 $v_A(x)$ 分别表示元素 x 属于集合 X 的隶属度和非隶属度，且满足：

$$0\leqslant\mu_A(x),v_A(x)\leqslant1,\ (\mu_A(x))^q+(v_A(x))^q\leqslant1\ (q\geqslant1) \tag{3-2}$$

刘和王（Liu，Wang）[81]将 $(\mu_A(x),v_A(x))$ 称为 q 阶正交模糊集（q-ROFS），

❶ 公式中〈〉表示 q 阶正交模糊集。

并简记为 $\alpha=(\mu,v)$，称 $\pi_A(x)=\left(1-\mu_A(x)^q-v_A(x)^q\right)^{1/q}$ 为元素 x 属于集合 X 的不确定度。

刘和王（Liu，Wang）[81]等进一步定义了 q 阶正交模糊集的代数运算法则。

定义 3.2[81]　令 $\alpha_1=(\mu_1,v_1)$，$\alpha_2=(\mu_2,v_2)$ 和 $\alpha=(\mu,v)$ 为三个 q 阶正交模糊数，λ 为任意非负实数，则

（1）$\alpha_1\oplus\alpha_2=\left((\mu_1^q+\mu_2^q-\mu_1^q\mu_2^q)^{1/q},v_1v_2\right)$

（2）$\alpha_1\otimes\alpha_2=\left(\mu_1\mu_2,(v_1^q+v_2^q-v_1^qv_2^q)^{1/q}\right)$

（3）$\lambda\alpha=\left(\left(1-(1-\mu^q)^\lambda\right)^{1/q},v^\lambda\right)$

（4）$\alpha^\lambda=\left(\mu^\lambda,\left(1-(1-v^q)^\lambda\right)^{1/q}\right)$

进一步，刘和王（Liu，Wang）[81]提出了两个 q 阶正交模糊数的比较准则。

定义 3.3[81]　令 $\alpha=(\mu,v)$ 为一个 q 阶正交模糊数，则 α 的得分函数定义为 $S(\alpha)=\mu^q-v^q$，α 的精确函数定义为 $H(\alpha)=\mu^q+v^q$。对于任意两个 q 阶正交模糊数 $\alpha_1=(\mu_1,v_1)$ 和 $\alpha_2=(\mu_2,v_2)$，

（1）若 $S(\alpha_1)>S(\alpha_2)$，则 $\alpha_1>\alpha_2$

（2）若 $S(\alpha_1)=S(\alpha_2)$，则

若 $H(\alpha_1)>H(\alpha_2)$，则有 $\alpha_1>\alpha_2$；

若 $H(\alpha_1)>H(\alpha_2)$，则有 $\alpha_1=\alpha_2$。

3.1.1　q 阶正交模糊点算子

受直觉模糊和双犹豫模糊点算子[167,168]的启发，本节定义 q 阶正交模糊点算子，并研究它们的基本性质。

定义 3.4　对 q 阶正交模糊数 $\gamma=(\mu,v)$，$q\geqslant1$，令 $\xi,\zeta\in[0,1]$，则可定义如下的 q 阶正交模糊点算子：

（1）$D_\xi(\gamma)=\left(\left(\mu_\gamma^q+\xi\pi_\gamma^q\right)^{1/q},\left(v_\gamma^q+(1-\xi)\pi_\gamma^q\right)^{1/q}\right)_q$

（2）$F_{\xi,\zeta}(\gamma)=\left(\left(\mu_\gamma^q+\xi\pi_\gamma^q\right)^{1/q},\left(v_\gamma^q+\zeta\pi_\gamma^q\right)^{1/q}\right)_q$，其中 $\xi+\zeta\leqslant1$

（3）$G_{\xi,\zeta}(\gamma)=\left(\left(\xi\mu_\gamma^q\right)^{1/q},\left(\zeta v_\gamma^q\right)^{1/q}\right)_q$

（4）$H_{\xi,\zeta}(\gamma)=\left(\left(\xi\mu_\gamma^q\right)^{1/q},\left(v_\gamma^q+\zeta\pi_\gamma^q\right)^{1/q}\right)_q$

（5）$J_{\xi,\zeta}(\gamma)=\left(\left(\mu_\gamma^q+\xi\pi_\gamma^q\right)^{1/q},\left(\zeta v_\gamma^q\right)^{1/q}\right)_q$

注 3.1 显然，q 阶正交模糊点算子能将一个 q 阶正交模糊数转换成另一个 q 阶正交模糊数。而且从等式（1）、（2）可知，点算子 $D_\xi(\gamma)$ 将所有的不确定性分配到新的 q 阶正交模糊数的两个部分，而点算子 $F_{\xi,\zeta}(\gamma)$ 仅分配了一部分不确定性。同时可知它们的不确定性度为：$\pi_{D_\xi(\gamma)}=\left(\pi_\gamma^q-1\right)^{1/q}$、$\pi_{F_{\xi,\zeta}(\gamma)}=\pi_\gamma^q\left(1-\xi-\zeta\right)^{1/q}$，这意味着点算子 $D_\xi(\gamma)$、$F_{\xi,\zeta}(\gamma)$ 减少了新的 q 阶正交模糊数的不确定性，同时增加了它们隶属度和非隶属度。从等式（3）可知，点算子 $G_{\xi,\zeta}(\gamma)$ 减少了隶属度和非隶属度，这意味着点算子 $G_{\xi,\zeta}(\gamma)$ 增加了 q 阶正交模糊数的不确定性。相似地，点算子 $H_{\xi,\zeta}(\gamma)$ 减少了隶属度，同时增加了非隶属度，这能代表决策者悲观的态度。同样，点算子 $J_{\xi,\zeta}(\gamma)$ 能代表决策者乐观的态度。

接下来，详细讨论提出的点算子 $F_{\xi,\zeta}(\gamma)$ 的性质：

定理 3.1 令 $\gamma=(\mu,v)$ 为 q 阶正交模糊数，$\xi,\zeta\in[0,1]$，则

（1）$\left(F_{\xi,\zeta}(\gamma^c)\right)^c=F_{\zeta,\xi}(\gamma)$

（2）$\left(G_{\xi,\zeta}(\gamma^c)\right)^c=G_{\zeta,\xi}(\gamma)$

（3）$\left(H_{\xi,\zeta}(\gamma^c)\right)^c=J_{\zeta,\xi}(\gamma)$

（4）$\left(J_{\xi,\zeta}(\gamma^c)\right)^c=H_{\zeta,\xi}(\gamma)$

（5）若 $\xi=\dfrac{\mu_\gamma^q}{\mu_\gamma^q+v_\gamma^q}$，$\zeta=\dfrac{v_\gamma^q}{\mu_\gamma^q+v_\gamma^q}$，则 $F_{\xi,\zeta}(\gamma)=\left(\xi^{1/q},\zeta^{1/q}\right)$

证明：对于等式（1）～（4），只需证明等式（1）成立，等式（2）～（4）同理可得。

（1）由于 $\gamma^c=(v,\mu)_q$，因此

$$\left(F_{\xi,\zeta}(\gamma^c)\right)^c=\left(\left(v_\gamma^q+\xi\pi_\gamma^q\right)^{1/q},\left(\mu_\gamma^q+\zeta\pi_\gamma^q\right)^{1/q}\right)^c=\left(\left(\mu_\gamma^q+\zeta\pi_\gamma^q\right)^{1/q},\left(v_\gamma^q+\xi\pi_\gamma^q\right)^{1/q}\right)=F_{\zeta,\xi}(\gamma)$$

（5）如果 $\xi=\dfrac{\mu_\gamma^q}{\mu_\gamma^q+v_\gamma^q}$，$\zeta=\dfrac{v_\gamma^q}{\mu_\gamma^q+v_\gamma^q}$，则有

$$F_{\xi,\zeta}(\gamma)=\left(\left(\mu_\gamma^q+\frac{\mu_\gamma^q}{\mu_\gamma^q+v_\gamma^q}\pi_\gamma^q\right)^{1/q},\left(v_\gamma^q+\frac{v_\gamma^q}{\mu_\gamma^q+v_\gamma^q}\pi_\gamma^q\right)^{1/q}\right)$$

$$=\left(\left(\frac{\mu_\gamma^q}{\mu_\gamma^q+v_\gamma^q}\right)^{1/q},\left(\frac{v_\gamma^q}{\mu_\gamma^q+v_\gamma^q}\right)^{1/q}\right)=\left(\xi^{1/q},\zeta^{1/q}\right)$$

基于 q 阶正交模糊数运算法则，若令 $D_\xi^0(\gamma)=F_{\xi,\zeta}^0(\gamma)=G_{\xi,\zeta}^0(\gamma)=H_{\xi,\zeta}^0(\gamma)=\gamma$，则可得以下定理。

定理 3.2　令 $\gamma=(\mu,v)_q$ 为 q 阶正交模糊数，且 $\xi,\zeta\in[0,1]$，则

（1）$D_\xi^n(\gamma)=\left(\left(\mu_\gamma^q+\xi\pi_\gamma^q\right)^{1/q},\left(v_\gamma^q+(1-\xi)\pi_\gamma^q\right)^{1/q}\right)_q$

（2）$F_{\xi,\zeta}^n(\gamma)=\left(\left(\mu_\gamma^q+\xi\pi_\gamma^q\frac{1-(1-\xi-\zeta)^n}{\xi+\zeta}\right)^{1/q},\left(v_\gamma^q+\zeta\pi_\gamma^q\frac{1-(1-\xi-\zeta)^n}{\xi+\zeta}\right)^{1/q}\right)_q$

（3）$G_{\xi,\zeta}^n(\gamma)=\left(\mu_\gamma\xi^{n/q},v_\gamma\zeta^{n/q}\right)_q$

（4）$H_{\xi,\zeta}^n(\gamma)=\left(\mu_\gamma\xi^{n/q},\left(v_\gamma^q+(1-v_\gamma^q)\left(1-(1-\zeta)^n\right)-\mu_\gamma^q\zeta\left(\sum_{t=0}^{n-1}\xi^{n-1-t}(1-\zeta)^t\right)\right)^{1/q}\right)_q$

（5）$J_{\xi,\zeta}^n(\gamma)=\left(\left(\mu_\gamma^q+(1-\mu_\gamma^q)\left(1-(1-\xi)^n\right)-v_\gamma^q\xi\left(\sum_{t=0}^{n-1}\zeta^{n-1-t}(1-\xi)^t\right)\right)^{1/q},v_\gamma\zeta^{n/q}\right)_q$

证明：只需证明等式（2）对所有的 n 均成立，其余可类似证明。

根据定义 3.1，可得

$$\pi_{F_{\xi,\zeta}(\gamma)}=\left(1-\left(\mu_\gamma^q+\xi\pi_\gamma^q\right)-\left(v_\gamma^q+\zeta\pi_\gamma^q\right)\right)^{1/q}=\left(\left(1-\mu_\gamma^q-v_\gamma^q\right)^{1/q}(1-\xi-\zeta)\right)^{1/q}=\pi_\gamma(1-\xi-\zeta)^{1/q}$$

由于 $F_{\xi,\zeta}^2(\gamma)=F_{\xi,\zeta}\left(F_{\xi,\zeta}(\gamma)\right)$，则

$$F_{\xi,\zeta}^2(\gamma)=F_{\xi,\zeta}\left(F_{\xi,\zeta}(\gamma)\right)=\left(\left(\mu_\gamma^q+\xi\pi_\gamma^q+\xi\pi_{F_{\xi,\zeta}(\gamma)}^q\right)^{1/q},\left(v_\gamma^q+\zeta\pi_\gamma^q+\zeta\pi_{F_{\xi,\zeta}(\gamma)}^q\right)^{1/q}\right)$$

$$=\left(\left(\mu_\gamma^q+\xi\pi_\gamma^q+\xi(1-\xi-\zeta)^{1/q}\pi_\gamma^q\right)^{1/q},\left(v_\gamma^q+\zeta\pi_\gamma^q+\zeta(1-\xi-\zeta)^{1/q}\pi_\gamma^q\right)^{1/q}\right)$$

因此 $\pi_{F_{\xi,\zeta}^2(\gamma)}=\left(1-\left(\mu_\gamma^q+k\pi_\gamma^q+k(1-k-\lambda)\pi_\gamma^q\right)-\left(v_\gamma^q+k\pi_\gamma^q+\zeta(1-k-\lambda)\pi_\gamma^q\right)\right)^{1/q}$

$$=\left(\left(1-\mu_\gamma^q-v_\gamma^q\right)-(\xi+\zeta)\pi_\gamma^q-(\xi+\zeta)(1-\xi-\zeta)\pi_\gamma^q\right)^{1/q}$$

$$=\left(\left(1-\mu_\gamma^q-v_\gamma^q\right)(1-\xi-\zeta)^2\right)^{1/q}=\pi_\gamma(1-\xi-\zeta)^{2/q}$$

又 $F_{\xi,\zeta}^3(\gamma)=F_{\xi,\zeta}\left(F_{\xi,\zeta}^2(\gamma)\right)$，则可得

$$F_{\xi,\zeta}^{3}(\gamma)=F_{\xi,\zeta}\left(F_{\xi,\zeta}^{2}(\gamma)\right)=\left(\left(\left(\mu_{\gamma}^{q}+\xi\pi_{\gamma}^{q}+\xi(1-\xi-\zeta)^{1/q}\pi_{\gamma}^{q}\right)+\xi(1-\xi-\zeta)^{2/q}\pi_{\gamma}^{q}\right)^{1/q},\right.$$

$$\left.\left(\left(v_{\gamma}^{q}+\zeta\pi_{\gamma}^{q}+\zeta(1-\xi-\zeta)^{1/q}\pi_{\gamma}^{q}\right)^{1/q}+\zeta(1-\xi-\zeta)^{2/q}\pi_{\gamma}^{q}\right)^{1/q}\right)$$

因此 $\pi_{F_{\xi,\zeta}^{3}(\gamma)}=\pi_{\gamma}(1-\xi-\zeta)^{3/q}$

相似地，有

$$F_{\xi,\zeta}^{n}(\gamma)=F_{\xi,\zeta}\left(F_{\xi,\zeta}^{n-1}(\gamma)\right)$$

$$=\left(\left(\left(\mu_{\gamma}^{q}+\xi\pi_{\gamma}^{q}+(1-\xi-\zeta)^{1/q}\xi\pi_{\gamma}^{q}\right)+(1-\xi-\zeta)^{2/q}\xi\pi_{\gamma}^{q}+\cdots+(1-\xi-\zeta)^{(n-1)/q}\xi\pi_{\gamma}^{q}\right)^{1/q},\right.$$

$$\left.\left(\left(v_{\gamma}^{q}+\zeta\pi_{\gamma}^{q}+(1-\xi-\zeta)^{1/q}\zeta\pi_{\gamma}^{q}\right)^{1/q}+(1-\xi-\zeta)^{2/q}\zeta\pi_{\gamma}^{q}+\cdots+(1-\xi-\zeta)^{(n-1)/q}\zeta\pi_{\gamma}^{q}\right)^{1/q}\right)$$

$$=\left(\left(\mu_{\gamma}^{q}+\xi\pi_{\gamma}^{q}\frac{1-(1-\xi-\zeta)^{n}}{\xi+\zeta}\right)^{1/q},\left(v_{\gamma}^{q}+\zeta\pi_{\gamma}^{q}\frac{1-(1-\xi-\zeta)^{n}}{\xi+\zeta}\right)^{1/q}\right)$$

由定理 3.2，易得以下性质。

定理 3.3 令 $\gamma=(\mu,v)_q$ 为 q 阶正交模糊数，$\xi,\zeta\in[0,1]$，n 为正整数，则

（1）$\left(F_{\xi,\zeta}^{n}(\gamma^{c})\right)^{c}=F_{\zeta,\xi}^{n}(\gamma)$

（2）$\left(G_{\xi,\zeta}^{n}(\gamma^{c})\right)^{c}=G_{\zeta,\xi}^{n}(\gamma)$

（3）$\left(H_{\xi,\zeta}^{n}(\gamma^{c})\right)^{c}=J_{\zeta,\xi}^{n}(\gamma)$

（4）$\left(J_{\xi,\zeta}^{n}(\gamma^{c})\right)^{c}=H_{\zeta,\xi}^{n}(\gamma)$

定理 3.4 令 $\gamma=(\mu,v)_q$ 为 q 阶正交模糊数，$\xi,\zeta\in[0,1]$，n 为正整数，定义 $A\leqslant B$ 当且仅当 $\mu_{F_{\xi,\zeta}^{n}(\gamma)}\leqslant\mu_{F_{\xi,\zeta}^{n-1}(\gamma)}$，$v_{F_{\xi,\zeta}^{n}(\gamma)}\leqslant v_{F_{\xi,\zeta}^{n-1}(\gamma)}$，则

（1）$F_{\xi,\zeta}^{n-1}(\gamma)\leqslant F_{\xi,\zeta}^{n}(\gamma)$

（2）$\pi_{F_{\xi,\zeta}^{n}(\gamma)}\leqslant\pi_{F_{\xi,\zeta}^{n-1}(\gamma)}$

（3）若 $\xi=\dfrac{\mu_{\gamma}^{q}}{\mu_{\gamma}^{q}+v_{\gamma}^{q}}$，$\zeta=\dfrac{v_{\gamma}^{q}}{\mu_{\gamma}^{q}+v_{\gamma}^{q}}$，则有 $F_{\xi,\zeta}^{n}(\gamma)=F_{\xi,\zeta}(\gamma)$

定义 3.5 令 $\xi,\zeta\in[0,1]$，$\xi+\zeta\leqslant1$，定义极限：$\lim\limits_{n\to\infty}F_{\xi,\zeta}^{n}(\gamma)=\lim\limits_{n\to\infty}\left(\mu_{F_{\xi\zeta(\gamma)}^{n}},v_{F_{\xi\zeta(\gamma)}^{n}}\right)$

定理 3.5　令 $\xi,\zeta\in[0,1]$，$\xi+\zeta\leqslant 1$，则有 $\lim\limits_{n\to\infty}F^n_{\xi,\zeta}(\gamma)=D^n_{\frac{\zeta}{\xi+\zeta}}(\gamma)$

证明：根据定理 3.2，得到

$$\lim_{n\to\infty}\mu_{F^n_{\xi\zeta(\gamma)}}=\lim_{n\to\infty}\left(\mu_\gamma^q+\xi\pi_\gamma^q\frac{1-(1-\xi-\zeta)^n}{\xi+\zeta}\right)^{1/q}=\left(\mu_\gamma^q+\frac{\xi}{\xi+\zeta}\pi_\gamma^q\right)^{1/q}$$

$$\lim_{n\to\infty}\nu_{F^n_{\xi\zeta(\gamma)}}=\lim_{n\to\infty}\left(\nu_\gamma^q+\zeta\pi_\gamma^q\frac{1-(1-\xi-\zeta)^n}{\xi+\zeta}\right)^{1/q}=\left(\nu_\gamma^q+\frac{\zeta}{\xi+\zeta}\pi_\gamma^q\right)^{1/q}$$

$$\lim_{n\to\infty}F^n_{\xi,\zeta}(\gamma)=\lim_{n\to\infty}\left(\mu_{F^n_{\xi\zeta(\gamma)}},\nu_{F^n_{\xi\zeta(\gamma)}}\right)=\left(\left(\mu_\gamma^q+\frac{\xi}{\xi+\zeta}\pi_\gamma^q\right)^{1/q},\left(\nu_\gamma^q+\frac{\zeta}{\xi+\zeta}\pi_\gamma^q\right)^{1/q}\right)$$

$$=\left(\left(\mu_\gamma^q+\frac{\xi}{\xi+\zeta}\pi_\gamma^q\right)^{1/q},\left(\nu_\gamma^q+\left(1-\frac{\zeta}{\xi+\zeta}\right)\pi_\gamma^q\right)^{1/q}\right)=D^n_{\frac{\zeta}{\xi+\zeta}}(\gamma)$$

3.1.2　q 阶正交模糊点信息融合算子

基于上节提出的 q 阶正交模糊点算子，结合经典的算术平均算子和几何平均算子，本节提出一类新的 q 阶正交模糊点加权融合算子，并进一步研究这些算子的性质。

定义 3.6　令 $a_i=(\mu_i,\nu_i)\ (i=1,2,\cdots,n)$ 为一系列 q 阶正交模糊数，$\xi_i,\zeta_i\in[0,1]$，$\xi_i+\zeta_i\leqslant 1$，定义如下 q-ROFPWA 算子：

（1）$q\text{-ROFPWAD}^n_\xi(\gamma_1,\gamma_2,\cdots,\gamma_m)=\omega_1D^n_{\xi_1}(\gamma_1)\oplus\omega_2D^n_{\xi_2}(\gamma_2)\oplus\cdots\oplus\omega_mD^n_{\xi_m}(\gamma_m)$

（2）$q\text{-ROFPWAF}^n_{\xi,\zeta}(\gamma_1,\gamma_2,\cdots,\gamma_m)=\omega_1F^n_{\xi_1,\zeta_1}(\gamma_1)\oplus\omega_2F^n_{\xi_2,\zeta_2}(\gamma_2)\oplus\cdots\oplus\omega_mF^n_{\xi_m,\zeta_m}(\gamma_m)$

（3）$q\text{-ROFPWAG}^n_{\xi,\zeta}(\gamma_1,\gamma_2,\cdots,\gamma_m)=\omega_1G^n_{\xi_1,\zeta_1}(\gamma_1)\oplus\omega_2G^n_{\xi_2,\zeta_2}(\gamma_2)\oplus\cdots\oplus\omega_mG^n_{\xi_m,\zeta_m}(\gamma_m)$

（4）$q\text{-ROFPWAH}^n_{\xi,\zeta}(\gamma_1,\gamma_2,\cdots,\gamma_m)=\omega_1H^n_{\xi_1,\zeta_1}(\gamma_1)\oplus\omega_2H^n_{\xi_2,\zeta_2}(\gamma_2)\oplus\cdots\oplus\omega_mH^n_{\xi_m,\zeta_m}(\gamma_m)$

（5）$q\text{-ROFPWAJ}^n_{\xi,\zeta}(\gamma_1,\gamma_2,\cdots,\gamma_m)=\omega_1J^n_{\xi_1,\zeta_1}(\gamma_1)\oplus\omega_2J^n_{\xi_2,\zeta_2}(\gamma_2)\oplus\cdots\oplus\omega_mJ^n_{\xi_m,\zeta_m}(\gamma_m)$

其中 $\boldsymbol{\omega}=(\omega_1,\omega_2,\cdots,\omega_m)^{\mathrm{T}}$ 是 $(\gamma_1,\gamma_2,\cdots,\gamma_m)$ 的权重向量，满足 $\omega_i\in[0,1]$，$\sum\limits_{i=1}^n\omega_i=1$。

根据定义 3.2 定义的 q 阶正交模糊数运算法则，可得以下定理。

定理 3.6 令 $a_i=(\mu_i,v_i)\ (i=1,2,\cdots,n)$ 为 q 阶正交模糊数集合，$\xi_i,\zeta_i\in[0,1]$，$\xi_i+\zeta_i\leqslant 1$，则由 q-ROFPWA 算子得到的仍是一个 q 阶正交模糊数，且有：

（1）$$q\text{-ROFPWAD}_{\xi}^{n}(\gamma_1,\gamma_2,\cdots,\gamma_m)=\left(\left(1-\prod_{i=1}^{m}\left(1-\left(\mu_{\gamma_i}^{q}+\xi_i\pi_{\gamma_i}^{q}\right)\right)^{\omega_i}\right)^{1/q},\ \prod_{i=1}^{m}\left(v_{\gamma_i}^{q}+\left(1-\xi_i\right)\pi_{\gamma_i}^{q}\right)^{\omega_i/q}\right)_q$$

（2）$$q\text{-ROFPWAF}_{\xi,\zeta}^{n}(\gamma_1,\gamma_2,\cdots,\gamma_m)=\left(\left(1-\prod_{i=1}^{m}\left(1-\mu_{F_{\xi_i,\zeta_i}^{n}(\gamma_i)}^{q}\right)^{\omega_i}\right)^{1/q},\prod_{i=1}^{m}v_{F_{\xi_i,\zeta_i}^{n}(\gamma_i)}^{\omega_i}\right)_q$$

其中 $$\mu_{F_{\xi_i,\zeta_i}^{n}(\gamma_i)}=\left(\mu_{\gamma_i}^{q}+\xi_i\pi_{\gamma_i}^{q}\frac{1-\left(1-\xi_i-\zeta_i\right)^{n}}{\xi_i+\zeta_i}\right)^{1/q},$$

$$v_{F_{\xi_i,\zeta_i}^{n}(\gamma_i)}=\left(v_{\gamma_i}^{q}+\zeta_i\pi_{\gamma_i}^{q}\frac{1\ \ \left(1\ \ \xi_i\ \ \ \zeta_i\right)^{n}}{\xi_i+\zeta_i}\right)^{1/q}$$

（3）$$q\text{-ROFPWAG}_{\xi,\zeta}^{n}(\gamma_1,\gamma_2,\cdots,\gamma_m)=\left(\left(1-\prod_{i=1}^{m}\left(1-\mu_{\gamma_i}^{q}\xi_i^{n}\right)^{\omega_i}\right)^{1/q},\prod_{i=1}^{m}\left(v_{\gamma_i}^{q}\zeta_i^{n}\right)^{\omega_i/q}\right)_q$$

（4）$$q\text{-ROFPWAH}_{\xi,\zeta}^{n}(\gamma_1,\gamma_2,\cdots,\gamma_m)=\left(\left(1-\prod_{i=1}^{m}\left(1-\mu_{\gamma_i}^{q}\xi_i^{n}\right)^{\omega_i}\right)^{1/q},\prod_{i=1}^{m}v_{H_{\xi_i,\zeta_i}^{n}(\gamma_i)}^{\omega_i}\right)_q$$

其中 $$v_{H_{\xi_i,\zeta_i}^{n}(\gamma_i)}=\left(v_{\gamma_i}^{q}+\left(1-v_{\gamma_i}^{q}\right)\left(1-\left(1-\zeta_i\right)^{n}\right)-\mu_{\gamma_i}^{q}\zeta_i\left(\sum_{t=0}^{n-1}\xi_i^{n-1-t}\left(1-\zeta_i\right)^{t}\right)\right)^{1/q}$$

（5）$$q\text{-ROFPWAJ}_{\xi,\zeta}^{n}(\gamma_1,\gamma_2,\cdots,\gamma_m)=\left(\left(1-\prod_{i=1}^{m}\left(1-\mu_{J_{\xi_i,\zeta_i}^{n}(\gamma_i)}^{\omega_i}\right)^{\omega_i}\right)^{1/q},\prod_{i=1}^{m}v_{\gamma_i}^{q}\xi_i^{n}\right)_q$$

其中 $$\mu_{J_{\xi_i,\zeta_i}^{n}(\gamma_i)}=\left(\mu_{\gamma_i}^{q}+\left(1-\mu_{\gamma_i}^{q}\right)\left(1-\left(1-\xi_i\right)^{n}\right)-v_{\gamma_i}^{q}\xi_i\left(\sum_{t=0}^{n-1}\zeta_i^{n-1-t}\left(1-\xi_i\right)^{t}\right)\right)^{1/q}$$

证明：只需证明等式（2）对所有的 m 均成立，其余可类似证明。

（i）首先证明 q-ROFPWAF$_{\xi,\zeta}^{n}$ 是 q 阶正交模糊数。

因 $0\leqslant\mu_i,v_i\leqslant 1,q\geqslant 1,\ 0\leqslant\mu_i^{\ q}+v_i^{\ q}\leqslant 1$，且

$$\mu_{F_{\xi_i,\zeta_i}^{n}(\gamma_i)}^{q}=\mu_{(\gamma_i)}^{q}+\xi_i\pi_{(\gamma_i)}^{q}\frac{1-\left(1-\xi_i-\zeta_i\right)^{n}}{\xi_i+\zeta_i},\quad v_{F_{\xi_i,\zeta_i}^{n}(\gamma_i)}^{q}=v_{(\gamma_i)}^{q}+\zeta_i\pi_{(\gamma_i)}^{q}\frac{1-\left(1-\xi_i-\zeta_i\right)^{n}}{\xi_i+\zeta_i}$$

因此 $0 \leqslant \prod_{i=1}^{m}\left(1-\mu_{F_{\xi_i,\zeta_i}^{n}(\gamma_i)}^{q}\right)^{\omega_i} \leqslant 1$，有

$$0 \leqslant \left(1-\prod_{i=1}^{m}\left(1-\mu_{F_{\xi_i,\zeta_i}^{n}(\gamma_i)}^{q}\right)^{\omega_i}\right)^{1/q} \leqslant 1，\quad 0 \leqslant \prod_{i=1}^{m} v_{F_{\xi_i,\zeta_i}^{n}(\gamma_i)}^{\omega_i} \leqslant 1$$

且

$$\left(\left(1-\prod_{i=1}^{m}\left(1-\mu_{F_{\xi_i,\zeta_i}^{n}(\gamma_i)}^{q}\right)^{\omega_i}\right)^{1/q}\right)^{q}+\left(\prod_{i=1}^{m} v_{F_{\xi_i,\zeta_i}^{n}(\gamma_i)}^{\omega_i}\right)^{q}=1-\prod_{i=1}^{m}\left(1-\mu_{F_{\xi_i,\zeta_i}^{n}(\gamma_i)}^{q}\right)^{\omega_i}+\prod_{i=1}^{m} v_{F_{\xi_i,\zeta_i}^{n}(\gamma_i)}^{q\omega_i}$$

$$\leqslant 1-\prod_{i=1}^{m} v_{F_{\xi_i,\zeta_i}^{n}(\gamma_i)}^{q\omega_i}+\prod_{i=1}^{m} v_{F_{\xi_i,\zeta_i}^{n}(\gamma_i)}^{q\omega_i}=1$$

因此，根据定义 3.1 可知，$q\text{-ROFPWAF}_{\xi,\zeta}^{n}$ 是一个 q 阶正交模糊数。

（ii）通过数学归纳法证明等式（2）成立。根据定义 3.2 中的基本运算法则有

$$q\text{-ROFPWAF}_{\xi,\zeta}^{n}(\gamma_1,\gamma_2)=\omega_1\gamma_1 \oplus \omega_2\gamma_2$$

$$=\left(\left(1-\left(1-\mu_{F_{\xi_1,\zeta_1}^{n}(\gamma_1)}^{q}\right)^{\omega_1}\right)^{1/q}, v_{F_{\xi_1,\zeta_1}^{n}(\gamma_1)}^{\omega_1}\right)_q \oplus \left(\left(1-\left(1-\mu_{F_{\xi_2,\zeta_2}^{n}(\gamma_2)}^{q}\right)^{\omega_2}\right)^{1/q}, v_{F_{\xi_2,\zeta_2}^{n}(\gamma_2)}^{\omega_2}\right)_q$$

$$=\left(\left(1-\left(1-\mu_{F_{\xi_1,\zeta_1}^{n}(\gamma_1)}^{q}\right)^{\omega_1}+1-\left(1-\mu_{F_{\xi_2,\zeta_2}^{n}(\gamma_2)}^{q}\right)^{\omega_2}-\left(1-\left(1-\mu_{F_{\xi_1,\zeta_1}^{n}(\gamma_1)}^{q}\right)^{\omega_1}\right)\left(1-\left(1-\mu_{F_{\xi_2,\zeta_2}^{n}(\gamma_2)}^{q}\right)^{\omega_2}\right)\right)^{1/q},\right.$$

$$\left. v_{F_{\xi_1,\zeta_1}^{n}(\gamma_1)}^{\omega_1} v_{F_{\xi_2,\zeta_2}^{n}(\gamma_2)}^{\omega_2}\right)_q=\left(\left(1-\left(1-\mu_{F_{\xi_1,\zeta_1}^{n}(\gamma_1)}^{q}\right)^{\omega_1}\left(1-\mu_{F_{\xi_2,\zeta_2}^{n}(\gamma_2)}^{q}\right)^{\omega_2}\right)^{1/q}, v_{F_{\xi_1,\zeta_1}^{n}(\gamma_1)}^{\omega_1} v_{F_{\xi_2,\zeta_2}^{n}(\gamma_2)}^{\omega_2}\right)_q$$

$$=\left(\left(1-\prod_{i=1}^{2}\left(1-\mu_{F_{\xi_i,\zeta_i}^{n}(\gamma_i)}^{q}\right)^{\omega_i}\right)^{1/q}, \prod_{i=1}^{2} v_{F_{\xi_i,\zeta_i}^{n}(\gamma_i)}^{\omega_i}\right)_q$$

因此等式（2）对于 m=2 成立。

假设等式（2）对 m=k 成立，则

$$q\text{-ROFPWAF}_{\xi,\zeta}^{n}(\gamma_1,\gamma_2,\cdots,\gamma_k)=\left(\left(1-\prod_{i=1}^{k}\left(1-\mu_{F_{\xi_i,\zeta_i}^{n}(\gamma_i)}^{q}\right)^{\omega_i}\right)^{1/q}, \prod_{i=1}^{k} v_{F_{\xi_i,\zeta_i}^{n}(\gamma_i)}^{\omega_i}\right)_q$$

然后，当 $m=k+1$ 时，有

$$q\text{-ROFPWAF}_{\xi,\zeta}^{n}(\gamma_1,\gamma_2,\cdots,\gamma_{k+1})=q\text{-ROFPWAF}_{\xi,\zeta}^{n}(\gamma_1,\gamma_2,\cdots,\gamma_k)\oplus \omega_{k+1}F_{\xi,\zeta}^{n}(\gamma_{k+1})$$

$$=\left(\left(1-\prod_{i=1}^{k}\left(1-\mu_{F_{\xi_i,\zeta_i}^{n}(\gamma_i)}^{q}\right)^{\omega_i}\right)^{1/q},\prod_{i=1}^{k}v_{F_{\xi_i,\zeta_i}^{n}(\gamma_i)}^{\omega_i}\right)_q\oplus\left(\left(1-\left(1-\mu_{F_{\xi_{k+1},\zeta_{k+1}}^{n}(\gamma_{k+1})}^{q}\right)^{\omega_{k+1}}\right)^{1/q},v_{F_{\xi_{k+1},\zeta_{k+1}}^{n}(\gamma_{k+1})}^{\omega_i}\right)_q$$

$$=\left\{\begin{pmatrix}1-\prod_{i=1}^{k}\left(1-\mu_{F_{\xi_i,\zeta_i}^{n}(\gamma_i)}^{q}\right)^{\omega_i}+1-\left(1-\mu_{F_{\xi_{k+1},\zeta_{k+1}}^{n}(\gamma_{k+1})}^{q}\right)^{\omega_{k+1}}\\-\left(1-\prod_{i=1}^{k}\left(1-\mu_{F_{\xi_i,\zeta_i}^{n}(\gamma_i)}^{q}\right)^{\omega_i}\right)\left(1-\left(1-\mu_{F_{\xi_{k+1},\zeta_{k+1}}^{n}(\gamma_{k+1})}^{q}\right)^{\omega_{k+1}}\right)\end{pmatrix}^{1/q},\prod_{i=1}^{k}v_{F_{\xi_i,\zeta_i}^{n}(\gamma_i)}^{\omega_i}v_{F_{\xi_{k+1},\zeta_{k+1}}^{n}(\gamma_{k+1})}^{\omega_i}\right\}_q$$

$$=\left(\left(1-\prod_{i=1}^{k+1}\left(1-\mu_{F_{\xi_i,\zeta_i}^{n}(\gamma_i)}^{q}\right)^{\omega_i}\right)^{1/q},\prod_{i=1}^{k+1}v_{F_{\xi_i,\zeta_i}^{n}(\gamma_i)}^{\omega_i}\right)_q$$

因此等式（2）对于 $m=k+1$ 成立。

综上，等式（2）对于所有的 m 均成立，得证。

定理 3.7 令 $a_i=(\mu_i,v_i)\ (i=1,2,\cdots,n)$，相应的权重向量 $\boldsymbol{\omega}=(\omega_1,\omega_2,\cdots,\omega_m)^{\mathrm{T}}$，满足 $\omega_i\in[0,1]$ 和 $\sum_{i=1}^{m}\omega_i=1$，$\alpha>0$，则

（1）$q\text{-ROFPWAD}_{\xi}^{n}(\alpha\gamma_1,\alpha\gamma_2,\cdots,\alpha\gamma_m)=\alpha q\text{-ROFPWAD}_{\xi}^{n}(\gamma_1,\gamma_2,\cdots,\gamma_m)$

（2）$q\text{-ROFPWAF}_{\xi,\zeta}^{n}(\alpha\gamma_1,\alpha\gamma_2,\cdots,\alpha\gamma_m)=\alpha q\text{-ROFPWAF}_{\xi,\zeta}^{n}(\gamma_1,\gamma_2,\cdots,\gamma_m)$

（3）$q\text{-ROFPWAG}_{\xi,\zeta}^{n}(\alpha\gamma_1,\alpha\gamma_2,\cdots,\alpha\gamma_m)=\alpha q\text{-ROFPWAG}_{\xi,\zeta}^{n}(\gamma_1,\gamma_2,\cdots,\gamma_m)$

（4）$q\text{-ROFPWAH}_{\xi,\zeta}^{n}(\alpha\gamma_1,\alpha\gamma_2,\cdots,\alpha\gamma_m)=\alpha q\text{-ROFPWAH}_{\xi,\zeta}^{n}(\gamma_1,\gamma_2,\cdots,\gamma_m)$

（5）$q\text{-ROFPWAJ}_{\xi,\zeta}^{n}(\alpha\gamma_1,\alpha\gamma_2,\cdots,\alpha\gamma_m)=\alpha q\text{-ROFPWAJ}_{\xi,\zeta}^{n}(\gamma_1,\gamma_2,\cdots,\gamma_m)$

证明：只需证明等式（2）对所有的 m 均成立，其余可类似证明。

根据 q 阶正交模糊数的基本运算法则，可得

$$\alpha\gamma_i=\left(\left(1-\left(1-\mu_i^q\right)^{\alpha}\right)^{1/q},v_i^{\alpha}\right)$$

$$q\text{-ROFPWAF}_{\xi,\zeta}^{n}(\alpha\gamma_1,\alpha\gamma_2,\ldots,\alpha\gamma_m)=\left(\left(1-\prod_{i=1}^{m}\left(1-\mu_{F_{\xi_i,\zeta_i}^{n}(\gamma_i)}^{q}\right)^{\alpha\omega_i}\right)^{1/q},\prod_{i=1}^{m}v_{F_{\xi_i,\zeta_i}^{n}(\gamma_i)}^{\alpha\omega_i}\right)_q$$

因此

$$\alpha q\text{-ROFPWAF}_{\xi,\zeta}^{n}(\gamma_1,\gamma_2,\ldots,\gamma_m)=\alpha\left(\left(1-\prod_{i=1}^{m}\left(1-\mu_{F_{\xi_i,\zeta_i}^{n}(\gamma_i)}^{q}\right)^{\omega_i}\right)^{1/q},\prod_{i=1}^{m}v_{F_{\xi_i,\zeta_i}^{n}(\gamma_i)}^{\omega_i}\right)_q$$

$$=\left(\left(1-\prod_{i=1}^{m}\left(1-\mu_{F_{\xi_i,\zeta_i}^{n}(\gamma_i)}^{q}\right)^{\alpha\omega_i}\right)^{1/q},\prod_{i=1}^{m}v_{F_{\xi_i,\zeta_i}^{n}(\gamma_i)}^{\alpha\omega_i}\right)_q=q\text{-ROFPWAF}_{\xi,\zeta}^{n}(\alpha\gamma_1,\alpha\gamma_2,\cdots,\alpha\gamma_m)$$

因此，等式（2）成立，得证。

定理 3.8　令 $\gamma_i=(\mu_{\gamma_i},v_{\gamma_i})_q$ 和 $\eta_i=(\mu_{\eta_i},v_{\eta_i})_q(i=1,2,\cdots,m)$ 为两个 q 阶正交模糊数，则

（1）$q\text{-ROFPWAD}_{\xi}^{n}(\gamma_1\oplus\eta_1,\gamma_2\oplus\eta_2,\cdots,\gamma_n\oplus\eta_m)$

$$=q\text{-ROFPWAD}_{\xi}^{n}(\gamma_1,\gamma_2,\cdots,\gamma_m)\oplus q\text{-ROFPWAD}_{\xi}^{n}(\eta_1,\eta_2,\cdots,\eta_m)$$

（2）$q\text{-ROFPWAF}_{\xi,\zeta}^{n}(\gamma_1\oplus\eta_1,\gamma_2\oplus\eta_2,\cdots,\gamma_n\oplus\eta_m)$

$$=q\text{-ROFPWAF}_{\xi,\zeta}^{n}(\gamma_1,\gamma_2,\cdots,\gamma_m)\oplus q\text{-ROFPWAF}_{\xi,\zeta}^{n}(\eta_1,\eta_2,\cdots,\eta_m)$$

（3）$q\text{-ROFPWAG}_{\xi,\zeta}^{n}(\gamma_1\oplus\eta_1,\gamma_2\oplus\eta_2,\cdots,\gamma_n\oplus\eta_m)$

$$=q\text{-ROFPWAG}_{\xi,\zeta}^{n}(\gamma_1,\gamma_2,\cdots,\gamma_m)\oplus q\text{-ROFPWAG}_{\xi,\zeta}^{n}(\eta_1,\eta_2,\cdots,\eta_m)$$

（4）$q\text{-ROFPWAH}_{\xi,\zeta}^{n}(\gamma_1\oplus\eta_1,\gamma_2\oplus\eta_2,\cdots,\gamma_n\oplus\eta_m)$

$$=q\text{-ROFPWAH}_{\xi,\zeta}^{n}(\gamma_1,\gamma_2,\cdots,\gamma_m)\oplus q\text{-ROFPWAH}_{\xi,\zeta}^{n}(\eta_1,\eta_2,\cdots,\eta_m)$$

（5）$q\text{-ROFPWAJ}_{\xi,\zeta}^{n}(\gamma_1\oplus\eta_1,\gamma_2\oplus\eta_2,\cdots,\gamma_n\oplus\eta_m)$

$$=q\text{-ROFPWAJ}_{\xi,\zeta}^{n}(\gamma_1,\gamma_2,\cdots,\gamma_m)\oplus q\text{-ROFPWAJ}_{\xi,\zeta}^{n}(\eta_1,\eta_2,\cdots,\eta_m)$$

证明：只需证明等式（2）对所有的 m 均成立，其余可类似证明。

根据定义 3.2 中的 q 阶正交模糊数基本运算法则，有

$$\gamma_i\oplus\eta_i=\left(\left(\mu_{\gamma_i}^q+\mu_{\eta_i}^q-\mu_{\gamma_i}^q\mu_{\eta_i}^q\right)^{1/q},v_{\gamma_i}v_{\eta_i}\right)_q$$

$$q\text{-ROFPWAF}_{\xi,\zeta}^{n}(\gamma_1\oplus\eta_1,\gamma_2\oplus\eta_2,\cdots,\gamma_n\oplus\eta_m)$$

$$=\left(\left(1-\prod_{i=1}^{m}\left(1-\mu_{F_{\xi_i,\zeta_i}^n(\gamma_i)}^q-\mu_{F_{\xi_i,\zeta_i}^n(\eta_i)}^q+\mu_{F_{\xi_i,\zeta_i}^n(\gamma_i)}^q\mu_{F_{\xi_i,\zeta_i}^n(\eta_i)}^q\right)^{\omega_i}\right)^{1/q},\prod_{i=1}^{m}v_{F_{\xi_i,\zeta_i}^n(\gamma_i)}^{\omega_i}v_{F_{\xi_i,\zeta_i}^n(\eta_i)}^{\omega_i}\right)_q$$

$$=\left(\left(1-\prod_{i=1}^{m}\left(1-\mu_{F_{\xi_i,\zeta_i}^n(\gamma_i)}^q\right)^{\omega_i}\left(1-\mu_{F_{\xi_i,\zeta_i}^n(\eta_i)}^q\right)^{\omega_i}\right),\prod_{i=1}^{m}v_{F_{\xi_i,\zeta_i}^n(\gamma_i)}^{\omega_i}v_{F_{\xi_i,\zeta_i}^n(\eta_i)}^{\omega_i}\right)$$

则

$$q\text{-ROFPWAF}_{\xi,\zeta}^{n}(\gamma_1,\gamma_2,\cdots,\gamma_m)\oplus q\text{-ROFPWAF}_{\xi,\zeta}^{n}(\eta_1,\eta_2,\cdots,\eta_m)$$

$$=\left(\begin{array}{l}1-\prod_{i=1}^{m}\left(1-\mu_{F_{\xi_i,\zeta_i}^n(\gamma_i)}^q\right)^{\omega_i}+1-\prod_{i=1}^{m}\left(1-\mu_{F_{\xi_i,\zeta_i}^n(\eta_i)}^q\right)^{\omega_i}-\\ \left(1-\prod_{i=1}^{m}\left(1-\mu_{F_{\xi_i,\zeta_i}^n(\gamma_i)}^q\right)^{\omega_i}\right)\left(1-\prod_{i=1}^{m}\left(1-\mu_{F_{\xi_i,\zeta_i}^n(\eta_i)}^q\right)^{\omega_i}\right)\end{array},\prod_{i=1}^{m}v_{F_{\xi_i,\zeta_i}^n(\gamma_i)}^{\omega_i}v_{F_{\xi_i,\zeta_i}^n(\eta_i)}^{\omega_i}\right)$$

$$=\left(\left(1-\prod_{i=1}^{m}\left(1-\mu_{F_{\xi_i,\zeta_i}^n(\gamma_i)}^q\right)^{\omega_i}\left(1-\mu_{F_{\xi_i,\zeta_i}^n(\eta_i)}^q\right)^{\omega_i}\right),\prod_{i=1}^{m}v_{F_{\xi_i,\zeta_i}^n(\gamma_i)}^{\omega_i}v_{F_{\xi_i,\zeta_i}^n(\eta_i)}^{\omega_i}\right)$$

$=q\text{-ROFPWAF}_{\xi,\zeta}^{n}\left(\gamma_1\oplus\eta_1,\gamma_2\oplus\eta_2,\cdots,\gamma_n\oplus\eta_m\right)$

因此，等式（2）成立，得证。

进一步，可得到 q-ROFPWA 算子具有以下的数学性质。

定理 3.9 （幂等性）若 $\gamma_i=(\mu_i,v_i)_q(i=1,2,\cdots,m)$ 均相等，即 $\gamma_i=\gamma=(\mu,v)_q$，则

（1）$q\text{-ROFPWAD}_{\xi}^{n}\left(\gamma_1,\gamma_2,\cdots,\gamma_m\right)=D_{\xi}^{n}$

（2）$q\text{-ROFPWAF}_{\xi,\zeta}^{n}\left(\gamma_1,\gamma_2,\cdots,\gamma_m\right)=F_{\xi,\zeta}^{n}$

（3）$q\text{-ROFPWAG}_{\xi,\zeta}^{n}\left(\gamma_1,\gamma_2,\cdots,\gamma_m\right)=G_{\xi,\zeta}^{n}$

（4）$q\text{-ROFPWAH}_{\xi,\zeta}^{n}\left(\gamma_1,\gamma_2,\cdots,\gamma_m\right)=H_{\xi,\zeta}^{n}$

（5）$q\text{-ROFPWAJ}_{\xi,\zeta}^{n}\left(\gamma_1,\gamma_2,\cdots,\gamma_m\right)=J_{\xi,\zeta}^{n}$

证明：只需证明等式（2）对所有的 m 均成立，其余可类似证明。

由于 $\gamma_i=\gamma=(\mu,v)_q$ 均相等，则

$$q\text{-ROFPWAF}_{\xi,\zeta}^{n}\left(\gamma_1,\gamma_2,\ldots,\gamma_m\right)=\left(\left(1-\prod_{i=1}^{m}\left(1-\mu_{F_{\xi,\zeta}^{n}(\gamma)}^{q}\right)^{\omega_i}\right)^{1/q},\prod_{i=1}^{m}v_{F_{\xi,\zeta}^{n}(\gamma)}^{\omega_i}\right)_q$$

$$=\left(\left(1-\left(1-\mu_{F_{\xi,\zeta}^{n}(\gamma)}^{q}\right)^{\sum_{i=1}^{m}\omega_i}\right)^{1/q},\left(v_{F_{\xi,\zeta}^{n}(\gamma)}\right)^{\sum_{i=1}^{m}\omega_i}\right)_q=\left(\left(1-\left(1-\mu_{F_{\xi,\zeta}^{n}(\gamma)}^{q}\right)\right)^{1/q},v_{F_{\xi,\zeta}^{n}(\gamma)}\right)_q$$

$$=\left(\mu_{F_{\xi,\zeta}^{n}(\gamma)},v_{F_{\xi,\zeta}^{n}(\gamma)}\right)_q=F_{\xi,\zeta}^{n}(\gamma)$$

定理 3.10 （单调性）令 $\gamma_i=(\mu_{\gamma_i},v_{\gamma_i})$ 和 $\eta_i=(\mu_{\eta_i},v_{\eta_i})(i=1,2,\cdots,m)$ 为两个 q 阶正交模糊数，若 $\mu_{\gamma_i}\leqslant\mu_{\eta_i}$，$v_{\gamma_i}\geqslant v_{\eta_i}$，则

（1）$q\text{-ROFPWAD}_{\xi}^{n}\left(\gamma_1,\gamma_2,\cdots,\gamma_m\right)\leqslant q\text{-ROFPWAD}_{\xi}^{n}\left(\eta_1,\eta_2,\cdots,\eta_m\right)$

（2）$q\text{-ROFPWAF}_{\xi,\zeta}^{n}\left(\gamma_1,\gamma_2,\cdots,\gamma_m\right)\leqslant q\text{-ROFPWAF}_{\xi,\zeta}^{n}\left(\eta_1,\eta_2,\cdots,\eta_m\right)$

（3）$q\text{-ROFPWAG}_{\xi,\zeta}^{n}\left(\gamma_1,\gamma_2,\cdots,\gamma_m\right)\leqslant q\text{-ROFPWAG}_{\xi,\zeta}^{n}\left(\eta_1,\eta_2,\cdots,\eta_m\right)$

（4）$q\text{-ROFPWAH}_{\xi,\zeta}^{n}\left(\gamma_1,\gamma_2,\cdots,\gamma_m\right)\leqslant q\text{-ROFPWAH}_{\xi,\zeta}^{n}\left(\eta_1,\eta_2,\cdots,\eta_m\right)$

（5）$q\text{-ROFPWAJ}_{\xi,\zeta}^{n}\left(\gamma_1,\gamma_2,\cdots,\gamma_m\right)\leqslant q\text{-ROFPWAJ}_{\xi,\zeta}^{n}\left(\eta_1,\eta_2,\cdots,\eta_m\right)$

定理 3.11 （有界性）令 $\gamma_i=(\mu_{\gamma_i},v_{\gamma_i})_q$ 和 $\eta_i=(\mu_{\eta_i},v_{\eta_i})_q(i=1,2,\cdots,m)$ 为两个 q 阶正交模糊数，则

（1）$d_{D_{\xi}^{n}}^{-}\leqslant q\text{-ROFPWAD}_{\xi}^{n}\left(\gamma_1,\gamma_2,\cdots,\gamma_m\right)\leqslant d_{D_{\xi}^{n}}^{+}$

（2）$d_{F_{\xi,\zeta}^{n}}^{-}\leqslant q\text{-ROFPWAF}_{\xi,\zeta}^{n}\left(\gamma_1,\gamma_2,\cdots,\gamma_m\right)\leqslant d_{F_{\xi,\zeta}^{n}}^{+}$

（3）$d^-_{G^n_{\xi,\zeta}} \leqslant q\text{-ROFPWAG}^n_{\xi,\zeta}(\gamma_1,\gamma_2,\cdots,\gamma_m) \leqslant d^+_{G^n_{\xi,\zeta}}$

（4）$d^-_{H^n_{\xi,\zeta}} \leqslant q\text{-ROFPWAH}^n_{\xi,\zeta}(\gamma_1,\gamma_2,\cdots,\gamma_m) \leqslant d^+_{H^n_{\xi,\zeta}}$

（5）$d^-_{J^n_{\xi,\zeta}} \leqslant q\text{-ROFPWAJ}^n_{\xi,\zeta}(\gamma_1,\gamma_2,\cdots,\gamma_m) \leqslant d^+_{J^n_{\xi,\zeta}}$

其中 $d^+_{\Delta} = \left(\max\limits_i(\mu_{\Delta}), \min\limits_i(\nu_{\Delta})\right), d^-_{\Delta} = \left(\min\limits_i(\mu_{\Delta}), \max\limits_i(\nu_{\Delta}),\right)$，$\Delta$ 表示 $D^n_{\xi}, F^n_{\xi,\zeta}, G^n_{\xi,\zeta}$，$H^n_{\xi,\zeta}$。

证明： 首先只需要证明等式（2）成立，其他等式可相似地得到证明。

由定理 3.6，可知

$$q\text{-ROFPWAF}^n_{\xi,\zeta}(\gamma_1,\gamma_2,\ldots,\gamma_n) = \left(\left(1-\prod_{i=1}^{m}\left(1-\mu^q_{F^n_{\xi,\zeta}(\gamma_i)}\right)^{\omega_i}\right)^{1/q}, \prod_{i=1}^{m} \nu^{\omega_i}_{F^n_{\xi,\zeta}(\gamma_i)}\right)_q$$

依据 $d^+_{F^n_{\xi,\zeta}}, d^-_{F^n_{\xi,\zeta}}$ 的定义可得到

$$\left(1-\prod_{i=1}^{m}\left(1-\min\left(\mu^q_{F^n_{\xi,\zeta}(\gamma_i)}\right)\right)^{\omega_i}\right)^{1/q} \leqslant \left(1-\prod_{i=1}^{m}\left(1-\mu^q_{F^n_{\xi,\zeta}(\gamma_i)}\right)^{\omega_i}\right)^{1/q}$$
$$\leqslant \left(1-\prod_{i=1}^{m}\left(1-\max\left(\mu^q_{F^n_{\xi,\zeta}(\gamma_i)}\right)\right)^{\omega_i}\right)^{1/q}$$

即

$$q\text{-ROFPWAF}^n_{\xi,\zeta}(\gamma_1^-,\gamma_2^-,\cdots,\gamma_m^-) \leqslant q\text{-ROFPWAF}^n_{\xi,\zeta}(\gamma_1,\gamma_2,\cdots,\gamma_m)$$
$$\leqslant q\text{-ROFPWAF}^n_{\xi,\zeta}(\gamma_1^+,\gamma_2^+,\cdots,\gamma_m^+)$$

依据定义 3.3，可得到 $d^-_{F^n_{\xi,\zeta}} \leqslant q\text{-ROFPWAF}^n_{\xi,\zeta}(\gamma_1,\gamma_2,\cdots,\gamma_m) \leqslant d^+_{F^n_{\xi,\zeta}}$。定理 3.11 得证。

对参数 n,ω,q 赋予不同值，则可得到以下的特例。

情形 1： 若 q=1，则 q-ROFPWA 算子退化为直觉模糊点加权融合算子（intuitionistic fuzzy point weighted averaging operators，IFPWA）。

情形 2： 若 q=2，则 q-ROFPWA 算子退化为毕达哥拉斯模糊点加权融合算子（Pythagorean fuzzy point weighted averaging operators，PFPWA）[36]。

情形 3： 若 n=1，则 q-ROFPWA 算子退化为刘和王（Liu，Wang）[81]定义的 q 阶正交模糊加权平均融合算子（q-rung orthopair fuzzy weighted averaging operator，q-ROFWA）。

情形 4： 若 $n=0, \omega=(1/m,1/m,\cdots 1/m)^{\mathrm{T}}$，则 q-ROFPWA 算子退化为 q 阶正交

模糊加权融合算子（q-rung orthopair fuzzy averaging operator，q-ROFA），定义如下：

$$q\text{-ROFA}=\frac{1}{m}\left(\gamma_1\oplus\gamma_2\oplus\cdots\oplus\gamma_m\right)$$

情形 5：若 $n=0,q=1$，则 q-ROFPWA 算子退化为许（Xu）[8]定义的直觉模糊加权平均融合算子（intuitionistic fuzzy weighted averaging operator，IFWA）。

情形 6：若 $n=0,q=2$，则 q-ROFPWA 算子退化为彭和杨（Peng，Yang）[38]定义的毕达哥拉斯模糊加权平均融合算子（Pythagorean fuzzy weighted averaging operator，PFWA）。

定义 3.7 令 $\gamma_i=(\mu_i,v_i)\ (i=1,2,\cdots,n)$ 为一系列 q 阶正交模糊数，$\xi_i,\zeta_i\in[0,1]$，$\xi_i+\zeta_i\leqslant 1$，定义如下 q-ROFPWG 算子：

（1）$q\text{-ROFPWGD}_{\xi}^{n}\left(\gamma_1,\gamma_2,\cdots,\gamma_m\right)=\left(D_{\xi_1}^{n}\left(\gamma_1\right)\right)^{\omega_1}\otimes\left(D_{\xi_2}^{n}\left(\gamma_2\right)\right)^{\omega_2}\otimes\cdots\otimes\left(D_{\xi_m}^{n}\left(\gamma_m\right)\right)^{\omega_m}$

（2）$q\text{-ROFPWGF}_{\xi,\zeta}^{n}\left(\gamma_1,\gamma_2,\cdots,\gamma_m\right)=\left(F_{\xi_1,\zeta_1}^{n}\left(\gamma_1\right)\right)^{\omega_1}\otimes\left(F_{\xi_2,\zeta_2}^{n}\left(\gamma_2\right)\right)^{\omega_2}\otimes\cdots\otimes\left(F_{\xi_m,\zeta_m}^{n}\left(\gamma_m\right)\right)^{\omega_m}$

（3）$q\text{-ROFPWGG}_{\xi,\zeta}^{n}\left(\gamma_1,\cdots,\gamma_m\right)=\left(G_{\xi_1,\zeta_1}^{n}\left(\gamma_1\right)\right)^{\omega_1}\otimes\left(G_{\xi_2,\zeta_2}^{n}\left(\gamma_2\right)\right)^{\omega_2}\otimes\cdots\otimes\left(G_{\xi_m,\zeta_m}^{n}\left(\gamma_m\right)\right)^{\omega_m}$

（4）$q\text{-ROFPWGH}_{\xi,\zeta}^{n}\left(\gamma_1,\gamma_2,\cdots,\gamma_m\right)=\omega_1 H_{\xi_1,\zeta_1}^{n}\left(\gamma_1\right)\otimes\omega_2 H_{\xi_2,\zeta_2}^{n}\left(\gamma_2\right)\otimes\cdots\otimes\omega_m H_{\xi_m,\zeta_m}^{n}\left(\gamma_m\right)$

（5）$q\text{-ROFPWGJ}_{\xi,\zeta}^{n}\left(\gamma_1,\gamma_2,\cdots,\gamma_m\right)=\omega_1 J_{\xi_1,\zeta_1}^{n}\left(\gamma_1\right)\otimes\omega_2 J_{\xi_2,\zeta_2}^{n}\left(\gamma_2\right)\otimes\cdots\otimes\omega_m J_{\xi_m,\zeta_m}^{n}\left(\gamma_m\right)$

其中 $\boldsymbol{\omega}=\left(\omega_1,\omega_2,\cdots,\omega_m\right)^{\mathrm{T}}$ 是 $\left(\gamma_1,\gamma_2,\cdots,\gamma_m\right)$ 的权重向量，且满足 $\omega_i\in[0,1]$ 及 $\sum_{i=1}^{m}\omega_i=1$。

根据定义 3.2 定义的 q 阶正交模糊数运算法则，可得以下定理。

定理 3.12 令 $\gamma_i=(\mu_i,v_i)\ (i=1,2,\cdots,n)$ 为一系列 q 阶正交模糊数，$\xi_i,\zeta_i\in[0,1]$，$\xi_i+\zeta_i\leqslant 1$，则由 q-ROFPWG 算子得到的仍是一个 q 阶正交模糊数，且有：

$$（1）\ q\text{-ROFPWGD}_{\xi}^{n}\left(\gamma_1,\gamma_2,\cdots,\gamma_m\right)=\left(\prod_{i=1}^{m}\left(\mu_{\gamma_i}^{q}+\left(1-\xi_i\right)\pi_{\gamma_i}^{q}\right)^{\omega_i/q},\ \left(1-\prod_{i=1}^{m}\left(1-\left(v_{\gamma_i}^{q}+\xi_i\pi_{\gamma_i}^{q}\right)\right)^{\omega_i}\right)^{1/q}\right)_q$$

（2） $q\text{-ROFPWGF}_{\xi,\zeta}^{n}\left(\gamma_1,\gamma_2,\cdots,\gamma_m\right)=\left(\prod_{i=1}^{m}\mu_{F_{\xi_i,\zeta_i}^{n}(\gamma_i)}^{\omega_i},\left(1-\prod_{i=1}^{m}\left(1-\nu_{F_{\xi_i,\zeta_i}^{n}(\gamma_i)}^{q}\right)^{\omega_i}\right)^{1/q}\right)_q$

其中 $\mu_{F_{\xi_i,\zeta_i}^{n}(\gamma_i)}=\left(\mu_{\gamma_i}^{q}+\xi_i\pi_{\gamma_i}^{q}\dfrac{1-\left(1-\xi_i-\zeta_i\right)^{n}}{\xi_i+\zeta_i}\right)^{1/q}$，

$$\nu_{F_{\xi_i,\zeta_i}^{n}(\gamma_i)}=\left(\nu_{\gamma_i}^{q}+\zeta\pi_{\gamma_i}^{q}\frac{1-\left(1-\xi_i-\zeta_i\right)^{m}}{\xi_i+\zeta_i}\right)^{1/q}$$

（3） $q\text{-ROFPWGG}_{\xi,\zeta}^{n}\left(\gamma_1,\gamma_2,\cdots,\gamma_m\right)=\left(\prod_{i=1}^{m}\left(\mu_{\gamma_i}^{q}\xi_i^{n}\right)^{\omega_i/q},\left(1-\prod_{i=1}^{m}\left(1-\nu_{\gamma_i}^{q}\zeta_i^{n}\right)^{\omega_i}\right)^{1/q}\right)_q$

（4） $q\text{-ROFPWGH}_{\xi,\zeta}^{n}\left(\gamma_1,\gamma_2,\cdots,\gamma_m\right)=\left(\prod_{i=1}^{m}\mu_{H_{\xi_i,\zeta_i}^{n}(\gamma_i)}^{\omega_i},\left(1-\prod_{i=1}^{m}\left(1-\nu_{\gamma_i}^{q}\xi_i^{n}\right)^{\omega_i}\right)^{1/q}\right)_q$

其中 $\mu_{H_{\xi_i,\zeta_i}^{n}(\gamma_i)}=\left(\mu_{\gamma_i}^{q}+\left(1-\mu_{\gamma_i}^{q}\right)\left(1-\left(1-\xi_i\right)^{n}\right)-\nu_{\gamma_i}^{q}\xi_i\left(\sum_{t=0}^{n-1}\zeta_i^{n-1-t}\left(1-\xi_i\right)^{t}\right)\right)^{1/q}$

（5） $q\text{-ROFPWGJ}_{\xi,\zeta}^{n}\left(\gamma_1,\gamma_2,\cdots,\gamma_m\right)=\left(\prod_{i=1}^{m}\mu_{\gamma_i}^{q},\left(1-\prod_{i=1}^{m}\left(1-\nu_{J_{\xi_i,\zeta_i}^{n}(\gamma_i)}^{\omega_i}\zeta_i^{n}\right)^{\omega_i}\right)^{1/q}\right)_q$

其中 $\nu_{J_{\xi_i,\zeta_i}^{n}(\gamma_i)}=\left(\nu_{\gamma_i}^{q}+\left(1-\nu_{\gamma_i}^{q}\right)\left(1-\left(1-\zeta_i\right)^{n}\right)-\mu_{\gamma_i}^{q}\zeta_i\left(\sum_{t=0}^{n-1}\xi_i^{n-1-t}\left(1-\zeta_i\right)^{t}\right)\right)^{1/q}$

类似于 q-ROFPWA 算子，可获得 q-ROFPWG 算子的性质，证明过程省略。

定理 3.13　令 $\gamma_i=(\mu_i,\nu_i)\ (i=1,2,\cdots,n)$ 为 q 阶正交模糊数集合，则

（1） $q\text{-ROFPWGD}_{\xi}^{n}\left(\gamma_1^{\alpha},\gamma_2^{\alpha},\cdots,\gamma_m^{\alpha}\right)=\left(q\text{-ROFPWGD}_{\xi}^{n}\left(\gamma_1,\gamma_2,\cdots,\gamma_m\right)\right)^{\alpha}$

（2） $q\text{-ROFPWGF}_{\xi,\zeta}^{n}\left(\gamma_1^{\alpha},\gamma_2^{\alpha},\cdots,\gamma_m^{\alpha}\right)=\left(q\text{-ROFPWGF}_{\xi,\zeta}^{n}\left(\gamma_1,\gamma_2,\cdots,\gamma_m\right)\right)^{\alpha}$

（3） $q\text{-ROFPWGG}_{\xi,\zeta}^{n}\left(\gamma_1^{\alpha},\gamma_2^{\alpha},\cdots,\gamma_m^{\alpha}\right)=\left(q\text{-ROFPWGG}_{\xi,\zeta}^{n}\left(\gamma_1,\gamma_2,\cdots,\gamma_m\right)\right)^{\alpha}$

（4） $q\text{-ROFPWGH}_{\xi,\zeta}^{n}\left(\gamma_1^{\alpha},\gamma_2^{\alpha},\cdots,\gamma_m^{\alpha}\right)=\left(q\text{-ROFPWGH}_{\xi,\zeta}^{n}\left(\gamma_1,\gamma_2,\cdots,\gamma_m\right)\right)^{\alpha}$

（5） $q\text{-ROFPWGJ}_{\xi,\zeta}^{n}\left(\gamma_1^{\alpha},\gamma_2^{\alpha},\cdots,\gamma_m^{\alpha}\right)=\left(q\text{-ROFPWGJ}_{\xi,\zeta}^{n}\left(\gamma_1,\gamma_2,\cdots,\gamma_m\right)\right)^{\alpha}$

定理 3.14　令 $\gamma_i=(\mu_{\gamma_i},\nu_{\gamma_i})_q$ 和 $\eta_i=(\mu_{\eta_i},\nu_{\eta_i})_q\,(i=1,2,\cdots,m)$ 为两个 q 阶正交模糊数，则

（1） $q\text{-ROFPWGD}_{\xi}^{n}\left(\gamma_1\otimes\eta_1,\gamma_2\otimes\eta_2,\cdots,\gamma_m\otimes\eta_m\right)$

$$=q\text{-ROFPWGD}_{\xi}^{n}\left(\gamma_1,\gamma_2,\cdots,\gamma_m\right)\otimes q\text{-ROFPWGD}_{\xi}^{n}\left(\eta_1,\eta_2,\cdots,\eta_m\right)$$

（2）$q\text{-ROFPWGF}_{\xi,\zeta}^{n}\left(\gamma_1\otimes\eta_1,\gamma_2\otimes\eta_2,\cdots,\gamma_m\otimes\eta_m\right)$

$=q\text{-ROFPWGF}_{\xi,\zeta}^{n}\left(\gamma_1,\gamma_2,\cdots,\gamma_m\right)\otimes q\text{-ROFPWGF}_{\xi,\zeta}^{n}\left(\eta_1,\eta_2,\cdots,\eta_m\right)$

（3）$q\text{-ROFPWGG}_{\xi,\zeta}^{n}\left(\gamma_1\otimes\eta_1,\gamma_2\otimes\eta_2,\cdots,\gamma_m\otimes\eta_m\right)$

$=q\text{-ROFPWGG}_{\xi,\zeta}^{n}\left(\gamma_1,\gamma_2,\cdots,\gamma_m\right)\otimes q\text{-ROFPWGG}_{\xi,\zeta}^{n}\left(\eta_1,\eta_2,\cdots,\eta_m\right)$

（4）$q\text{-ROFPWGH}_{\xi,\zeta}^{n}\left(\gamma_1\otimes\eta_1,\gamma_2\otimes\eta_2,\cdots,\gamma_m\otimes\eta_m\right)$

$=q\text{-ROFPWGH}_{\xi,\zeta}^{n}\left(\gamma_1,\gamma_2,\cdots,\gamma_m\right)\otimes q\text{-ROFPWGH}_{\xi,\zeta}^{n}\left(\eta_1,\eta_2,\cdots,\eta_m\right)$

（5）$q\text{-ROFPWGJ}_{\xi,\zeta}^{n}\left(\gamma_1\otimes\eta_1,\gamma_2\otimes\eta_2,\cdots,\gamma_m\otimes\eta_m\right)$

$=q\text{-ROFPWGJ}_{\xi,\zeta}^{n}\left(\gamma_1,\gamma_2,\cdots,\gamma_m\right)\otimes q\text{-ROFPWGJ}_{\xi,\zeta}^{n}\left(\eta_1,\eta_2,\cdots,\eta_m\right)$

类似于定理 3.9～定理 3.11，*q*-ROFPWG 算子具有与 *q*-ROFPWA 算子相似的性质，如幂等性、单调性和有界性，证明过程省略。

对参数 n,ω,q 赋予不同值，则可得到以下特例。

情形 1：若 $n=0$，则 *q*-ROFPWG 算子退化为刘和王（Liu，Wang）[81]定义的 *q* 阶正交模糊几何平均融合算子（*q*-rung orthopair fuzzy weighted geometric operator，*q*-ROFWG）。

情形 2：若 $n=0,\omega=(1/m,1/m,\cdots 1/m)^{\mathrm{T}}$，则 *q*-ROFPWG 算子退化为 *q* 阶正交模糊加权融合算子（*q*-rung orthopair fuzzy averaging operator，*q*-ROFG），定义如下

$$q\text{-ROFG}=\gamma_1^{1/m}\otimes\gamma_2^{1/m}\otimes\cdots\otimes\gamma_m^{1/m}$$

情形 3：若 $n=0,q=1$，则 *q*-ROFPWG 算子退化为许（Xu）[8]定义的直觉模糊几何平均融合算子（intuitionistic fuzzy weighted geometric operator，IFWG）。

情形 4：若 $n=0,q=2$，则 *q*-ROFPWG 算子退化为彭和杨（Peng，Yang）[38]定义的毕达哥拉斯模糊几何平均融合算子（Pythagorean fuzzy weighted geometric operator，PFWG）。

情形 5：若 $n=0,\omega=(1/m,1/m,\cdots 1/m)^{\mathrm{T}},q=1$，则 *q*-ROFPWG 算子退化为直觉模糊几何平均融合算子（intuitionistic fuzzy geometric operator，IFG）。

情形 6：若 $n=0,\omega=(1/m,1/m,\cdots 1/m)^{\mathrm{T}},q=2$，则 *q*-ROFPWG 算子退化为毕达哥拉斯模糊几何平均融合算子（Pythagorean fuzzy geometric operator，PFG）。

定理 3.15　令 $\gamma_i=(\mu_i,v_i)_q(i=1,2,\cdots,m)$ 为 *q* 阶正交模糊数，则 *q* 阶正交模糊点加权融合算子的补运算满足：

（1）$\left(q\text{-ROFPWAF}_{\xi,\zeta}^{n}\left(\gamma_1^c,\gamma_2^c,\cdots,\gamma_m^c\right)\right)^c=q\text{-ROFPWAF}_{\zeta,\xi}^{n}\left(\gamma_1,\gamma_2,\cdots,\gamma_m\right)$

（2）$\left(q\text{-ROFPWGF}_{\xi,\zeta}^{n}\left(\gamma_1^c,\gamma_2^c,\cdots,\gamma_m^c\right)\right)^c = q\text{-ROFPWGF}_{\zeta,\xi}^{n}\left(\gamma_1,\gamma_2,\cdots,\gamma_m\right)$

证明：首先证明等式（1）成立，则等式（2）能够类似证明，基于定理 3.6，有

$$\left(q\text{-ROFPWAF}_{\xi,\zeta}^{n}\left(\gamma_1^c,\gamma_2^c,\cdots,\gamma_m^c\right)\right)^c = \left(\prod_{i=1}^{m}\left(\tilde{\mu}_{F_{\xi_i,\zeta_i}^{n}(\gamma_i)}\right)^{\omega_i/q}, \left(\left(1-\prod_{i=1}^{m}\left(1-\tilde{v}_{F_{\xi_i,\zeta_i}^{n}(\gamma_i)}^{q}\right)^{\omega_i}\right)^{1/q}\right)\right)^c$$

$$=\left(\left(\left(1-\prod_{i=1}^{m}\left(1-\tilde{v}_{F_{\xi_i,\zeta_i}^{n}(\gamma_i)}^{q}\right)^{\omega_i}\right)^{1/q}\right), \prod_{i=1}^{m}\left(\tilde{\mu}_{F_{\xi_i,\zeta_i}^{n}(\gamma_i)}\right)^{\omega_i/q}\right)$$

$$=\left(\left(1-\prod_{i=1}^{m}\left(1-\mu_{\gamma_i}^{q}+\zeta_i\pi_{\gamma_i}^{q}\frac{1-\left(1-\xi_i-\zeta_i\right)^n}{\xi_i+\zeta_i}\right)^{\omega_i}\right)^{1/q}\right),$$

$$\prod_{i=1}^{m}\left(v_{\gamma_i}^{q}+\xi_i\pi_{\gamma_i}^{q}\frac{1-\left(1-\xi_i-\zeta_i\right)^n}{\xi_i+\zeta_i}\right)^{\omega_i/q}\Bigg)$$

$$= q\text{-ROFPWAF}_{\zeta,\xi}^{n}\left(\gamma_1,\gamma_2,\cdots,\gamma_m\right)$$

其中 $\tilde{\mu}_{F_{\xi_i,\zeta_i}^{n}(\gamma_i)} = \left(v_{\gamma_i}^{q}+\xi_i\pi_{\gamma_i}^{q}\frac{1-\left(1-\xi_i-\zeta_i\right)^n}{\xi_i+\zeta_i}\right)^{1/q}$，

$$\tilde{v}_{F_{\xi_i,\zeta_i}^{n}(\gamma_i)} = \left(\mu_{\gamma_i}^{q}+\zeta_i\pi_{\gamma_i}^{q}\frac{1-\left(1-\xi_i-\zeta_i\right)^n}{\xi_i+\zeta_i}\right)^{1/q}$$

定理 3.16　令 $\gamma_i=(\mu_i,v_i)_q (i=1,2,\cdots,m)$ 为 q 阶正交模糊数，则

（1）$\lim\limits_{n\to\infty} q\text{-ROFPWAF}_{\xi,\zeta}^{n}\left(\gamma_1,\gamma_2,\cdots,\gamma_m\right) = q\text{-ROFPWAD}_{\frac{\zeta}{\xi+\zeta}}^{n}\left(\gamma_1,\gamma_2,\cdots,\gamma_m\right)$

（2）$\lim\limits_{n\to\infty} q\text{-ROFPWGF}_{\xi,\zeta}^{n}\left(\gamma_1,\gamma_2,\cdots,\gamma_m\right) = q\text{-ROFPWGD}_{\frac{\zeta}{\xi+\zeta}}^{n}\left(\gamma_1,\gamma_2,\cdots,\gamma_m\right)$

证明：首先证明等式（1）成立，则等式（2）能够类似证明，基于定义 3.5 和定理 3.6，有

$$\lim_{n\to\infty} q\text{-ROFPWAF}_{\xi,\zeta}^{n}\left(\gamma_1,\gamma_2,\cdots,\gamma_m\right)=$$

$$\left(\lim_{n\to\infty}\left(1-\prod_{i=1}^{m}\left(1-\mu_{\gamma_i}^{q}-\xi_i\pi_{\gamma_i}^{q}\frac{1-\left(1-\xi_i-\zeta_i\right)^n}{\xi_i+\zeta_i}\right)^{\omega_i}\right)^{1/q}, \lim_{n\to\infty}\left(\prod_{i=1}^{m}\left(v_{\gamma_i}^{q}+\zeta_i\pi_{\gamma_i}^{q}\frac{1-\left(1-\xi_i-\zeta_i\right)^n}{\xi_i+\zeta_i}\right)^{\frac{\omega_i}{q}}\right)\right)$$

则

$$\lim_{n\to\infty}\left(1-\prod_{i=1}^{m}\left(1-\mu_{\gamma_i}^q-\xi_i\pi_{\gamma_i}^q\frac{1-(1-\xi_i-\zeta_i)^n}{\xi_i+\zeta_i}\right)^{\omega_i}\right)=1-\prod_{i=1}^{m}\left(1-\left(\mu_{\gamma_i}^q+\frac{\xi_i}{\xi_i+\zeta_i}\pi_{\gamma_i}^q\right)\right)^{\omega_i}$$

$$\lim_{n\to\infty}\prod_{i=1}^{m}\left(v_{\gamma_i}^q+\zeta_i\pi_{\gamma_i}^q\frac{1-(1-\xi_i-\zeta_i)^n}{\xi_i+\zeta_i}\right)^{\omega_i/q}=\prod_{i=1}^{m}\left(v_{\gamma_i}^q+\frac{\zeta_i}{\xi_i+\zeta_i}\pi_{\gamma_i}^q\right)^{\omega_i/q}$$

$$=\prod_{i=1}^{m}\left(v_{\gamma_i}^q+\left(1-\frac{\zeta_i}{\xi_i+\zeta_i}\right)\pi_{\gamma_i}^q\right)^{\omega_i/q}$$

因此，有

$$\lim_{n\to\infty}q\text{-ROFPWAF}_{\xi,\zeta}^n(\gamma_1,\gamma_2,\cdots,\gamma_m)=$$

$$\left(\left(1-\prod_{i=1}^{m}\left(1-\left(\mu_{\gamma_i}^q+\frac{\zeta_i}{\xi_i+\zeta_i}\pi_{\gamma_i}^q\right)\right)^{\omega_i}\right)^{1/q},\prod_{i=1}^{m}\left(v_{\gamma_i}^q+\left(1-\frac{\zeta_i}{\xi_i+\zeta_i}\right)\pi_{\gamma_i}^q\right)^{\omega_i/q}\right)$$

$$=q\text{-ROFPWAD}_{\frac{\zeta}{\xi+\zeta}}^n(\gamma_1,\gamma_2,\cdots,\gamma_m)$$

定理 3.17 令 $\gamma_i=(\mu_i,v_i)_q(i=1,2,\cdots,m)$ 为 q 阶正交模糊数，若 $\xi_i=\frac{\mu_{\gamma_i}^q}{\mu_{\gamma_i}^q+v_{\gamma_i}^q}$，$\zeta_i=\frac{v_{\gamma_i}^q}{\mu_{\gamma_i}^q+v_{\gamma_i}^q}$，则

（1）$q\text{-ROFPWAF}_{\xi,\zeta}^n(\gamma_1,\gamma_2,\cdots,\gamma_m)=q\text{-ROFPWAF}_{\xi,\zeta}(\gamma_1,\gamma_2,\cdots,\gamma_m)$

（2）$q\text{-ROFPWGF}_{\xi,\zeta}^n(\gamma_1,\gamma_2,\cdots,\gamma_m)=q\text{-ROFPWGF}_{\xi,\zeta}(\gamma_1,\gamma_2,\cdots,\gamma_m)$

证明： 首先证明等式（1）成立，则等式（2）能够类似证明，基于定理 3.6，有

$$q\text{-ROFPWAF}_{\xi,\zeta}^n(\gamma_1,\gamma_2,\cdots,\gamma_m)=$$

$$\left(\left(1-\prod_{i=1}^{m}\left(1-\mu_{\gamma_i}^q-\xi_i\pi_{\gamma_i}^q\frac{1-(1-\xi_i-\zeta_i)^n}{\xi_i+\zeta_i}\right)^{\omega_i}\right)^{1/q},\prod_{i=1}^{m}\left(v_{\gamma_i}^q+\zeta_i\pi_{\gamma_i}^q\frac{1-(1-\xi_i-\zeta_i)^n}{\xi_i+\zeta_i}\right)^{\omega_i/q}\right)$$

由于 $\xi_i=\frac{\mu_{\gamma_i}^q}{\mu_{\gamma_i}^q+v_{\gamma_i}^q}$，$\zeta_i=\frac{v_{\gamma_i}^q}{\mu_{\gamma_i}^q+v_{\gamma_i}^q}$，则

$$q\text{-ROFPWAF}_{\xi,\zeta}^n(\gamma_1,\gamma_2,\cdots,\gamma_m)=\left(\left(1-\prod_{i=1}^{m}\left(1-\mu_{\gamma_i}^q-\frac{\xi_i\pi_{\gamma_i}^q}{\xi_i+\zeta_i}\right)^{\omega_i}\right)^{1/q},\prod_{i=1}^{m}\left(v_{\gamma_i}^q+\frac{\zeta_i\pi_{\gamma_i}^q}{\xi_i+\zeta_i}\right)^{\omega_i/q}\right)$$

$= q\text{-ROFPWAF}_{\xi,\zeta}\left(\gamma_1,\gamma_{2,}\cdots,\gamma_m\right)$

因此，定理得证。

由于 q-ROFPWA 算子是算术平均，而 q-ROFPWG 算子是它的几何形式，由于当 $x_i>0,\lambda_i>0,\sum_{i=1}^{m}\lambda_i=1$ 时，有 $\prod_{i=1}^{m}x_i^{\lambda_i}\leqslant\sum_{i=1}^{m}\lambda_i x_i$。因此，$q$-ROFPWA 和 q-ROFPWG 算子之间关系如下：

定理 3.18　令 $\gamma_i=(\mu_i,v_i)_q(i=1,2,\cdots,m)$ 为 q 阶正交模糊数，则

$$q\text{-ROFPWGF}_{\xi,\zeta}^{n}\left(\gamma_1,\gamma_{2,}\cdots,\gamma_m\right)\leqslant q\text{-ROFPWAF}_{\xi,\zeta}^{n}\left(\gamma_1,\gamma_{2,}\cdots,\gamma_m\right)$$

根据定理 3.18，可以得出结论，q-ROFPWG 算子获得的融合值不大于 q-ROFPWA 算子获得的融合值。因此，决策者可以根据他们的偏好和实际需求选择这两个不同的算子。

3.1.3　基于 q 阶正交模糊点信息融合算子的多属性决策方法

基于上节提出的 q 阶正交模糊点信息融合算子，本节提出一种新的多属性决策方法，应用于 q 阶正交模糊多属性决策中。首先，一个典型的 q 阶正交模糊环境下的多属性决策问题可描述为：

用 $X=\{x_1,x_2,\cdots,x_m\}$ 来表示所有备选方案的集合，$G=\{G_1,G_2,\cdots,G_s\}$ 是用来评估备选方案的所有属性集，$\boldsymbol{\omega}=\left(\omega_1,\omega_2,\cdots,\omega_s\right)^{\mathrm{T}}$ 是与备选方案属性集相关的属性权重，且属性的权重满足以下条件：$\omega_j\in[0,1]$ 且 $\sum_{j=1}^{s}\omega_i=1$。专家为了评估所有的备选方案，对备选方案的所有属性 $G_j\left(j=1,2,\cdots,s\right)$ 进行评估，并且专家利用 q 阶正交模糊数来表示他们的评价值，在这里用 $\gamma_{ij}=(\mu_{ij},v_{ij})(i=1,2,\cdots,m;j=1,2,\cdots,s)$ 来表示专家对方案 i 在属性 j 下的评价值。相应地，当专家对所有的方案评估后，可以得到一个 q 阶正交模糊决策矩阵 $\boldsymbol{\gamma}=(\gamma_{ij})_{m\times s}$。基于前面提出的 q 阶正交模糊点算子，提出以下步骤辅助决策者解决上述含有 q 阶正交模糊决策信息的多属性决策问题：

步骤 1： 首先，将 q 阶正交模糊决策矩阵 $\boldsymbol{\gamma}=(\gamma_{ij})_{m\times s}$ 转化为标准化矩阵。多属性决策问题中一般存在两种类型的属性集，即收益型属性和成本型属性。因此，在解决此类多属性决策问题之前，需要先将决策矩阵进行标准化，即

$$\gamma_{ij}=\begin{cases}(\mu_{ij},v_{ij})_q & G_j\in I_1\\(v_{ij},\mu_{ij})_q & G_j\in I_2\end{cases}\tag{3-3}$$

其中 I_1 和 I_2 分别表示收益型属性和成本型属性。

步骤 2：对于每一个备选方案 $x_i\left(i=1,2,\cdots,m\right)$，利用提出的 q 阶正交模糊点算子，即 q-ROFPWA 算子或 q-ROFPWG 算子，可获得方案 $x_i\left(i=1,2,\cdots,m\right)$ 的一个整体 q 阶正交模糊数 $\gamma_i\left(i=1,2,\cdots,m\right)$。本节提出的每一个 q 阶正交模糊点算子都可以用来融合 q 阶正交模糊信息。

步骤 3：根据定义 3.3，计算 $\gamma_i\left(i=1,2,\cdots,m\right)$ 综合值的得分。

步骤 4：比较总体的 $\gamma_i\left(i=1,2,\cdots,m\right)$ 得分值大小，进而获得方案的最终排序，得到最优方案。

3.1.4 实例分析：q 阶正交模糊点信息融合算子多属性决策方法在患者转诊评估中的应用

2022 年 12 月，为适应疫情防控新形势和新冠病毒变异的新特点，并做好新冠肺炎医疗救治工作，全力保障高龄合并基础疾病等重症风险较高的感染者及时救治，国务院联防联控机制综合组制定并印发了《以医联体为载体做好新冠肺炎分级诊疗工作方案》，其中提到，要以医联体为载体，明确高水平三级医院作为医联体外部协作医院，建立对应转诊关系，畅通双向转诊机制，实现发热等新冠肺炎相关症状患者的基层首诊、有序转诊，提高医疗服务效率和连续性，最大程度保护人民生命安全和身体健康。由此可见，根据疾病的严重程度进行分类管理，加强新冠病毒感染者的分级分类就诊转诊，是关键一步。但是，由于我国基层医疗条件仍有待进一步改进，这在一定程度上迫使轻型肺病患者也会前往三甲医院就诊，导致三甲医院的就诊患者数量超过了其负荷能力，给医院带来了很大的压力。因此，在本案例分析中，应侧重于对不同程度的肺炎患者进行诊断分类，实现“小病进社区、大病进医院”的就医格局，以辅助分级诊疗政策的实施。

假设有四个可能感染肺部疾病的患者，用 x_i（i=1，2，3，4）来表示。根据经验，医生对这四个患者从以下 4 个症状进行诊断：G_1 体表特征，包括心率，血压等；G_2 体温，颤抖和体温过高是肺炎的两种典型症状；G_3 咳嗽的频率；G_4 咯血的频率。邀请三甲医院的肺病专家对患者进行研判诊断，且医生提供四名患者的症状判断用 q 阶正交模糊数来表示，决策矩阵见表 3-1。

表 3-1　决策矩阵

	G_1	G_2	G_3	G_4
x_1	（0.9，0.3）	（0.7，0.6）	（0.5，0.8）	（0.6，0.3）

续表

	G_1	G_2	G_3	G_4
x_2	(0.4，0.7)	(0.9，0.2)	(0.8，0.1)	(0.5，0.3)
x_3	(0.8，0.5)	(0.6，0.8)	(0.4，0.7)	(0.6，0.4)
x_4	(0.7，0.2)	(0.8，0.2)	(0.8，0.4)	(0.6，0.6)

根据上述四种肺病诊断标准，医生应判断患者病情的严重程度并进一步将患者分配到分级诊疗系统中的不同级别医院。根据肺部疾病的严重程度和紧迫性，患者可以被分配到不同级别和类型的医院。病情严重的患者应在三甲医院接受治疗；症状较轻的患者可在二级医院接受治疗；其他常见疾病可在当地基层医院或者社区医院治疗，实现“小病进社区、大病进医院”的就医格局。如第二节所述，q 阶正交模糊点算子决策方法可以控制医生决策数据的不确定性。因此，上节提出的 q 阶正交模糊点算子多属性决策方法适用于此案例研究。

（1）基于 q-ROFPWA 算法的决策步骤

步骤 1： 由于所有属性（症状）都是正向关系即收益型属性，因此决策矩阵不需要进行标准化。

步骤 2：（假设 $q=3,n=1$）对于患者 $x_i(i=1,2,3,4)$，利用 q 阶正交模糊点信息融合算子来融合所有的属性值，可以获得患者的整体诊断值。

不失一般性，利用 $q\text{-ROFPWAF}^{n}_{\xi,\zeta}\left(\gamma_1,\gamma_{2,}\cdots,\gamma_{\mathrm{m}}\right)$ 算子进行融合，得到：

$$\gamma_1=(0.7587,0.6771),\ \gamma_2=(0.8618,0.5675),$$

$$\gamma_3=(0.7142,0.5348),\ \gamma_4=(0.8574,0.6236)$$

步骤 3： 利用 q 阶正交模糊数的精确函数和得分函数比较综合评价值的大小；

$$s(\gamma_1)=0.5017,\ s(\gamma_2)=0.7704,\ s(\gamma_3)=0.5957,\ s(\gamma_4)=0.7292$$

因此，这四个患者的身体专科排名结果是 $\gamma_2>\gamma_4>\gamma_3>\gamma_1$。

步骤 4： 根据得分函数值对四位患者的身体状况进行比较，并得出这四位患者的排名。我们可以得到 $x_2>x_4>x_3>x_1$。根据排名结果，患者 2 的身体状况是所有患者中最严重的。同时，患者 1 的状态是最好的，患者 4 和患者 3 的状态良好。

步骤 5： 计算四个患者的相对严重程度 $d(\gamma_i)$，这个数据能反映每位患者和最不严重患者之间的相对严重程度。

$$d(\gamma_1)=\frac{s(\gamma_1)}{s(\gamma_{\max})}=0.6512,\ d(\gamma_2)=\frac{s(\gamma_2)}{s(\gamma_{\max})}=1$$

$$d(\gamma_3)=\frac{s(\gamma_3)}{s(\gamma_{\max})}=0.7732,\ d(\gamma_4)=\frac{s(\gamma_4)}{s(\gamma_{\max})}=0.9465$$

根据上面的计算结果可得出：患者 1 的患病严重程度是患者 2 的 0.6512 倍，患者 3 的患病严重程度是患者 2 的 0.7732 倍，患者 4 的患病严重程度是患者 2 的 0.9465 倍。患者 1 患有轻度呼吸道疾病，可能会更强调医院的地理属性，因此他应该在当地基层医院接受治疗。同时，患者 2 的情况最严重，可能更注重医院的技术属性而不是地理属性，这意味着患者 2 应该在三甲医院接受治疗。另外，根据病房的可用性，患者 3 和患者 4 可以被适当转诊到其他不同类型的医院。

（2）基于 q-ROFPWG 算法的决策步骤

步骤 1：由于所有属性（症状）都是正向关系，因此决策矩阵不需要进行标准化。

步骤 2：（假设 $q=3,n=1$）对于患者 $x_i(i=1,2,3,4)$，利用 q 阶正交模糊点信息融合算子来融合所有的属性值。因此，可以获得患者的整体诊断值；

不失一般性，利用 $q\text{-ROFPWGF}^{n}_{\xi,\zeta}(\gamma_1,\gamma_2,\cdots,\gamma_m)$ 进行融合，得到：

$$\gamma_1=(0.8426,0.6148),\ \gamma_2=(0.8723,0.5649),$$

$$\gamma_3=(0.7613,0.5212),\ \gamma_4=(0.8663,0.6231)$$

步骤 3：利用 q 阶正交模糊数的精确函数和得分函数比较综合评价值的大小；

$$s(\gamma_1)=0.7152,\ s(\gamma_2)=0.7849,\ s(\gamma_3)=0.6692,\ s(\gamma_4)=0.7418$$

因此，排名结果是 $\gamma_2>\gamma_4>\gamma_1>\gamma_3$。

步骤 4：根据得分对四位患者的身体状况进行比较，并得出这四位患者的排名。可以得到 $x_2>x_4>x_3>x_1$。

步骤 5：量化四个患者的疾病相对严重程度

$$d(\gamma_1)=\frac{s(\gamma_1)}{s(\gamma_{\max})}=0.9111,\ d(\gamma_2)=\frac{s(\gamma_2)}{s(\gamma_{\max})}=1,$$

$$d(\gamma_3)=\frac{s(\gamma_3)}{s(\gamma_{\max})}=0.8525,\ d(\gamma_4)=\frac{s(\gamma_4)}{s(\gamma_{\max})}=0.9450$$

可以看到患者 1 的严重程度是患者 2 的 0.9111 倍，患者 3 的严重程度是患者 2 的 0.8525 倍，患者 4 的严重程度是患者 2 的 0.9450 倍。因此，患者 2 应在三甲医院接受治疗，患者 4 应在当地医院接受治疗。

3.1.4.1　灵敏性分析

本书提出的决策方法突出特点是不仅可以有效地控制决策结果不确定程度，而且可以利用参数的灵活性，有效地模拟实际决策问题。为了反映不同参数值 n，q 对决策结果的影响，本节通过讨论参数 n，q 的变化对最终决策结果的影响，结果如图 3-1～图 3-4 所示。

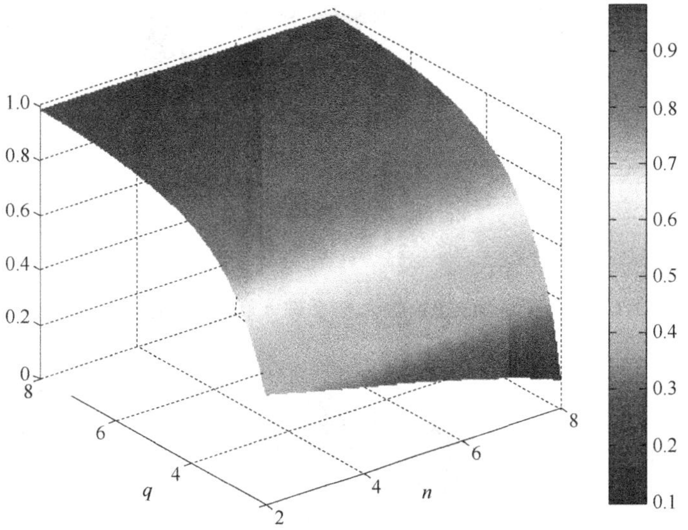

图 3-1　当算子 q-ROFPWAF$^{n}_{\xi,\zeta}$ 中参数 $n,q\in(2,8)$ 时，x_1 的得分函数

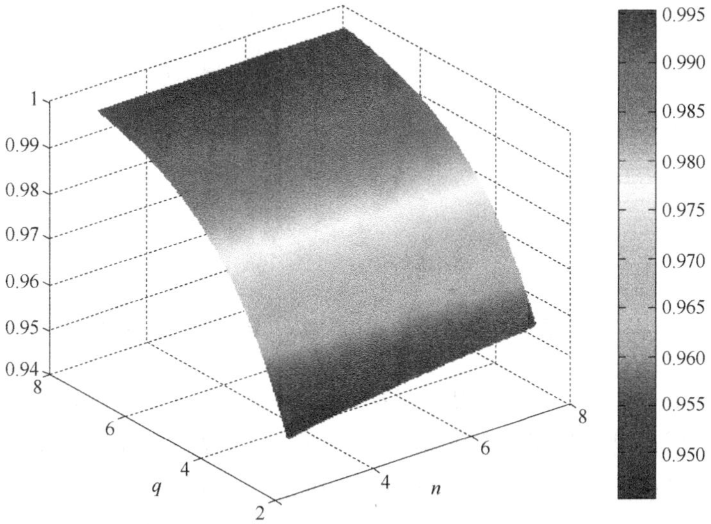

图 3-2　当算子 q-ROFPWAF$^{n}_{\xi,\zeta}$ 中参数 $n,q\in(2,8)$ 时，x_2 的得分函数

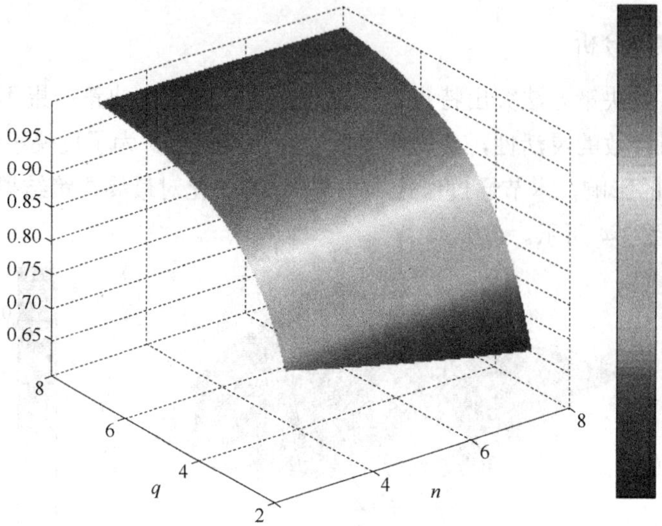

图 3-3　当算子 q-ROFPWAF$_{\xi,\zeta}^{n}$ 中参数 $n,q\in(2,8)$ 时，x_3 的得分函数

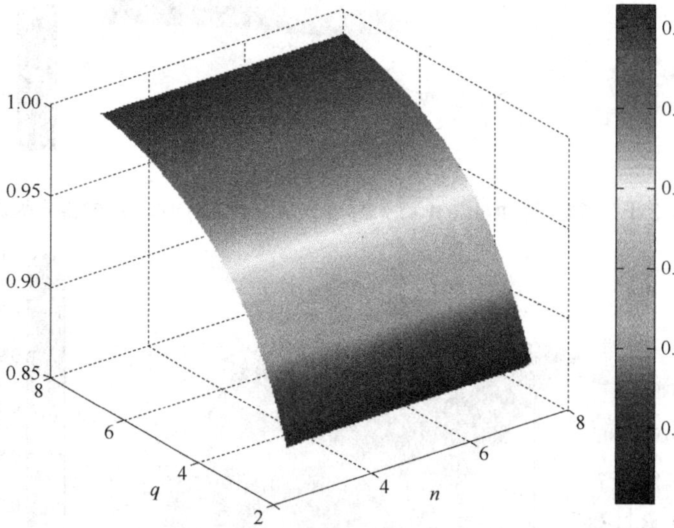

图 3-4　当算子 q-ROFPWAF$_{\xi,\zeta}^{n}$ 中参数 $n,q\in(2,8)$ 时，x_4 的得分函数

从图 3-1～图 3-4 可知，得分随着参数 q 和 n 的变化而变化，当参数 q 和 n 取不同的值时，排名结果会有所不同。但是，患者 2 的状况总是最严重的，需要在三甲医院接受治疗。通过进一步分析可以发现，随着 n 和 q 值增加，得分值会越来越大。此外，随着参数 n 和 q 值变得越来越大，无论 n 的值是什么，得分值都将非常接近一个固定值。

通常，n 和 q 可以取零到无穷大之间的任何值。因此，决策者可以根据他们的风险偏好选择不同的值来获得排名结果。但是，在某些特殊情况下，如果 n 取值为 0，则 q 阶正交模糊点融合算子 q-ROFPWAF$_{\xi,\zeta}^{n}$ 就会退化到 q-ROFWA 算子，从而无法控制 q 阶正交模糊数的不确定程度。因此，从实际应用的角度来看，一般建议决策者对参数值取 $n=1, q=3$，这样不仅能有效控制 q 阶正交模糊数的不确定度，又能简化计算过程。

为了进一步说明提出方法的有效性和优势，本节使用一些现有的 MADM 方法来解决上述多属性决策问题。考虑到所提出的方法是基于 q-ROFPWAF$_{\xi,\zeta}^{n}$ 融合算子，而这两个算子结合了 q 阶正交模糊下的点算子和代数平均算子，因此，为了对比分析所提出方法的优点，选择以下几个 MADM 方法作为对比的参考方法来解决上述多属性决策问题。

3.1.4.2 比较分析

此部分，使用 IFWA 算子方法、PFWA 算子方法[16]、马和徐（Ma，Xu）提出的对称毕达哥拉斯加权平均算子（symmetric Pythagorean fuzzy weighted averaging and geometric operators，SPFWA 算子、SPFWG 算子方法）[80]，以及 q-ROFWA 算子的方法，来解决上述多属性决策问题。结果见表 3-2。

表 3-2 基于不同算子的决策方法所得结果排名

多属性决策方法	得分函数值	排名结果
基于 IFWA 算子	无法计算	无
基于 PFWA 算子	$s(\gamma_1)=0.463$，$s(\gamma_2)=0.733$，$s(\gamma_3)=0.605$，$s(\gamma_4)=0.67$	$x_2>x_4>x_3>x_1$
基于 SPFWA 算子	$s(\gamma_1)=0.292$，$s(\gamma_2)=0.623$，$s(\gamma_3)=0.573$，$s(\gamma_4)=0.619$	$x_2>x_4>x_3>x_1$
基于 SPFWG 算子	$s(\gamma_1)=0.353$，$s(\gamma_2)=0.68$，$s(\gamma_3)=0.594$，$s(\gamma_4)=0.655$	$x_2>x_4>x_3>x_1$
基于 q-ROFWA 算子	$s(\gamma_1)=0.327$，$s(\gamma_2)=0.413$，$s(\gamma_3)=0.279$，$s(\gamma_4)=0.333$	$x_2>x_4>x_1>x_3$
基于 q-ROFWG 算子	$s(\gamma_1)=0.642$，$s(\gamma_2)=0.685$，$s(\gamma_3)=0.629$，$s(\gamma_4)=0.673$	$x_2>x_4>x_1>x_3$
基于 q-ROFPWAF$_{\xi,\zeta}^{n}$ 算子	$s(\gamma_1)=0.502$，$s(\gamma_2)=0.771$，$s(\gamma_3)=0.668$，$s(\gamma_4)=0.729$	$x_2>x_4>x_3>x_1$
基于 q-ROFGPWAF$_{\xi,\zeta}^{n}$ 算子	$s(\gamma_1)=0.715$，$s(\gamma_2)=0.785$，$s(\gamma_3)=0.68$，$s(\gamma_4)=0.742$	$x_2>x_4>x_1>x_3$

从表 3-2 可以看出，基于这八个不同信息融合算子的决策方法获得了两个最终排名，其中有五个（PFWA、SPFWG、SPFWA 和 q-ROFPWAF$_{\xi,\zeta}^{n}$ 算子）产生了

相同的排名结果，即 $x_2 > x_4 > x_3 > x_1$；另外三个（q-ROFWA、q-ROFWG 和 q-ROFGPWAF$^n_{\xi,\zeta}$）产生另一个不同的排名，即 $x_2 > x_4 > x_1 > x_3$。通过以上 MADM 方法得到的排名结果可能略有不同，患者 2 始终是最严重的，需要在三甲医院接受治疗，这也进一步验证了提出的新方法是有效的。

上面比较现有的六个方法，证明了提出方法的有效性。从表 2-2 中可以看出，基于 IFWA 算子的方法的适用范围比较有限，只能处理直觉模糊环境下的多属性决策问题，而基于 SPFWA 算子、SPFWG 算子的方法、基于 PFWA 算子的方法、基于 q-ROFWA 算子和 q-ROFWG 算子的方法及本节提出的方法比基于 IFWA 算子的方法适用范围广。但是，基于 SPFWA 算子、SPFWG 算子的方法，基于 q-ROFWA 算子和 q-ROFWG 算子的方法也有一些局限性，因为它们无法处理评价值满足 $(\mu_P(x))^2 + (v_P(x))^2 \geqslant 1$ 的决策问题。因此，为进一步说明提出的方法在模拟模糊信息建模方面的优势，对上述例子进行一些更改，将表 2-1 中的 a_{12}、a_{21}、a_{32} 和 a_{44} 替换为（**0.8，0.7**），更改后的决策矩阵见表 3-3。

表 3-3　决策矩阵

	G_1	G_2	G_3	G_4
x_1	（0.9，0.3）	（**0.8，0.7**）	（0.5，0.8）	（0.6，0.3）
x_2	（**0.8，0.7**）	（0.9，0.2）	（0.8，0.1）	（0.5，0.3）
x_3	（0.8，0.5）	（0.6，0.8）	（**0.8，0.7**）	（0.6，0.4）
x_4	（0.7，0.2）	（0.8，0.2）	（0.8，0.4）	（**0.8，0.7**）

在此背景下，解决上述多属性决策问题，详细结果见表 3-4。

表 3-4　基于不同算子的决策方法所得结果排名

多属性决策方法	得分函数值	排名结果
基于 IFWA 算子	无法计算	无
基于 PFWA 算子	无法计算	无
基于 SPFWA 算子	无法计算	无
基于 SPFWG 算子	无法计算	无
基于 q-ROFWA 算子	$s(\gamma_1)=0.723$，$s(\gamma_2)=0.755$，$s(\gamma_3)=0.693$，$s(\gamma_4)=0.765$	$x_4 > x_2 > x_1 > x_3$
基于 q-ROFWG 算子	$s(\gamma_1)=0.642$，$s(\gamma_2)=0.663$，$s(\gamma_3)=0.601$，$s(\gamma_4)=0.711$	$x_4 > x_2 > x_1 > x_3$
基于 q-ROFPWAF$^n_{\xi,\zeta}$ 算子	$s(\gamma_1)=0.817$，$s(\gamma_2)=0.864$，$s(\gamma_3)=0.777$，$s(\gamma_4)=0.865$	$x_4 > x_2 > x_1 > x_3$
基于 q-ROFGPWAF$^n_{\xi,\zeta}$ 算子	$s(\gamma_1)=0.488$，$s(\gamma_2)=0.486$，$s(\gamma_3)=0.451$，$s(\gamma_4)=0.563$	$x_4 > x_2 > x_1 > x_3$

在上述例子中，元素 a_{12},a_{21},a_{32} 和 a_{44} 的值分别是（0.8，0.7）。从表 3-4 中可以看出，基于 PFWA 算子的方法、基于 SPFWA 算子、SPFWG 算子的方法无法解决上述 MADM 问题，因为元素 a_{12},a_{21},a_{32} 和 a_{44} 的隶属度和非隶属度不满足直觉模糊集及毕达哥拉斯模糊集的约束条件，不属于直觉模糊数及毕达哥拉斯模糊数。但是，基于 q-ROFWA 算子和 q-ROFWG 算子的方法和所提出的方法仍然有效，因为通过调整参数 q 的值元素 a_{12},a_{21},a_{32} 和 a_{44} 可以用 q 阶正交模糊数来表示。因此，本节提出的方法的适用范围要比基于 PFWA 算子的方法、基于 SPFWA 和 SPFWG 算子的方法适用范围更广。

从表 3-4 可以看到，基于 q-ROFPWAF$^{n}_{\xi,\zeta}$ 和 q-ROFPWGF$^{n}_{\xi,\zeta}$ 算子的方法以及基于 q-ROFWA 和 q-ROFWG 算子的方法产生了相同的排名结果，即 $x_4 > x_2 > x_1 > x_3$，这是因为 q-ROFWA 和 q-ROFWG 算子提出的是算子的特例（当 n=1 时），这一事实也进一步证明了新提出方法的有效性。但是，基于 q-ROFWA 算子和 q-ROFWG 算子的方法也有一些局限性，这是因为该方法仅仅是基于原始信息进行简单加权平均来融合属性评价值，导致该方法不能减少决策数据的不确定性，而提出的方法能解决这个问题。因此，本书所提出的方法比基于 q-ROFWA 算子和 q-ROFWG 算子的方法更合理。

3.2　基于 q 阶正交模糊 Frank 幂均点算子的多属性决策方法

上节定义的 q 阶正交模糊点信息融合决策方法是基于传统的代数运算法则，作为唯一满足相容性的范数，弗兰克（Frank）[115]提出的 Frank 范数与传统代数运算法则具有相同的优势。同时，由于 Frank 范数带有参数 θ，使得融合过程比一般的范数更为灵活。因此，基于此 Frank 范数来研究 q 阶正交模糊信息环境下的融合算子是有意义的。另外，需要使用不同的 q 阶正交模糊算子来解决问题不同的决策问题。其中，亚格尔（Yager）[91]提出的幂算子（PA）考虑了输入数值之间相互影响的信息，能够减轻决策者给出的不合理数据对最终决策结果的影响。PA 算子主要基于输入值之间的相互支持度来进行权重分配，进而融合输入的数值信息。也就是说，PA 算子是取决于输入参数的支持程度来分配权重，而支持度又依赖于距离测度。但是，现有的 PA 算子都是依赖于传统的距离测度，例如归一化的汉明距离、Minkowski 型距离，来获得输入值之间的相互支持度。考虑到决策者的风险偏好，有必要基于新的距离测度来定义一种全新的 PA 算子，以从原始输入参数中获取更多客观信息。而且，由于 Frank 范数在融合过程中较为灵活，因此在 q 阶正交模糊环境下将 Frank 范数与幂均算子结合，研究多属性决策方法具有重要意义。因此，本节将在 Frank 范数的基础上，引入 q 阶正交模糊环境下的 Frank 运算法则；同时，为 q 阶正交模糊数定义新的点距离测度，并提出一种新的点幂均算子；进一步，建立 q 阶正交对模糊 Frank 幂均点算子；最终基于提出的算子，为带有 q 阶正交模糊信息的多属性决策问题提供一种新的决策方法。

3.2.1 基于 Frank 范数的 q 阶正交模糊 Frank 运算法则

Frank 范数[115]是唯一满足兼容性的范数，定义形式如下：

$$T_\gamma(x,y)=\log_\theta\left(1+\frac{(\theta^x-1)(\theta^y-1)}{\theta-1}\right),\quad \forall x,y\in[0,1],\theta\in(1,+\infty) \tag{3-4}$$

$$S_\gamma(x,y)=1-\log_\theta\left(1+\frac{(\theta^{1-x}-1)(\theta^{1-y}-1)}{\theta-1}\right),\quad \forall x,y\in[0,1],\theta\in(1,+\infty) \tag{3-5}$$

其中 $T_\gamma(x,y)$ ，$S_\gamma(x,y)$ 分别是 T 范数和 S 范数。

从以上定义可发现，该范数有一个参数 θ ，这使得基于 Frank 范数的信息融合过程更加灵活。因此，基于此范数来研究信息融合算子是有意义的。因此，本节基于 Frank 范数，提出以下 q 阶正交模糊数的 Frank 运算法则。

定义 3.8 令 $a_1=(\mu_1,v_1)$ 和 $a_2=(\mu_2,v_2)$ 是任意两个 q 阶正交模糊数，则基于 Frank 范数的 q 阶正交模糊数运算法则如下：

（1）$$a_1\oplus_F a_2=\left(\left(1-\log_\theta\left(1+\frac{\left(\theta^{1-\mu_1^q}-1\right)\left(\theta^{1-\mu_2^q}-1\right)}{\theta-1}\right)\right)^{1/q},\right.$$

$$\left.\left(\log_\theta\left(1+\frac{\left(\theta^{v_1^q}-1\right)\left(\theta^{v_2^q}-1\right)}{\theta-1}\right)\right)^{1/q}\right)$$

（2）$$a_1\otimes_F a_2=\left(\left(\log_\theta\left(1+\frac{\left(\theta^{\mu_1^q}-1\right)\left(\theta^{\mu_2^q}-1\right)}{\theta-1}\right)\right)^{1/q},\right.$$

$$\left.\left(1-\log_\theta\left(1+\frac{\left(\theta^{1-v_1^q}-1\right)\left(\theta^{1-v_2^q}-1\right)}{\theta-1}\right)\right)^{1/q}\right)$$

（3）$k\cdot_F a=\left(\left(1-\log_\theta\left(1+\frac{\left(\theta^{1-\mu^q}-1\right)^k}{(\theta-1)^{k-1}}\right)\right)^{1/q},\left(\log_\theta\left(1+\frac{\left(\theta^{\nu^q}-1\right)^k}{(\theta-1)^{k-1}}\right)\right)^{1/q}\right)$　$k>0$

（4）$a^{\wedge_F k}=\left(\left(\log_\theta\left(1+\frac{\left(\theta^{\mu^q}-1\right)^k}{(\theta-1)^{k-1}}\right)\right)^{1/q},\left(1-\log_\theta\left(1+\frac{\left(\theta^{1-\nu^q}-1\right)^k}{(\theta-1)^{k-1}}\right)\right)^{1/q}\right)$　$k>0$

定理 3.19　令 $a=(\mu,\nu)$，$a_1=(\mu_1,\nu_1)$ 和 $a_2=(\mu_2,\nu_2)$ 为任意三个 q 阶正交模糊数，则基于 Frank 范数的 q 阶正交模糊数运算法则有如下性质：

（1）$a_1\otimes_F a_2=a_2\otimes_F a_1$

（2）$a_1\oplus_F a_2=a_2\oplus_F a_1$

（3）$a^{k_1}\otimes_F a^{k_2}=(a)^{k_1+k_2}$，$k_1,k_2\geqslant 0$

（4）$a_1^k\otimes_F a_2^k=(a_2\otimes_F a_1)^k$，$k\geqslant 0$

（5）$k(a_1\oplus_F a_2)=ka_2\oplus_F a_1$，$k\geqslant 0$

（6）$k_1a\oplus_F k_2a=(k_1+k_2)a$，$k_1,k_2\geqslant 0$

3.2.2　q 阶正交模糊点距离测度与幂均点算子

距离测度作为一种比较模糊信息的有效工具，已被广泛用于多属性决策问题中。杜（Du）[45]提出了一种针对 q 阶正交模糊数的距离测度，称为闵可夫斯基距离。

定义 3.9[45]　令 $a_1=(\mu_1,\nu_1)$ 和 $a_2=(\mu_2,\nu_2)$ 为任意两个 q 阶正交模糊数（$q>1$），则 a_1 与 a_2 之间的闵可夫斯基距离为

$$d(a_1,a_2)=\left(\frac{1}{2}|\mu_1-\mu_2|^q+\frac{1}{2}|\nu_1-\nu_2|^q\right)^{1/q} \tag{3-6}$$

算例 1　$a_1=(0.8,0.3)$，$a_2=(0.6,0.4)$，$a_3=(0.9,0.4)$ 和 $a_4=(0.7,0.5)$ 是四个 q 阶正交模糊数，基于上文提出的闵可夫斯基距离，可得到它们之间的距离是 $d(a_1,a_2)=0.1651$，$d(a_3,a_4)=0.1651$。

由于忽略了不确定性度，上文的闵可夫斯基距离的计算结果与平时的主观直觉和常识不太一致。这是因为尽管不确定度的值是隶属度和非隶属度的结果，但是上文的闵可夫斯基距离在计算距离时却舍弃了不确定性度。为解决此问题，本节提出一种改进的距离测度，它能够综合考虑隶属度、非隶属度和不确定性程度。

定义 3.10　令 $a_1=(\mu_1,\nu_1)$ 和 $a_2=(\mu_2,\nu_2)$ 为任意两个 q 阶正交模糊数，则定义它们之间的距离为：

$$d(a_1,a_2)=\frac{1}{2}\left(\left|\mu_1^q-\mu_2^q\right|+\left|\nu_1^q-\nu_2^q\right|+\left|\pi_1^q-\pi_2^q\right|\right)$$

考虑到决策者的风险偏好，有必要定义另一种新的距离测度。根据 2.1 节定义的 q 阶正交模糊点算子可知：点算子可以根据不同的原理重新分配 q 阶正交模糊数中的隶属度和非隶属度，以此来反映决策者的态度。因此本节将 q 阶正交模糊点算子与距离测度相结合，提出一些新的点距离测度。

定义 3.11 令 $a_1=(\mu_1,\nu_1)$ 和 $a_2=(\mu_2,\nu_2)$ 为任意两个 q 阶正交模糊数（$q>1$），令 $t_\mu=\mu_1^q-\mu_2^q$, $t_\nu=\nu_1^q-\nu_2^q$, $t_\pi=\pi_1^q-\pi_2^q=-t_\mu-t_\nu$, ξ, $\varsigma\in[0,1]$，则依据 q 阶正交模糊数点算子 $D_\xi(a), F_{\xi,\varsigma}(a), G_{\xi,\varsigma}(a), H_{\xi,\varsigma}(a), J_{\xi,\varsigma}(a)$，分别定义以下 q 阶正交模糊点距离测度：

（1）$d_{D_\xi}(a_1,a_2)=\left|(1-\xi)t_\mu-\xi t_\nu\right|$

（2）$d_{F_{\xi,\varsigma}}(a_1,a_2)=\frac{1}{2}\left(\left|(1-\xi)t_\mu-\xi t_\nu\right|+\left|(1-\varsigma)t_\nu-\varsigma t_\mu\right|+\left|(1-\xi-\varsigma)(t_\mu+t_\nu)\right|\right)$，$\xi+\varsigma\leqslant 1$

（3）$d_{G_{\xi,\varsigma}}(a_1,a_2)=\frac{1}{2}\left(\left|\xi t_\mu\right|+\left|\varsigma t_\nu\right|+\left|\xi t_\mu+\varsigma t_\nu\right|\right)$

（4）$d_{H_{\xi,\varsigma}}(a_1,a_2)=\frac{1}{2}\left(\left|\xi t_\mu\right|+\left|\varsigma t_\mu-(1-\varsigma)t_\nu\right|+\left|(\xi-\varsigma)t_\mu+(1-\varsigma)t_\nu\right|\right)$

（5）$d_{J_{\xi,\varsigma}}(a_1,a_2)=\frac{1}{2}\left(\left|(1-\xi)t_\mu-\xi t_\nu\right|+\left|\varsigma t_\nu\right|+\left|(1-\xi)t_\mu+(\varsigma-\xi)t_\nu\right|\right)$

注 3.2 通过赋予参数 ξ 和 ς 不同的值，可得到以下距离测度的特例：

$$d_{F_{0,0}}(a_1,a_2)=d_{G_{1,1}}(a_1,a_2)=d_{H_{1,0}}(a_1,a_2)=d_{J_{0,1}}(a_1,a_2)=\frac{1}{2}\left(\left|t_\mu\right|+\left|t_\nu\right|+\left|t_\mu+t_\nu\right|\right)=$$

$$\frac{1}{2}\left(\left|\mu_1^q-\mu_2^q\right|+\left|\nu_1^q-\nu_2^q\right|+\left|\pi_1^q-\pi_2^q\right|\right) \tag{3-7}$$

即 q 阶正交模糊数的点距离可以转化为定义 3.10 中的距离测度，这说明所提出 q 阶正交模糊数点距离具有更广的适用性。

易验证，提出的 q 阶正交模糊数的点距离具有以下性质。

定理 3.20 $a_1=(\mu_1,\nu_1)$ 和 $a_2=(\mu_2,\nu_2)$ 和 $a_3=(\mu_3,\nu_3)$ 是任意三个 q 阶正交模糊数，则这三个 q 阶正交模糊数的点距离满足以下性质：

（1）$0\leqslant d_\Delta(a_1,a_2)\leqslant 1$

（2）$d_\Delta(a_1,a_2)=d_\Delta(a_2,a_1)$

（3）如果 $a_1=a_2$，则 $d_\Delta(a_1,a_2)=0$

（4）若 $a_1 \leqslant a_2 \leqslant a_3$，则有 $d_\Delta(a_1,a_2) \leqslant d_\Delta(a_1,a_3)$，$d_\Delta(a_2,a_3) \leqslant d_\Delta(a_1,a_3)$

其中 Δ 表示 q 阶正交模糊数的点算子 $D_\xi(a)$、$F_{\xi,\varsigma}(a)$、$G_{\xi,\varsigma}(a)$、$H_{\xi,\varsigma}(a)$、$J_{\xi,\varsigma}(a)$。

依据以上定理，易知定义的点距离测度满足距离测度的基本性质，因此所定义的 q 阶正交模糊数点距离不仅在数学形式上是正确的，而且由于该距离测度结合了点算子，它能够利用 q 阶正交模糊数的所有可用信息（即隶属度、非隶属度和犹豫度），因此该点距离测度可以更深刻地挖掘到更多的原始决策信息。另外，定义的点距离可以根据决策者不同的风险偏好来重新分配 q 阶正交模糊数的隶属度和非隶属度，从而可以从原始的 q 阶正交模糊数中获得更多的客观信息，因此能够获得与 q 阶正交模糊数本质更一致的结果。

另外，提出的 q 阶正交模糊点距离 d_{D_ξ} 和 $d_{F_{\xi,\varsigma}}$ 可以减少 q 阶正交模糊数的不确定性。同样，q 阶正交模糊点距离 $d_{G_{\xi,\varsigma}}$ 会增加 q 阶正交模糊数的不确定性。同时，通过增加隶属度信息，q 阶正交模糊点距离 $d_{H_{\xi,\varsigma}}$ 可以代表一种悲观的距离测度。同样，通过减少隶属度信息，q 阶正交模糊点距离 $d_{J_{\xi,\varsigma}}$ 可以用来表示乐观的距离测度。因此，从实际需求的角度来看，决策者可以根据他们的实际需求，适当选择本节定义的 q 阶正交模糊点距离测度来表达他们的悲观或乐观态度。

PA 算子的优势在于可以减少决策者给出的不合理数值，即过高和过低的数值对最终结果的影响。

定义 3.12[91]　令 $a_i(i=1,2,\cdots,n)$ 为数值集，则 PA 算子定义如下：

$$\mathrm{PA}(a_1,a_2,\cdots,a_n)=\sum_{i=1}^{n}\left(\left(1+T(a_i)\right)a_i\Big/\sum_{j=1}^{n}\left(1+T(a_j)\right)\right) \tag{3-8}$$

其中 $T(a_i)=\sum\limits_{j=1,j\neq i}^{n}\mathrm{Sup}(a_i,a_j)$，$\mathrm{Sup}(a_i,a_j)$ 是 a_i 和 a_j 的支持度，且支持度满足以下条件：

（1）$\mathrm{Sup}(a_i,a_j)\in[0,1]$；

（2）$\mathrm{Sup}(a_i,a_j)=\mathrm{Sup}(a_j,a_i)$；

（3）若 $d(a_i,a_j)<d(a_l,a_k)$，则有 $\mathrm{Sup}(a_i,a_j)>\mathrm{Sup}(a_l,a_k)$，其中 $d(a_i,a_j)$ 表示 a_i 和 a_j 之间的距离。

显然，距离测度在 PA 运算中起着重要作用。在使用 PA 算子之前，关键的一个步骤是确定 a_i 和 a_j 之间的支持度，这取决于 a_i 与其他值之间的距离。距离越小，两个值越接近，它们之间的相互支撑度就越大。考虑到定义的 q 阶正交模糊点距离可以根据决策者不同的风险偏好来重新分配隶属度和非隶属度，因此基于这个优势，提出幂均点算子（PPA）。

定义 3.13 令 $a_i(i=1,2,\cdots,n)$ 为数值集，则 PPA 算子定义如下：

$$\mathrm{PPA}\left(a_1,a_2,\cdots,a_n\right)=\sum_{i=1}^{n}\left(\left(1+T_\Delta\left(a_i\right)\right)a_i\Big/\sum_{j=1}^{n}\left(1+T_\Delta\left(a_j\right)\right)\right) \tag{3-9}$$

其中 $T_\Delta(a_i)=\sum_{j=1,j\neq i}^{n}\mathrm{Sup}_\Delta(a_i,a_j)$，$\mathrm{Sup}_\Delta(a_i,a_j)$ 是 a_i 和 a_j 之间的点支撑度，且满足以下性质：

（1）$\mathrm{Sup}_\Delta(a_i,a_j)\in[0,1]$；

（2）$\mathrm{Sup}_\Delta(a_i,a_j)=\mathrm{Sup}_\Delta(a_j,a_i)$；

（3）若 $d_\Delta(a_i,a_j)<d_\Delta(a_l,a_k)$，则 $\mathrm{Sup}_\Delta(a_i,a_j)>\mathrm{Sup}_\Delta(a_l,a_k)$，其中 $d_\Delta(a_i,a_j)$ 是 a_i 和 a_j 之间的点距离。

3.2.3 q 阶正交 Frank 幂均点信息融合算子

基于 Frank 运算法则以及幂均点算子，本节提出 q 阶正交模糊 Frank 幂均点信息融合算子。

定义 3.14 令 $a_i=(\mu_i,v_i)$ $(i=1,2,\cdots,n)$ 为 q 阶正交模糊数集合，其中 $\xi,\varsigma\in[0,1]$，则 q 阶正交 Frank 幂均点信息融合算子（q-ROFFPPA）定义如下：

$$q\text{-ROFFPPA}\left(a_1,a_2\cdots a_n\right)=\sum_{i=1}^{n}{}^{\oplus_F}\frac{\left(1+T_\Delta(a_i)\right)}{\sum_{j=1}^{n}\left(1+T_\Delta(a_j)\right)}a_i \tag{3-10}$$

其中 $T_\Delta(a_i)=\sum_{j=1,j\neq i}^{n}\mathrm{Sup}_\Delta(a_i,a_j)$ 表示第 i 个 q 阶正交模糊数 a_i 和其他的 q 阶正交模糊数之间的点支撑度之和，$\mathrm{Sup}_\Delta(a_i,a_j)$ 表示第 i 个 q 阶正交模糊数 a_i 和第 j 个 q 阶正交模糊数 a_j 之间的点支撑度，并且该点支撑度满足以下性质：（1）$\mathrm{Sup}_\Delta(a_i,a_j)\in[0,1]$；（2）$\mathrm{Sup}_\Delta(a_i,a_j)=\mathrm{Sup}_\Delta(a_j,a_i)$；（3）若 $d_\Delta(a_i,a_j)<d_\Delta(a_l,a_k)$，则 $\mathrm{Sup}_\Delta(a_i,a_j)>\mathrm{Sup}_\Delta(a_l,a_k)$，其中 $d_\Delta(a_i,a_j)$ 是 a_i 和 a_j 之间的点距离。

根据定义 3.8 所定义的 Frank 运算法则，可得到以下定理。

定理 3.21 令 $a_i=(\mu_i,v_i)$ $(i=1,2,\cdots,n)$ 为 q 阶正交模糊数集合，其中 $\xi,\varsigma\in[0,1]$，则经 q 阶正交 Frank 幂均点信息融合算子（q-ROFFPPA）融合后得到的仍是一个 q 阶正交模糊数，且有

$$q\text{-ROFFPPA}\left(a_1,a_2,\cdots,a_n\right)=$$
$$\left(\left(1-\log_\theta\left(1+\prod_{i=1}^{n}\left(\theta^{1-\mu_i^q}-1\right)^{\frac{(1+T_\Delta(a_i))}{\sum_{j=1}^{n}(1+T_\Delta(a_j))}}\right)\right)^{1/q},\left(\log_\theta\left(1+\prod_{i=1}^{n}\left(\theta^{v_i^q}-1\right)^{\frac{(1+T_\Delta(a_i))}{\sum_{j=1}^{n}(1+T_\Delta(a_j))}}\right)\right)^{1/q}\right) \tag{3-11}$$

证明： 易验证 $a_i=(\mu_i,v_i)$ 经 q-ROFFPPA 算子融合后得到的仍是一个 q 阶正交模糊数，因此在此不再进行证明。只需要证明式（3-11）成立即可。此处，运用数学归纳法进行证明。

当 n=1，得到

$$q\text{-ROFFPPA}(a_1)=\frac{\left(1+T_\Delta(a_1)\right)}{\sum_{j=1}^{1}\left(1+T_\Delta(a_j)\right)}\bullet_F a_1=a_1=(\mu_1,v_1)$$

又因 $\frac{\left(1+T_\Delta(a_1)\right)}{\sum_{j=1}^{1}\left(1+T_\Delta(a_j)\right)}=1$，因此有

$$q\text{-ROFFPPA}(a_1)=$$

$$\left(\left(1-\log_\theta\left(1+\prod_{i=1}^{1}\left(\theta^{1-\mu_i^q}-1\right)^{\frac{\left(1+T_\Delta(a_i)\right)}{\sum_{j=1}^{1}\left(1+T_\Delta(a_j)\right)}}\right)\right)^{1/q},\left(\log_\theta\left(1+\prod_{i=1}^{1}\left(\theta^{v_i^q}-1\right)^{\frac{\left(1+T_\Delta(a_i)\right)}{\sum_{j=1}^{1}\left(1+T_\Delta(a_j)\right)}}\right)\right)^{1/q}\right)$$

这说明当 $n=1$ 时，式（3-11）是成立的。

假设式（3-11）对 n=k 是成立的，即

$$q\text{-ROFFPPA}(a_1,a_2,\cdots,a_k)=$$

$$\left(\left(1-\log_\theta\left(1+\prod_{i=1}^{k}\left(\theta^{1-\mu_i^q}-1\right)^{\frac{\left(1+T_\Delta(a_i)\right)}{\sum_{j=1}^{k}\left(1+T_\Delta(a_j)\right)}}\right)\right)^{1/q},\left(\log_\theta\left(1+\prod_{i=1}^{k}\left(\theta^{v_i^q}-1\right)^{\frac{\left(1+T_\Delta(a_i)\right)}{\sum_{j=1}^{k}\left(1+T_\Delta(a_j)\right)}}\right)\right)^{1/q}\right)$$

当 n=k+1 时，有

$$q\text{-ROFFPPA}\left(a_1,a_2,\cdots,a_k,a_{k+1}\right)=q\text{-ROFFPPA}\left(a_1,a_2,\cdots,a_k\right)\oplus_F\frac{\left(1+T\left(a_{k+1}\right)\right)}{\sum_{j=1}^{k+1}\left(1+T\left(a_j\right)\right)}a_{k+1}$$

$$=\left(\left(1-\log_\theta\left(1+\prod_{i=1}^{k}\left(\theta^{1-\mu_i^q}-1\right)^{\frac{\left(1+T_\Delta(a_i)\right)}{\sum_{j=1}^{k}\left(1+T_\Delta(a_j)\right)}}\right)\right)^{1/q},\left(\log_\theta\left(1+\prod_{i=1}^{k}\left(\theta^{v_i^q}-1\right)^{\frac{\left(1+T_\Delta(a_i)\right)}{\sum_{j=1}^{k}\left(1+T_\Delta(a_j)\right)}}\right)\right)^{1/q}\right)\oplus_F$$

$$\left(\left(1-\log_\theta\left(1+\frac{\left(\theta^{1-\mu_{k+1}^q}-1\right)^{\frac{\left(1+T_\Delta(a_{k+1})\right)}{\sum_{j=1}^{k+1}\left(1+T_\Delta(a_j)\right)}}}{\left(\theta-1\right)^{\frac{\left(1+T_\Delta(a_{k+1})\right)}{\sum_{j=1}^{k+1}\left(1+T_\Delta(a_j)\right)}-1}}\right)\right)^{1/q},\left(\log_\theta\left(1+\frac{\left(\theta^{v_{k+1}^q}-1\right)^{\frac{\left(1+T_\Delta(a_{k+1})\right)}{\sum_{j=1}^{k+1}\left(1+T_\Delta(a_j)\right)}}}{\left(\theta-1\right)^{\frac{\left(1+T_\Delta(a_{k+1})\right)}{\sum_{j=1}^{k+1}\left(1+T_\Delta(a_j)\right)}-1}}\right)\right)^{1/q}\right)$$

$$=\left(\left(1-\log_\theta\left(1+\frac{\prod_{i=1}^{k+1}\left(\theta^{1-\mu_i^q}-1\right)^{\frac{(1+T_\Delta(a_{k+1}))}{\sum_{j=1}^{k+1}(1+T_\Delta(a_j))}}}{(\theta-1)^{\sum_{i=1}^{k+1}\frac{(1+T_\Delta(a_{k+1}))}{\sum_{j=1}^{k+1}(1+T_\Delta(a_j))}-1}}\right)\right)^{1/q},\left(\log_\theta\left(1+\frac{\prod_{i=1}^{k+1}\left(\theta^{\nu_i^q}-1\right)^{\frac{(1+T_\Delta(a_{k+1}))}{\sum_{j=1}^{k+1}(1+T_\Delta(a_j))}}}{(\theta-1)^{\sum_{i=1}^{k+1}\frac{(1+T_\Delta(a_{k+1}))}{\sum_{j=1}^{k+1}(1+T_\Delta(a_j))}-1}}\right)\right)^{1/q}\right)$$

因$\sum_{i=1}^{k+1}\frac{\left(1+T_\Delta\left(a_{k+1}\right)\right)}{\sum_{j=1}^{k+1}\left(1+T_\Delta\left(a_j\right)\right)}=1$，易得到

q-ROFFPPA$(a_1,a_2,\cdots,a_{k+1})=$

$$\left(\left(1-\log_\theta\left(1+\prod_{i=1}^{k+1}\left(\theta^{1-\mu_i^q}-1\right)^{\frac{n(1+T_\Delta(a_i))}{\sum_{j=1}^{n}(1+T_\Delta(a_j))}}\right)\right)^{1/q},\left(\log_\theta\left(1+\prod_{i=1}^{k+1}\left(\theta^{\nu_i^q}-1\right)^{\frac{n(1+T_\Delta(a_i))}{\sum_{j=1}^{n}(1+T_\Delta(a_j))}}\right)\right)^{1/q}\right)$$

这说明式（3-11）对$n=k+1$是成立的。

因此，式（3-11）对所有的 n 均成立。因此定理证毕。

定理 3.22 令$a_i=(\mu_i,\nu_i)\ (i=1,2,\cdots,n)$为$q$阶正交模糊数集合，则

$$q\text{-ROFFPPA}\left(\lambda\cdot_F a_1,\lambda\cdot_F a_2,\cdots,\lambda\cdot_F a_n\right)=\lambda\cdot_F q\text{-ROFFPPA}\left(a_1,a_2,\cdots,a_n\right)\quad(3\text{-}12)$$

证明：根据定义 3.8 所定义的 Frank 运算法则，可得到

q-ROFFPPA$(\lambda\cdot_F a_1,\lambda\cdot_F a_2,\cdots,\lambda\cdot_F a_n)$

$$=\left\{\left(1-\log_\theta\left(1+\frac{\prod_{i=1}^{n}\left(\theta^{1-\mu_i^q}-1\right)^{\frac{\lambda n(1+T_\Delta(a_i))}{\sum_{j=1}^{n}(1+T_\Delta(a_j))}}}{(\theta-1)^{(\lambda-1)}}\right)\right)^{1/q},\left(\log_\theta\left(1+\frac{\prod_{i=1}^{n}\left(\theta^{\nu_i^q}-1\right)^{\frac{\lambda n(1+T_\Delta(a_i))}{\sum_{j=1}^{n}(1+T_\Delta(a_j))}}}{(\theta-1)^{(\lambda-1)}}\right)\right)^{1/q}\right\}$$

又$\lambda\cdot_F q$-ROFFPPA$(a_1,a_2,\cdots,a_n)$

$$=\lambda\cdot_F\left(\left(1-\log_\theta\left(1+\prod_{i=1}^{n}\left(\theta^{1-\mu_i^q}-1\right)^{\frac{n(1+T_\Delta(a_i))}{\sum_{j=1}^{n}(1+T_\Delta(a_j))}}\right)\right)^{1/q},\left(\log_\theta\left(1+\prod_{i=1}^{n}\left(\theta^{\nu_i^q}-1\right)^{\frac{n(1+T_\Delta(a_i))}{\sum_{j=1}^{n}(1+T_\Delta(a_j))}}\right)\right)^{1/q}\right)$$

$$=\left(\left(1-\log_\theta\left(1+\frac{\prod_{i=1}^{n}\left(\theta^{1-\mu_i^q}-1\right)^{\frac{\lambda n(1+T_\Delta(a_i))}{\sum_{j=1}^{n}(1+T_\Delta(a_j))}}}{(\theta-1)^{(\lambda-1)}}\right)\right)^{1/q},\left(\log_\theta\left(1+\frac{\prod_{i=1}^{n}\left(\theta^{\nu_i^q}-1\right)^{\frac{\lambda n(1+T_\Delta(a_i))}{\sum_{j=1}^{n}(1+T_\Delta(a_j))}}}{(\theta-1)^{(\lambda-1)}}\right)\right)^{1/q}\right)$$

$=q$-ROFFPPA$(\lambda\cdot_F a_1,\lambda\cdot_F a_2,\cdots,\lambda\cdot_F a_n)$

定理 3.23　令 $a_i=(\mu_i,v_i)\ (i=1,2,\cdots,n)$ 为 q 阶正交模糊数集合，则

$$q\text{-ROFFPPA}(a_1\oplus_F a,\cdots,a_n\oplus_F a)=q\text{-ROFFPPA}(a_1,\cdots,a_n)\oplus_F a \tag{3-13}$$

证明：根据定义 3.8 所定义的 Frank 运算法则，可得到

$$a_i\oplus_F a=\left(\left(1-\log_\theta\left(1+\frac{\left(\theta^{1-\mu_i^q}-1\right)\left(\theta^{1-\mu^q}-1\right)}{\theta-1}\right)\right)^{1/q},\left(\log_\theta\left(1+\frac{\left(\theta^{v_i^q}-1\right)\left(\theta^{v^q}-1\right)}{\theta-1}\right)\right)^{1/q}\right)$$

因此 $q\text{-ROFFPPA}(a_1\oplus_F a,\cdots,a_n\oplus_F a)=$

$$\left(\left(1-\log_\theta\left(1+\frac{\left(\theta^{1-\mu^q}-1\right)\prod_{i=1}^{n}\left(\theta^{1-\mu_i^q}-1\right)^{\frac{n(1+T_\Delta(a_i))}{\sum_{j=1}^{n}(1+T_\Delta(a_j))}}}{\theta-1}\right)\right)^{1/q},\right.$$

$$\left.\left(\log_\theta\left(1+\frac{\left(\theta^{v^q}-1\right)\prod_{i=1}^{n}\left(\theta^{v_i^q}-1\right)^{\frac{n(1+T_\Delta(a_i))}{\sum_{j=1}^{n}(1+T_\Delta(a_j))}}}{\theta-1}\right)\right)^{1/q}\right)$$

又 $q\text{-ROFFPPA}(a_1,a_2,\cdots,a_n)\oplus_F$ a=

$$\left(\begin{array}{l}\left(1-\log_\theta\left(1+\prod_{i=1}^{n}\left(\theta^{1-\mu_i^q}-1\right)^{\frac{n(1+T_\Delta(a_i))}{\sum_{j=1}^{n}(1+T_\Delta(a_j))}}\right)\right)^{1/q},\\ \left(\log_\theta\left(1+\prod_{i=1}^{n}\left(\theta^{v_i^q}-1\right)^{\frac{n(1+T_\Delta(a_i))}{\sum_{j=1}^{n}(1+T_\Delta(a_j))}}\right)\right)^{1/q}\end{array}\right)\oplus_F(\mu,v)$$

$$=\left(\left(1-\log_\theta\left(1+\frac{\left(\theta^{1-\mu^q}-1\right)\prod_{i=1}^{n}\left(\theta^{1-\mu_i^q}-1\right)^{\frac{n(1+T_\Delta(a_i))}{\sum_{j=1}^{n}(1+T_\Delta(a_j))}}}{\theta-1}\right)\right)^{1/q},\right.$$

$$\left.\left(\log_\theta\left(1+\frac{\left(\theta^{v^q}-1\right)\prod_{i=1}^{n}\left(\theta^{v_i^q}-1\right)^{\frac{n(1+T_\Delta(a_i))}{\sum_{j=1}^{n}(1+T_\Delta(a_j))}}}{\theta-1}\right)\right)^{1/q}\right)$$

$$=q\text{-ROFFPPA}(a_1\oplus_F a,\cdots,a_n\oplus_F a)$$

基于定理 3.22 和 3.23，易得到定理 3.24。

定理 3.24　令 $a_i=(\mu_i,v_i)\ (i=1,2,\cdots,n)$ 为 q 阶正交模糊数集合，则

$$q\text{-ROFFPPA}\left(\lambda\cdot_F a_1\oplus_F a,\cdots,\lambda\cdot_F a_n\oplus_F a\right)=\lambda\cdot_F q\text{-ROFFPPA}\left(a_1,\cdots,a_n\right)\oplus_F a \tag{3-14}$$

定理 3.25 令 $a_{\gamma_i}=\left(\mu_{\gamma_i},v_{\gamma_i}\right)$ 和 $a_{\eta_i}=\left(\mu_{\eta_i},v_{\eta_i}\right)(i=1,2,\cdots,n)$ 为任意两个 q 阶正交模糊集合，则有 $q\text{-ROFFPPA}\left(a_{\gamma_1}\oplus_F a_{\eta_1},\cdots,a_{\gamma_n}\oplus_F a_{\eta_n}\right)=$

$$q\text{-ROFFPPA}\left(a_{\gamma_1},\cdots,a_{\gamma_n}\right)\oplus_F q\text{-ROFFPPA}\left(a_{\eta_1},\cdots,a_{\eta_n}\right) \tag{3-15}$$

易验证 q-ROFFPPA 算子有以下性质。

定理 3.26 （单调性）令 $a_{\gamma_i}=\left(\mu_{\gamma_i},v_{\gamma_i}\right)$ 和 $a_{\eta_i}=\left(\mu_{\eta_i},v_{\eta_i}\right)(i=1,2,\cdots,n)$ 为任意两个 q 阶正交模糊数集合，若 $\mu_{\gamma_i}\leqslant\mu_{\eta_i}$ 且 $v_{\gamma_i}\geqslant v_{\eta_i}$ 对所有的 i 均成立，则

$$q\text{-ROFFPPA}\left(a_{\gamma_1},\cdots,a_{\gamma_n}\right)\leqslant q\text{-ROFFPPA}\left(a_{\eta_1},\cdots,a_{\eta_n}\right) \tag{3-16}$$

定理 3.27 （有界性）令 $a_{\gamma_i}=\left(\mu_{\gamma_i},v_{\gamma_i}\right)$ 和 $a_{\eta_i}=\left(\mu_{\eta_i},v_{\eta_i}\right)(i=1,2,...,n)$ 为任意两个 q 阶正交模糊数集合，若 $a^+=\left(\max\left(\mu_i\right),\min\left(v_i\right)\right)$ 且 $a^-=\left(\min\left(\mu_i\right),\max\left(v_i\right)\right)$，则有

$$a^-\leqslant q\text{-ROFFPPA}\left(a_1,a_2,\cdots,a_n\right)\leqslant a^+ \tag{3-17}$$

定理 3.28 （幂等性）如果所有的 $a_i=\left(\mu_i,v_i\right)$ $(i=1,2,\cdots,n)$ 均相等，即 $a_i=a=\left(\mu,v\right)$ $\left(i=1,2,\cdots,n\right)$，则

$$q\text{-ROFFPPA}\left(a_1,a_2,\cdots,a_n\right)=a \tag{3-18}$$

通过调整参数 θ 的取值，可以得到 q-ROFFPPA 的特例。

定理 3.29 令 $a_i=\left(\mu_i,v_i\right)$ $(i=1,2,\cdots,n)$ 为 q 阶正交模糊数集合，则有

（1）若 $\theta\to 1$，则 q-ROFFPPA 算子可以退化为基于基本代数运算的 q 阶正交模糊幂均点算子，定义如下：

$$\lim_{\theta\to 1} q\text{-ROFFPPA}=\left(\left(1-\prod_{i=1}^{n}\left(1-\mu_i^q\right)^{\left(1+T_\Delta(a_i)\right)\Big/\sum_{j=1}^{n}\left(1+T_\Delta(a_j)\right)}\right)^{1/q},\prod_{i=1}^{n}\left(v_i\right)^{\left(1+T_\Delta(a_i)\right)\Big/\sum_{j=1}^{n}\left(1+T_\Delta(a_j)\right)}\right)$$

（2）若 $\theta\to+\infty$，则 q-ROFFPPA 算子可以退化为基于算术平均算子的 q 阶正交模糊幂均点算子，定义如下：

$$\lim_{\theta\to+\infty} q\text{-ROFFPPA}=\left(\left(1-\sum_{i=1}^{n}\frac{\left(1+T_\Delta(a_i)\right)}{\sum_{j=1}^{n}\left(1+T_\Delta(a_j)\right)}\mu_i^q\right)^{1/q},\left(\sum_{i=1}^{n}\frac{\left(1+T_\Delta(a_i)\right)}{\sum_{j=1}^{n}\left(1+T_\Delta(a_j)\right)}v_i^q\right)^{1/q}\right).$$

证明：（1）因为

$$\lim_{\theta\to1} q\text{-ROFFPPA}=\lim_{\theta\to1}\left(\left(1-\log_\theta\left(1+\prod_{i=1}^{n}\left(\theta^{1-\mu_i^q}-1\right)^{\frac{n(1+T_\Delta(a_i))}{\sum_{j=1}^{n}(1+T_\Delta(a_j))}}\right)\right)^{1/q},\right.$$

$$\left.\left(\log_\theta\left(1+\prod_{i=1}^{n}\left(\theta^{v_i^q}-1\right)^{\frac{n(1+T_\Delta(a_i))}{\sum_{j=1}^{n}(1+T_\Delta(a_j))}}\right)\right)^{1/q}\right)$$

首先证明 $\lim_{\theta\to1}\left(\log_\theta\left(1+\prod_{i=1}^{n}\left(\theta^{v_i^q}-1\right)^{(1+T_\Delta(a_i))\Big/\sum_{j=1}^{n}(1+T_\Delta(a_j))}\right)\right)^{1/q}$

$=\prod_{i=1}^{n}\left(v_i\right)^{(1+T_\Delta(a_i))/\sum_{j=1}^{n}(1+T_\Delta(a_j))}$ 成立。

因为 $\theta\to1$, 可得到 $\left(\theta^{v_i^q}-1\right)^{(1+T_\Delta(a_i))\Big/\sum_{j=1}^{n}(1+T_\Delta(a_j))}\to0$。因此，基于对数转换，并对 $\ln(1+x)\sim x(x>0)$ 等价替换可得到

$$\left(\log_\theta\left(1+\prod_{i=1}^{n}\left(\theta^{v_i^q}-1\right)^{(1+T_\Delta(a_i))\Big/\sum_{j=1}^{n}(1+T_\Delta(a_j))}\right)\right)^{1/q}=\left(\frac{\ln\left(1+\prod_{i=1}^{n}\left(\theta^{v_i^q}-1\right)^{(1+T_\Delta(a_i))\Big/\sum_{j=1}^{n}(1+T_\Delta(a_j))}\right)}{\ln\theta}\right)^{1/q}$$

$$\left(\frac{\prod_{i=1}^{n}\left(\theta^{v_i^q}-1\right)^{(1+T_\Delta(a_i))\Big/\sum_{j=1}^{n}(1+T_\Delta(a_j))}}{\ln\theta}\right)^{1/q}$$

根据泰勒展开式，有 $\theta^{v_i^q}-1=v_i^q\ln\theta+\frac{v_i^q}{2}(\ln\theta)^2+\cdots=v_i^q\ln\theta+\mathrm{O}(\ln\theta)$

因此，可得到

$$\lim_{\theta\to1}\left(\log_\theta\left(1+\prod_{i=1}^{n}\left(\theta^{v_i^q}-1\right)^{(1+T_\Delta(a_i))\Big/\sum_{j=1}^{n}(1+T_\Delta(a_j))}\right)\right)^{1/q}$$

$$=\lim_{\theta\to1}\left(\frac{\ln\left(1+\prod_{i=1}^{n}\left(\theta^{v_i^q}-1\right)^{(1+T_\Delta(a_i))\Big/\sum_{j=1}^{n}(1+T_\Delta(a_j))}\right)}{\ln\theta}\right)^{1/q}$$

$$=\lim_{\theta\to1}\left(\frac{\prod_{i=1}^{n}\left(\theta^{v_i^q}-1\right)^{(1+T_\Delta(a_i))\Big/\sum_{j=1}^{n}(1+T_\Delta(a_j))}}{\ln\theta}\right)^{1/q}=\lim_{\theta\to1}\left(\frac{\prod_{i=1}^{n}\left(\theta^{v_i^q}\ln\theta\right)^{(1+T_\Delta(a_i))\Big/\sum_{j=1}^{n}(1+T_\Delta(a_j))}}{\ln\theta}\right)^{1/q}$$

$$=\prod_{i=1}^{n}\left(v_i^q\right)^{(1+T_\Delta(a_i))\Big/\sum_{j=1}^{n}(1+T_\Delta(a_j))}$$

基于上述等式，可得到

$$\lim_{\theta\to1}\left(1-\log_\theta\left(1+\prod_{i=1}^{n}\left(\theta^{1-\mu_i^q}-1\right)^{(1+T_\Delta(a_i))\Big/\sum_{j=1}^{n}(1+T_\Delta(a_j))}\right)\right)^{1/q}=\left(1-\prod_{i=1}^{n}\left(1-\mu_i^q\right)^{(1+T_\Delta(a_i))\Big/\sum_{j=1}^{n}(1+T_\Delta(a_j))}\right)^{1/q}$$

因此，

$$\lim_{\theta\to1}q\text{-ROFFPPA}=\left(\left(1-\prod_{i=1}^{n}\left(1-\mu_i^q\right)^{(1+T_\Delta(a_i))\Big/\sum_{j=1}^{n}(1+T_\Delta(a_j))}\right)^{1/q},\prod_{i=1}^{n}\left(v_i\right)^{(1+T_\Delta(a_i))\Big/\sum_{j=1}^{n}(1+T_\Delta(a_j))}\right)$$

（2）首先证明

$$\lim_{\theta\to+\infty}\left(\log_\theta\left(1+\prod_{i=1}^{n}\left(\theta^{v_i^q}-1\right)^{(1+T_\Delta(a_i))\Big/\sum_{j=1}^{n}(1+T_\Delta(a_j))}\right)\right)^{1/q}=\left(\sum_{i=1}^{n}\frac{n\left(1+T_\Delta(a_i)\right)}{\sum_{j=1}^{n}\left(1+T_\Delta(a_j)\right)}v_i^q\right)^{1/q}$$

因为$\log_\theta\left(1+\prod_{i=1}^{n}\left(\theta^{v_i^q}-1\right)^{(1+T_\Delta(a_i))\Big/\sum_{j=1}^{n}(1+T_\Delta(a_j))}\right)$是连续的，因此可得到

$$\lim_{\theta\to+\infty}\left(\log_\theta\left(1+\prod_{i=1}^{n}\left(\theta^{v_i^q}-1\right)^{(1+T(a_i))\Big/\sum_{j=1}^{n}(1+T_\Delta(a_j))}\right)\right)^{1/q}=$$

$$\left(\lim_{\theta\to+\infty}\log_\theta\left(1+\prod_{i=1}^{n}\left(\theta^{v_i^q}-1\right)^{(1+T_\Delta(a_i))\Big/\sum_{j=1}^{n}(1+T_\Delta(a_j))}\right)\right)^{1/q}$$

根据洛必达法则，可得到

$$\left(\lim_{\theta\to+\infty}\log_\theta\left(1+\prod_{i=1}^{n}\left(\theta^{v_i^q}-1\right)^{(1+T_\Delta(a_i))\Big/\sum_{j=1}^{n}(1+T_\Delta(a_j))}\right)\right)^{1/q}$$

$$=\left(\lim_{\theta\to+\infty}\frac{\ln\left(1+\prod_{i=1}^{n}\left(\theta^{v_i^q}-1\right)^{(1+T_\Delta(a_i))\Big/\sum_{j=1}^{n}(1+T_\Delta(a_j))}\right)}{\ln\theta}\right)^{1/q}$$

$$=\left(\lim_{\theta\to+\infty}\frac{\prod_{i=1}^{n}\left(\theta^{v_i^q}-1\right)^{(1+T_\Delta(a_i))\Big/\sum_{j=1}^{n}(1+T_\Delta(a_j))}\Bigg/\left(1+\prod_{i=1}^{n}\left(\theta^{v_i^q}-1\right)^{(1+T_\Delta(a_i))\Big/\sum_{j=1}^{n}(1+T_\Delta(a_j))}\right)\sum_{i=1}^{n}\frac{n\left(1+T_\Delta(a_i)\right)}{\sum_{j=1}^{n}\left(1+T_\Delta(a_j)\right)}\frac{v_i^q\theta^{v_i^q-1}}{\theta^{v_i^q}-1}}{1/\theta}\right)^{1/q}$$

$$=\left(\lim_{\theta\to+\infty}\frac{\sum_{i=1}^{n}\frac{n\left(1+T_{\Delta}(a_i)\right)}{\sum_{j=1}^{n}\left(1+T_{\Delta}(a_j)\right)}\frac{v_i^q}{1-1/\theta^{v_i^q}}}{\left(1+1\Big/\prod_{i=1}^{n}\left(\theta^{v_i^q}-1\right)^{\left(1+T_{\Delta}(a_i)\right)\Big/\sum_{j=1}^{n}\left(1+T_{\Delta}(a_j)\right)}\right)}\right)^{1/q}=\left(\sum_{i=1}^{n}\frac{n\left(1+T_{\Delta}(a_i)\right)}{\sum_{j=1}^{n}\left(1+T_{\Delta}(a_j)\right)}v_i^q\right)^{1/q}$$

相似地，有

$$\lim_{\theta\to+\infty}\left(1-\log_{\theta}\left(1+\prod_{i=1}^{n}\left(\theta^{1-\mu_i^q}-1\right)^{\left(1+T_{\Delta}(a_i)\right)\Big/\sum_{j=1}^{n}\left(1+T_{\Delta}(a_j)\right)}\right)\right)^{1/q}=\left(1-\sum_{i=1}^{n}\frac{n\left(1+T_{\Delta}(a_i)\right)}{\sum_{j=1}^{n}\left(1+T_{\Delta}(a_j)\right)}\mu_i^q\right)^{1/q}$$

因此

$$\lim_{\theta\to+\infty}q\text{-ROFFPPA}=\left(\left(1-\sum_{i=1}^{n}\frac{n\left(1+T_{\Delta}(a_i)\right)}{\sum_{j=1}^{n}\left(1+T_{\Delta}(a_j)\right)}\mu_i^q\right)^{1/q},\left(\sum_{i=1}^{n}\frac{n\left(1+T_{\Delta}(a_i)\right)}{\sum_{j=1}^{n}\left(1+T_{\Delta}(a_j)\right)}v_i^q\right)^{1/q}\right).$$

定理 3.30　对于 q 阶正交模糊数集合 $a_i=\left(\mu_i,v_i\right)$ $(i=1,2,\cdots,n)$，如果 $\theta>1$，那么 q-ROFFPPA 算子随着参数 θ 是单调递减的。

证明：令

$$f(\theta)=\log_{\theta}\left(1+\prod_{i=1}^{n}\left(\theta^{1-\mu_i^q}-1\right)^{\left(1+T_{\Delta}(a_i)\right)\Big/\sum_{j=1}^{n}\left(1+T_{\Delta}(a_j)\right)}\right)$$

$$g(\theta)=\log_{\theta}\left(1+\prod_{i=1}^{n}\left(\theta^{v_i^q}-1\right)^{\left(1+T_{\Delta}(a_i)\right)\Big/\sum_{j=1}^{n}\left(1+T_{\Delta}(a_j)\right)}\right),$$

$$q\text{-ROFFPPA}=\left(\left(1-f(\theta)\right)^{1/q},\left(g(\theta)\right)^{1/q}\right)$$

因为 q-ROFFPPA 算子也是一个 q 阶正交模糊数，因此可以计算它的得分函数，即 $S_{q\text{-ROFFPPA}(\theta)}=1-f(\theta)-g(\theta)$。因此，只需要证明得分函数随着参数 θ 是单调递减的函数即可。对得分函数求导可得：

$$\begin{aligned}\frac{\mathrm{d}}{\mathrm{d}\theta}\left(S_{q\text{-ROFFPPA}(\theta)}\right)&=\frac{\mathrm{d}}{\mathrm{d}\theta}\left(\left(1-f(\theta)\right)-\left(g(\theta)\right)\right)\\&=-\left(f(\theta)\frac{\mathrm{d}f(\theta)}{\mathrm{d}\theta}+g(\theta)\frac{\mathrm{d}g(\theta)}{\mathrm{d}\theta}\right)\end{aligned}$$

首先对 $f(\theta)$ 关于 θ 求导，可得到

$$\frac{\mathrm{d}f(\theta)}{\mathrm{d}\theta}=\frac{\mathrm{d}}{\mathrm{d}\theta}\left(\log_{\theta}\left(1+\prod_{i=1}^{n}\left(\theta^{1-\mu_i^q}-1\right)^{(1+T_{\Delta}(a_i))\Big/\sum_{j=1}^{n}(1+T_{\Delta}(a_j))}\right)\right)$$

$$=\frac{\prod_{i=1}^{n}\left(\theta^{1-\mu_i^q}-1\right)^{(1+T_{\Delta}(a_i))\Big/\sum_{j=1}^{n}(1+T_{\Delta}(a_j))}\sum_{i=1}^{n}\frac{n\left(1+T_{\Delta}(a_i)\right)}{\sum_{j=1}^{n}\left(1+T_{\Delta}(a_j)\right)}\frac{\left(1-\mu_i^q\right)\theta^{-\mu_i^q}}{\theta^{\mu_i^2}-1}}{\left(1+\prod_{i=1}^{n}\left(\theta^{1-\mu_i^q}-1\right)^{(1+T_{\Delta}(a_i))\Big/\sum_{j=1}^{n}(1+T_{\Delta}(a_j))}\right)\ln\theta}$$

由于$\theta>1,0\leqslant\mu_i^q,\frac{n\left(1+T_{\Delta}(a_i)\right)}{\sum_{j=1}^{n}\left(1+T_{\Delta}(a_j)\right)}\leqslant 1$，可得$\frac{\mathrm{d}f(\theta)}{\mathrm{d}\theta}>0$。

相似地，可得$\frac{\mathrm{d}g(\theta)}{\mathrm{d}\theta}>0$。

又因为$\theta>1$，可得$f(\theta)\geqslant 0,g(\theta)\geqslant 0$。

因此$\frac{\mathrm{d}}{\mathrm{d}\theta}\left(S_{q\text{-ROFFPPA}(\theta)}\right)=-\left(f(\theta)\frac{\mathrm{d}f(\theta)}{\mathrm{d}\theta}+g(\theta)\frac{\mathrm{d}g(\theta)}{\mathrm{d}\theta}\right)\leqslant 0$

这说明,得分函数$S_{q\text{-ROFFPPA}(\theta)}$随着参数$\theta$是单调递减,因此可得到$q$-ROFFPPA算子随着参数$\theta$是单调递减的。

注 3.3 显然，根据上述定理，当$\theta>1$时，q-ROFFPPA 算子具有单调性，这意味着决策者可以根据他们自身的风险态度来灵活地选择参数值。在实际决策时，如果决策者的态度是偏乐观的，那么可以令θ取值尽可能地小；如果决策者的态度是偏悲观的，那么可以令θ取值尽可能地大。

定义 3.15 令$a_i=(\mu_i,v_i)(i=1,2,\cdots,n)$为$q$阶正交模糊集合，则$q$-ROFFPPG算子可定义为：

$$q\text{-ROFFPPG}(a_1,a_2\cdots a_n)=\prod_{i=1}^{n}{}^{\otimes_F}(a_i)^{\frac{\left(1+T_{\Delta}(a_i)\right)}{\sum_{j=1}^{n}\left(1+T_{\Delta}(a_j)\right)}} \tag{3-19}$$

其中$T_{\Delta}(a_i)=\sum_{j=1,j\neq i}^{n}\mathrm{Sup}(a_i,a_j)$表示第$i$个$q$阶正交模糊数$a_i$和其他的$q$阶正交模糊数之间的点支撑度之和，$\mathrm{Sup}(a_i,a_j)$表示第$i$个$q$阶正交模糊数$a_i$和第$j$个$q$阶正交模糊数$a_j$之间的点支撑度，且该点支撑度满足定义的性质。

定理 3.31 令$a_i=(\mu_i,v_i)(i=1,2,\cdots,n)$为$q$阶正交模糊集合，则经过$q$阶正交模糊 Frank 幂均点信息融合算子（$q$-ROFFPPG）融合后得到的仍是一个$q$阶正交

模糊数，且有

$$q\text{-ROFFPPG}(a_1,a_2\cdots a_n)$$

$$=\left(\left(\log_\theta\left(1+\prod_{i=1}^{n}\left(\theta^{\mu_i^q}-1\right)^{\frac{(1+T_\Delta(a_j))}{\sum_{j=1}^{n}(1+T_\Delta(a_j))}}\right)\right)^{1/q},\left(1-\log_\theta\left(1+\prod_{i=1}^{n}\left(\theta^{1-v_i^q}-1\right)^{\frac{(1+T_\Delta(a_j))}{\sum_{j=1}^{n}(1+T_\Delta(a_j))}}\right)\right)^{1/q}\right) \tag{3-20}$$

关于 q-ROFFPPG 算子表达式的证明同定理 3.6。因此，此处证明略。

定理 3.32 $a_{\gamma_i}=(\mu_{\gamma_i},v_{\gamma_i})$ 和 $a_{\eta_i}=(\mu_{\eta_i},v_{\eta_i})(i=1,2,\cdots,n)$ 是两个 q 阶正交模糊集，有

$$q\text{-ROFFPPG}\left(a_{\gamma_1}\otimes_F a_{\eta_1},\cdots,a_{\gamma_n}\otimes_F a_{\eta_n}\right)=$$
$$q\text{-ROFFPPG}\left(a_{\gamma_1},\cdots,a_{\gamma_n}\right)\otimes_F q\text{-ROFFPPG}\left(a_{\eta_1},\cdots,a_{\eta_n}\right) \tag{3-21}$$

定理 3.33 $a_i=(\mu_i,v_i)$ 是 q 阶正交模糊数集，则有

$$q\text{-ROFFPPG}\left(a_1^{\wedge_F\lambda},\cdots,a_n^{\wedge_F\lambda}\right)=\left(q\text{-ROFFPPG}\left(a_1,\cdots,a_n\right)\right)^{\wedge_F\lambda} \tag{3-22}$$

基于以上两个定理，可得到以下定理。

定理 3.34 $a_i=(\mu_i,v_i)$ $(i=1,2,\cdots,n)$ 是 q 阶正交模糊集，则有

$$q\text{-ROFFPPG}\left(a_1^{\wedge_F\lambda}\otimes_F a_2^{\wedge_F\lambda},\cdots,a_n^{\wedge_F\lambda}\otimes_F a\right)$$
$$=q\text{-ROFFPPG}\left(a_1^{\wedge_F\lambda},a_2^{\wedge_F\lambda},\cdots,a_n^{\wedge_F\lambda}\right)\otimes_F a \tag{3-23}$$

相似地，q-ROFFPPG 算子也和 q-ROFFPPA 算子具有一样的性质，即单调性、有界性和幂等性。

同样地，通过调整参数 θ 的取值，可以得到不同的特例。

定理 3.35 $a_i=(\mu_i,v_i)$ $(i=1,2,\cdots,n)$ 是 q 阶正交模糊集，则

（1）若 $\theta\to1$，则 q-ROFFPPG 算子退化为基于代数和的 q 阶正交模糊幂均几何算子，定义形式如下：

$$\lim_{\theta\to1}q\text{-ROFFPPG}=\left(\prod_{i=1}^{n}(\mu_i)^{(1+T_\Delta(a_i))\Big/\sum_{j=1}^{n}(1+T_\Delta(a_j))},\left(1-\prod_{i=1}^{n}\left(1-v_i^q\right)^{(1+T_\Delta(a_i))\Big/\sum_{j=1}^{n}(1+T_\Delta(a_j))}\right)^{1/q}\right)$$

（2）若 $\theta\to+\infty$，则 q-ROFFPPG 算子退化为基于传统运算法则的集合幂均算子，它的定义形式如下：

$$\lim_{\theta\to+\infty}q\text{-ROFFPPG}=\left(\left(\sum_{i=1}^{n}\frac{(1+T_\Delta(a_i))}{\sum_{j=1}^{n}(1+T_\Delta(a_j))}\mu_i^q\right)^{1/q},\left(1-\sum_{i=1}^{n}\frac{(1+T_\Delta(a_i))}{\sum_{j=1}^{n}(1+T_\Delta(a_j))}v_i^q\right)^{1/q}\right)$$

定理 3.36 对 q 阶正交模糊集 $a_i=(\mu_i,\nu_i)$ $(i=1,2,\cdots,n)$，如果 $\theta>1$，那么 $q\text{-ROFFPPA}(a_1,a_2,\cdots,a_n)$ 算子关于 θ 是单调递减的。

定理 3.37 令 $a_i=(\mu_i,\nu_i)$ $(i=1,2,\cdots,n)$ 为 q 阶正交模糊集合，则所提出的两个 q-ROFFPPA 算子和 q-ROFFPPG 算子之间的关系是：

$$q\text{-ROFFPPA}(a_1,a_2,\cdots,a_n)\geqslant q\text{-ROFFPPG}(a_1,a_2,\cdots,a_n),\theta>1 \tag{3-24}$$

证明：为了验证 $q\text{-ROFFPPA}(a_1,a_2,\cdots,a_n)\geqslant q\text{-ROFFPPG}(a_1,a_2,\cdots,a_n)$ 成立，应证明

$$\log_\theta\left(1+\prod_{i=1}^{n}\left(\theta^{\mu_i^q}-1\right)^{\frac{n(1+T_\Delta(a_i))}{\sum_{j=1}^{n}(1+T_\Delta(a_j))}}\right)\leqslant 1-\log_\theta\left(1+\prod_{i=1}^{n}\left(\theta^{1-\mu_i^q}-1\right)^{\frac{n(1+T_\Delta(a_i))}{\sum_{j=1}^{n}(1+T_\Delta(a_j))}}\right)$$

$$1-\log_\theta\left(1+\prod_{i=1}^{n}\left(\theta^{1-\nu_i^q}-1\right)^{\frac{n(1+T(a_i))}{\sum_{j=1}^{n}(1+T(a_j))}}\right)\geqslant\log_\theta\left(1+\prod_{i=1}^{n}\left(\theta^{\nu_i^q}-1\right)^{\frac{n(1+T(a_i))}{\sum_{j=1}^{n}(1+T(a_j))}}\right)$$

由于 $\theta>1\Rightarrow\theta^{1-\mu_i^q}>1$，因此可得到

$$\prod_{i=1}^{n}\left(\theta^{1-\mu_i^q}-1\right)^{\frac{n(1+T_\Delta(a_i))}{\sum_{j=1}^{n}(1+T_\Delta(a_j))}}\leqslant\sum_{i=1}^{n}\frac{n\left(1+T_\Delta(a_i)\right)}{\sum_{j=1}^{n}\left(1+T_\Delta(a_j)\right)}\left(\theta^{1-\mu_i^q}-1\right)$$

又因

$$1-\log_\theta\left(1+\prod_{i=1}^{n}\left(\theta^{1-\mu_i^q}-1\right)^{\frac{n(1+T_\Delta(a_i))}{\sum_{j=1}^{n}(1+T_\Delta(a_j))}}\right)-\log_\theta\left(1+\prod_{i=1}^{n}\left(\theta^{\mu_i^q}-1\right)^{\frac{n(1+T_\Delta(a_i))}{\sum_{j=1}^{n}(1+T_\Delta(a_j))}}\right)$$

$$=\log_\theta\frac{\theta}{\left(1+\prod_{i=1}^{n}\left(\theta^{1-\mu_i^q}-1\right)^{\frac{n(1+T_\Delta(a_i))}{\sum_{j=1}^{n}(1+T_\Delta(a_j))}}\right)\left(1+\prod_{i=1}^{n}\left(\theta^{\mu_i^q}-1\right)^{\frac{n(1+T_\Delta(a_i))}{\sum_{j=1}^{n}(1+T_\Delta(a_j))}}\right)}$$

$$\geqslant\log_\theta\frac{\theta}{\left(1+\sum_{i=1}^{n}\frac{n\left(1+T_\Delta(a_i)\right)}{\sum_{j=1}^{n}\left(1+T_\Delta(a_j)\right)}\left(\theta^{1-\mu_i^q}-1\right)\right)\left(1+\sum_{i=1}^{n}\frac{n\left(1+T_\Delta(a_i)\right)}{\sum_{j=1}^{n}\left(1+T_\Delta(a_j)\right)}\left(\theta^{\mu_i^q}-1\right)\right)}$$

$$=\log_\theta\frac{\theta}{\left(\sum_{i=1}^{n}\frac{n\left(1+T_\Delta(a_i)\right)}{\sum_{j=1}^{n}\left(1+T_\Delta(a_j)\right)}\theta^{1-\mu_i^q}\right)\left(\sum_{i=1}^{n}\frac{n\left(1+T_\Delta(a_i)\right)}{\sum_{j=1}^{n}\left(1+T_\Delta(a_j)\right)}\theta^{\mu_i^q}\right)}\geqslant 0$$

相似地，可得到

$$1-\log_{\theta}\left(1+\prod_{i=1}^{n}\left(\theta^{1-v_i^q}-1\right)^{\frac{n(1+T(a_i))}{\sum_{j=1}^{n}(1+T(a_j))}}\right)\geqslant\log_{\theta}\left(1+\prod_{i=1}^{n}\left(\theta^{v_i^q}-1\right)^{\frac{n(1+T(a_i))}{\sum_{j=1}^{n}(1+T(a_j))}}\right)$$

因此当 $\theta>1$ 时，可得 $q\text{-ROFFPPG}(a_1,a_2,\cdots,a_n)\leqslant q\text{-ROFFPPA}(a_1,a_2,\cdots,a_n)$

3.2.4　基于 q 阶正交 Frank 幂均点信息融合算子的多属性决策方法

同样的，针对 3.1.3 节中的多属性决策问题，基于提出的 q 阶正交模糊 Frank 幂均点算子，本节提出一种新的多属性决策程序，应用于 q 阶正交模糊多属性决策问题中。

步骤 1：首先，将 q 阶正交模糊决策矩阵 $\boldsymbol{A}=(a_{ij})_{m\times s}$ 进行标准化，即

$$a_{ij}=\begin{cases}\left(\mu_{ij},v_{ij}\right)_q & G_j\in I_1\\ \left(v_{ij},\mu_{ij}\right)_q & G_j\in I_2\end{cases}\tag{3-25}$$

其中 I_1 和 I_2 分别表示收益型属性和成本型属性；

步骤 2：根据定义 3.11 计算备选方案 x_i 在属性 C_j $(j=1,2,\cdots,n)$ 下评价值 a_{ik} 和 a_{il} 之间的点距离 $d_{\varDelta}\left(a_{ik},a_{il}\right)$ 以及点支撑度

$$\sup{}_{\varDelta}\left(a_{ik},a_{il}\right)=1-d_{\varDelta}\left(a_{ik},a_{il}\right)\tag{3-26}$$

其中 $\varDelta$ 表示评价值 a_{ik} 的点算子 $D_{\xi}\left(a_{ij}\right),F_{\xi,\varsigma}\left(a_{ij}\right),G_{\xi,\varsigma}\left(a_{ij}\right),H_{\xi,\varsigma}\left(a_{ij}\right),J_{\xi,\varsigma}\left(a_{ij}\right)$。

步骤 3：计算所有备选方案 x_i 在属性 C_j $(j=1,2,\cdots,n)$ 下的支撑度之和 $T_{\varDelta}\left(a_{ij}\right)$

$$T_{\varDelta}\left(a_{ij}\right)=\sum_{\substack{l=1\\l\neq k}}^{n}\text{Sup}_{\varDelta}\left(a_{ik},a_{il}\right)\tag{3-27}$$

步骤 4：根据 PPA 算子，计算备选方案 x_i 在所有属性 C_j 下的权重向量 $\boldsymbol{w}_{ij}$，即

$$\boldsymbol{w}_{ij}=\frac{\left(1+T_{\varDelta}\left(a_{ij}\right)\right)}{\sum_{k=1}^{n}\left(1+T_{\varDelta}\left(a_{ik}\right)\right)}\tag{3-28}$$

步骤 5：对于每一个备选方案 x_i，利用提出的 q 阶正交模糊 Frank 幂均点算子 q-ROFFPPA 算子

$$q\text{-ROFFPPA}\left(a_{i1},a_{i2},\cdots,a_{in}\right)=\sum_{i=1}^{n}{}^{\oplus_F}\frac{\left(1+T_{\varDelta}\left(a_i\right)\right)}{\sum_{j=1}^{n}\left(1+T_{\varDelta}\left(a_j\right)\right)}a_i\tag{3-29}$$

或 q-ROFFPG 算子

$$q\text{-ROFFPPG}\left(a_1,a_2\cdots a_n\right)=\prod_{i=1}^{n}{}^{\otimes_F}\left(a_i\right)^{\frac{\left(1+T_\Delta\left(a_i\right)\right)}{\sum_{j=1}^{n}\left(1+T_\Delta\left(a_j\right)\right)}} \tag{3-30}$$

融合所有的评价值，可获得方案 $x_i\left(i=1,2,\cdots,m\right)$ 的一个整体 q 阶正交模糊数；

步骤 6：根据定义 3.3，计算 $x_i\left(i=1,2,\cdots,m\right)$ 综合值的得分 $s\left(a_i\right)$；

步骤 7：比较总体的 $x_i\left(i=1,2,\cdots,m\right)$ 得分值大小，进而获得方案的最终排序，得到最优方案。

3.2.5 实例分析：q 阶正交 Frank 幂均点算子多属性决策方法在基层医疗机构转诊实施效果评价中的应用

在“强基层”背景下，推动优质医疗资源扩容和均衡布局，对我国推进分级诊疗制度、建立合理就医秩序和完善医疗服务，切实解决人民群众就医的突出问题具有重要作用。基层医疗机构是提供基本医疗服务和基本公共卫生服务的功能单位。建立分级诊疗制度能够有效引导优质医疗资源下沉基层，使群众能够就近得到方便安全的首诊、治疗和分诊服务，能在保障医疗安全的前提下，让老百姓少花钱，少跑冤枉路。这样一来，既能缓解大医院人满为患的局面，还能避免基层医院接不住的问题。分级诊疗是实施强基层战略的重要举措，2023 年 1 月 3 日，国务院联防联控机制综合组强调要充分发挥基层医疗卫生机构的“网底”作用，坚持“早发现、早识别、早干预、早转诊”，让群众在“家门口”就能享受到三甲医院同质化、高质量的医疗服务，同时促进大医院和基层医疗卫生机构形成合理的分工协作关系。因此，评估分级诊疗体系中基层医疗机构的分级诊治实施效果是其中关键的一步。在本案例分析部分，着重评估基层新农合分级诊疗实施现状和效果评估，了解基层医疗机构转诊对协助中国分级诊疗体系的有效性，该问题可以看作是一个多属性决策问题，具体说明如下：

为了了解分级诊疗政策在基层的实施情况，需要评估分级诊疗系统中的四个基层医疗机构，以 x_i（$i = 1, 2, 3, 4$）来表示这四个基层医疗机构。同时分别邀请专家根据以下四个评估指标（属性）来进行评估：C_1：门诊就诊分布；C_2：双向转诊人数和转诊疾病；C_3：患者满意度；C_4：每位患者的平均费用。由于 q 阶正交模糊数可以充分考虑决策者的评价信息，因此，对这四个基层医疗机构，该专家给出了以下 q 阶正交模糊决策矩阵，见表 3-5。

表 3-5　q 阶正交模糊决策矩阵

	C_1	C_2	C_3	C_4
x_1	(0.5，0.4)	(0.5，0.3)	(0.2，0.6)	(0.5，0.4)
x_2	(0.6，0.2)	(0.8，0.1)	(0.6，0.2)	(0.5，0.3)
x_3	(0.5，0.4)	(0.2，0.6)	(0.6，0.2)	(0.4，0.4)
x_4	(0.4，0.3)	(0.7，0.2)	(0.4，0.5)	(0.4，0.5)

步骤 1： 计算基层医疗机构 x_i 在属性 $C_j\ (j=1,2,\cdots,n)$ 下评价值 a_{ik} 和 a_{il} 之间的点距离 $d_{\varDelta}\left(a_{ik},a_{il}\right)$：

当 i=1 时，有

$$d_{\varDelta}\left(a_{11},a_{12}\right)=0.0148,\ d_{\varDelta}\left(a_{11},a_{13}\right)=0.1310,\ d_{\varDelta}\left(a_{11},a_{14}\right)=0\ ;$$

$$d_{\varDelta}\left(p_{12},p_{13}\right)=0.1458,\ d_{\varDelta}\left(p_{12},p_{14}\right)=0.0148,\ d_{\varDelta}\left(p_{13},p_{14}\right)=0.1310$$

当 i=2 时，有

$$d_{\varDelta}\left(a_{11},a_{12}\right)=0.1804,\ d_{\varDelta}\left(a_{11},a_{13}\right)=0,\ d_{\varDelta}\left(a_{11},a_{14}\right)=0.0622\ ;$$

$$d_{\varDelta}\left(p_{12},p_{13}\right)=0.1804,\ d_{\varDelta}\left(p_{12},p_{14}\right)=0.2426,\ d_{\varDelta}\left(p_{13},p_{14}\right)=0.0622$$

当 i=3 时，有

$$d_{\varDelta}\left(a_{11},a_{12}\right)=0.1310,\ d_{\varDelta}\left(a_{11},a_{13}\right)=0.0770,\ d_{\varDelta}\left(a_{11},a_{14}\right)=0.0366\ ;$$

$$d_{\varDelta}\left(p_{12},p_{13}\right)=0.2080,\ d_{\varDelta}\left(p_{12},p_{14}\right)=0.0944,\ d_{\varDelta}\left(p_{13},p_{14}\right)=0.1136$$

当 i=4 时，有

$$d_{\varDelta}\left(a_{11},a_{12}\right)=0.1750,\ d_{\varDelta}\left(a_{11},a_{13}\right)=0.0392,\ d_{\varDelta}\left(a_{11},a_{14}\right)=0.0.392\ ;$$

$$d_{\varDelta}\left(p_{12},p_{13}\right)=0.2142,\ d_{\varDelta}\left(p_{12},p_{14}\right)=0.2142,\ d_{\varDelta}\left(p_{13},p_{14}\right)=0$$

步骤 2： 计算基层医疗机构 x_i 在属性 $C_j\ (j=1,2,\cdots,n)$ 下评价值 a_{ik} 和 a_{il} 之间的点支撑度 $\mathrm{Sup}(a_{ij},a_{il})\ (i=1,2,3,4;j,l=1,2,3,4)$（为简化，用 S_{jl}^{i} 表示 $\mathrm{Sup}_{\varDelta}(a_{ij},a_{il})$）可得：

$$S_{12}^{1}=S_{21}^{1}=0.9852,S_{13}^{1}=S_{31}^{1}=0.8690,S_{14}^{1}=S_{41}^{1}=1,S_{23}^{1}=S_{32}^{1}=0.8542,$$

$$S_{24}^{1}=S_{42}^{1}=0.9852,S_{34}^{1}=S_{43}^{1}=0.8690\ ;$$

$$S_{12}^{2}=S_{21}^{2}=0.8196,S_{13}^{2}=S_{31}^{2}=1,S_{14}^{2}=S_{41}^{2}=0.9378,S_{23}^{2}=S_{32}^{2}=0.8196,$$

$$S_{24}^{2}=S_{42}^{2}=0.7574,S_{34}^{2}=S_{43}^{2}=0.9378\ ;$$

$$S_{12}^{3}=S_{21}^{3}=0.8690,S_{13}^{3}=S_{31}^{3}=0.9230,S_{14}^{3}=S_{41}^{3}=0.9634,S_{23}^{3}=S_{32}^{3}=0.7920,$$

$$S_{24}^{3}=S_{42}^{3}=0.9056, S_{34}^{3}=S_{43}^{3}=0.8864;$$

$$S_{13}^{4}=S_{31}^{4}=0.9608, S_{14}^{4}=S_{41}^{4}=0.9608, S_{23}^{4}=S_{32}^{4}=0.7858,$$

$$S_{24}^{4}=S_{42}^{4}=0.7858, S_{34}^{4}=S_{43}^{4}=1$$

步骤 3：根据式（3-27），计算所有的点支撑度之和 $T_{\Delta}(a_{ij})$ $(i=1,2,3,4;$ $j=1,2,3,4,5)$：

$$T_{\Delta}(a_{11})=2.8542, T_{\Delta}(a_{12})=2.8246, T_{\Delta}(a_{13})=2.7232, T_{\Delta}(a_{14})=2.8542$$

$$T_{\Delta}(a_{21})=2.7574, T_{\Delta}(a_{22})=3.3966, T_{\Delta}(a_{23})=2.7574, T_{\Delta}(a_{24})=2.6330$$

$$T_{\Delta}(a_{31})=2.7554, T_{\Delta}(a_{32})=2.5666, T_{\Delta}(a_{33})=2.6784, T_{\Delta}(a_{34})=2.7554$$

$$T_{\Delta}(a_{41})=2.7466, T_{\Delta}(a_{42})=2.3966, T_{\Delta}(a_{43})=2.7858, T_{\Delta}(a_{44})=2.7466$$

步骤 4：根据 PPA 算子，计算基层医疗机构 x_i 在所有属性 C_j 下的权重向量 $\boldsymbol{w}_{ij}$，即

$$\boldsymbol{w}_{11}=0.2536, \boldsymbol{w}_{12}=0.2509, \boldsymbol{w}_{13}=0.2419, \boldsymbol{w}_{14}=0.2536$$

$$\boldsymbol{w}_{21}=0.2615, \boldsymbol{w}_{22}=0.2273, \boldsymbol{w}_{23}=0.2615, \boldsymbol{w}_{24}=0.2497$$

$$\boldsymbol{w}_{31}=0.2562, \boldsymbol{w}_{32}=0.2386, \boldsymbol{w}_{33}=0.2490, \boldsymbol{w}_{34}=0.2562$$

$$\boldsymbol{w}_{41}=0.2573, \boldsymbol{w}_{42}=0.2245, \boldsymbol{w}_{43}=0.2610, \boldsymbol{w}_{44}=0.2573$$

步骤 5：对于每一个基层医疗机构 x_i，利用提出的 q 阶正交模糊 Frank 幂均点算子 q-ROFFPA 融合得到一个整体值，即

$$a_1=(0.4605,0.9677), a_2=(0.6486,0.9963), a_3=(0.4740,0.9695),$$
$$a_4=(0.5106,0.9745)$$

步骤 6：根据定义 3.3，计算 $x_i(i=1,2,\cdots,m)$ 综合得分值 $S_{(ai)}$，可得到

$$s(a_1)=-0.8087,\ s(a_2)=-0.7159,\ s(a_3)=-0.8047,\ s(a_4)=-0.7922$$

因此，有 $a_2>a_4>a_3>a_1$。

步骤 7：根据得分值，对这四个基层医疗机构进行排名，有 $x_2>x_4>x_3>x_1$。

因此，根据以上计算结果，第二个基层卫生保健机构是落实分级诊疗政策的最佳医疗机构。同时，第一家基层卫生医疗机构在实施分级诊疗政策方面的效果不显著，因此有必要加强对分级诊疗政策的宣传，提高居民对分级诊疗政策的认识。

为了反映参数 q 和 θ 对最终排名结果的影响，通过提出的 q-ROFFPPA 算子和 q-ROFFPPG 算子，分别赋予参数 q 和 θ 不同值来解决上例的多属性问题，相

关结果如图 3-5 和表 3-6 所示。

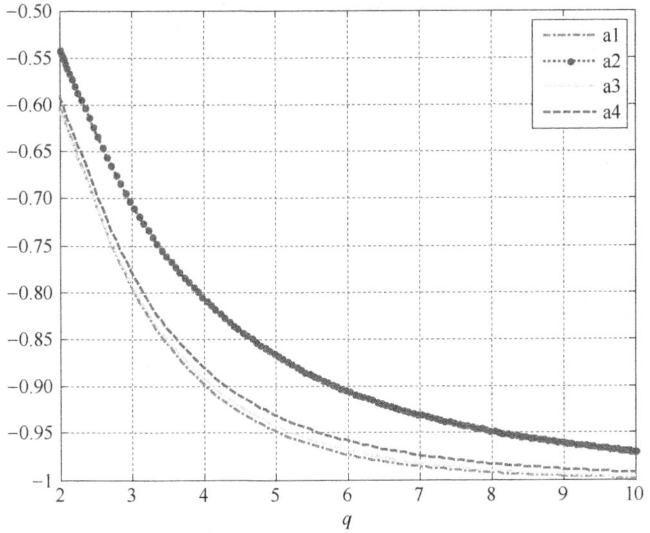

图 3-5 当算子 q-ROFFPPA 中参数 $q\in(2,10)$ 时，得分函数变化趋势

图 3-5 显示了当 $q\in(2,10)$ 通过 q-ROFFPPA 算子获得的四个初级医疗机构的得分值。从图 3-5 可以看出，当对 q-ROFFPPA 算子分配不同的参数 q 时，得分值是不同的。但是，排名结果始终是 $x_2 > x_4 > x_3 > x_1$。即 x_2 始终是落实分级诊疗政策的最佳医疗机构。另外，当 q 在[2,10]上逐渐增加时，使用 q-ROFFPPA 算子得到的总体得分值会越来越小。因此，参数 q 可以反映决策者的态度。决策者越乐观，可以给 q 分配的值越小；决策者越悲观，可以分配 q 的值越小。此外，随着 q 的值越来越大，无论 q 的值取值多少，这四个初级医疗机构的得分值都将非常接近一个固定值。

接下来研究参数 θ 的变化对得分值和排名结果的影响。这里，取 $q=3$。详细结果见表 3-6。

表 3-6 算子 q-ROFFPPA 中参数 θ 取不同值时，得分函数和排名结果

参数 θ	得分函数值 $s(a_i)\ (i=1,2,3,4)$	排名结果
$\theta=a_1\to 1$	$s(a_1)=0.0977$， $s(a_2)=0.2765$， $s(a_3)=0.1073$， $s(a_4)=0.1354$，	$x_2 > x_4 > x_3 > x_1$
$\theta=a_2=2$	$s(a_1)=-0.8087$， $s(a_2)=-0.7159$， $s(a_3)=-0.8047$， $s(a_4)=-0.7922$	$x_2 > x_4 > x_3 > x_1$
$\theta=a_3=3$	$s(a_1)=-0.8093$， $s(a_2)=-0.7178$， $s(a_3)=-0.8056$， $s(a_4)=-0.7936$	$x_2 > x_4 > x_3 > x_1$

续表

参数 θ	得分函数值 $s(a_i)$ $(i=1,2,3,4)$	排名结果
$\theta=a_3=5$	$s(a_1)=-0.8099$，$s(a_2)=-0.7197$，$s(a_3)=-0.8066$，$s(a_4)=-0.7950$	$x_2>x_4>x_3>x_1$
$\theta=a_4=10$	$s(a_1)=-0.8105$，$s(a_2)=-0.7219$，$s(a_3)=-0.8075$，$s(a_4)=-0.7965$	$x_2>x_4>x_3>x_1$
$\theta=a_4=30$	$s(a_1)=-0.8112$，$s(a_2)=-0.7244$，$s(a_3)=-0.8085$，$s(a_4)=-0.7981$	$x_2>x_4>x_3>x_1$
$\theta=a_5=50$	$s(a_1)=-0.8113$，$s(a_2)=-0.7252$，$s(a_3)=-0.8088$，$s(a_4)=-0.7985$	$x_2>x_4>x_3>x_1$

从表 3-6 可以发现，当给 q-ROFFPPA 算子分配不同的参数 θ 时，得分值是不同的。但是，无论参数 θ 取值为多少，排名结果始终是 $x_2>x_4>x_3>x_1$，因此实施分级诊疗政策的最佳基层医疗机构始终是 x_2。通过进一步分析表 3-6 可知，由 q-ROFFPPA 算子获得的四个基层医疗机构的得分值随着参数 θ 的增加而变小。因此，决策者可以根据其偏好和实际需求选择适当的 θ 值。

下面，将进一步比较以说明 q-ROFFPPA 和 q-ROFFPPG 算子的有效性和优势。考虑到 q-ROFFPPA 和 q-ROFFPPG 算子是在 q 阶正交模糊环境下结合了 Frank 运算法则和 PPA 算子，因此，为了对比分析所提出方法的优点，选择以下几个 MADM 方法作为对比的参考方法来解决上述基层医院的评估。

（1）与基于 IFWA 算子、PFWA 算子以及 q-ROFWA 算子方法的对比

此部分，使用基于 IFWA 算子的方法、基于 PFWA 算子的方法以及基于 q-ROFWA 算子的方法，来解决上述问题。结果见表 3-7。

表 3-7　基于不同算子的决策方法所得结果排名

多属性决策方法	得分函数值 $s(a_i)$ $(i=1,2,3,4)$	排名结果
基于 IFWA 算子	$s(a_1)=0.025$, $s(a_2)=0.4582$, $s(a_3)=0.0711$, $s(a_4)=0.1455$	$x_2>x_4>x_3>x_1$
基于 PFWA 算子	$s(a_1)=0.0121$, $s(a_2)=0.1780$, $s(a_3)=0.0254$, $s(a_4)=0.0518$	$x_2>x_4>x_3>x_1$
基于 q-ROFWA 算子	$s(a_1)=0.0011$, $s(a_2)=0.0230$, $s(a_3)=0.0013$, $s(a_4)=-0.0029$	$x_2>x_4>x_3>x_1$
基于 q-ROFFPPA 算子	$s(a_1)=-0.8087$, $s(a_2)=-0.7159$, $s(a_3)=-0.8047$，$s(a_4)=-0.7922$	$x_2>x_4>x_3>x_1$

分析表 3-7 可知，基于 q-ROFFPPA 算子的方法所得的排名结果与基于其他算子的方法所获得的排名结果是相同的，这也进一步验证了新方法的有效性。

但是，由于通过这些方法获得的排名结果是相同的，因此该对比结果不能很

好地体现所提出方法的优势。为了进一步说明提出方法的优势，通过调整上例中的一些数据进行了进一步分析。

例 3.1　在决策过程中，决策者可能会因专业背景和知识的差异而提供一些不合理的评估值。为了模拟上述情况，将表 3-7 中的属性值 a_{21}（0.6，0.2）和 a_{24}（0.5，0.3）分别调整为偏小的评价值（0.01，0.03）和（0.04，0.05），然后基于不同的算子方法来解决这个 MADM 问题。表 3-8 给出了基于以上方法所得的得分值和排名结果。

表 3-8　基于不同算子的决策方法所得结果排名

多属性决策方法	得分函数值 $s(a_i)\ (i=1,2,3,4)$	排名结果
基于 IFWA 算子	$s(a_1)=0.0257$，$s(a_2)=0.4009$，$s(a_3)=0.0711$，$s(a_4)=0.1455$	$x_2>x_4>x_3>x_1$
基于 PFWA 算子	$s(a_1)=0.0121$，$s(a_2)=0.0945$，$s(a_3)=0.0254$，$s(a_4)=0.0518$	$x_2>x_4>x_3>x_1$
基于 q-ROFWA 算子	$s(a_1)=0.0011$，$s(a_2)=0.0097$，$s(a_3)=0.0013$，$s(a_4)=-0.0029$	$x_2>x_4>x_3>x_1$
基于 q-ROFFPPA 算子	$s(a_1)=-0.8087$，$s(a_2)=-0.8058$，$s(a_3)=-0.8047$，$s(a_4)=-0.7922$	$x_4>x_3>x_2>x_1$

在例 3.1 中，由于将表 3-7 中的属性值 a_{21}（0.6，0.2）和 a_{24}（0.5，0.3）分别调整为偏小的评价值（0.01，0.03）和（0.04，0.05），可以发现，通过提出的方法获得的最优方案已从 x_2 变为 x_4，而通过其他三种方法获得的排名结果却没有变化。对于该结果解释如下：当将属性值更改为偏小的值（0.01，0.03）以及（0.04，0.05）时，由于本节提出的方法通过度量属性之间的点距离使用幂均点加权向量，因此可以避免这些过低的属性值对最终决策结果的影响。但是，基于 IFWA、PFWA 和 q-ROFWA 算子的方法使用的是简单的加权平均算子来融合属性值，因此无法考虑到这种特殊情况。因此，在本例中，尽管基于 IFWA、PFWA 和 q-ROFWA 算子的方法获得的第二个基层医疗机构 x_2 的得分值逐渐变小，但是通过这些方法获得的最终排名结果却没有变化，而提出的方法获得的最佳医疗机构变成了第四个基层医疗机构 x_4。因此，在解决备选方案中决策数据过高或过低的实际决策问题时，所提出的方法更为合理。

（2）与徐（Xu）[169]、卫和卢（Wei，Lu）[170]、以及张（Zhang）等[171]的方法对比

此部分，使用徐（Xu）提出的基于直觉模糊幂加权平均算子（intuitionistic fuzzy power weighted averaging operator，IFPWA）的方法[169]、卫和卢（Wei，Lu）提出

的基于毕达哥拉斯模糊幂加权平均算子（Pythagorean fuzzy power weighted average operator，PFPWA）的方法[170]以及张（Zhang）等提出的基于直觉模糊 Frank 幂加权平均算子（Intuitionistic fuzzy Frank power weighted averaging operator，IFFPWA）算子的方法[171]，来解决上述基层医院评估。结果见表 3-9。

表 3-9　基于不同算子的决策方法所得结果排名

多属性决策方法	得分函数值 $s(a_i)$ $(i=1,2,3,4)$	排名结果
基于 IFPWA 算子[169]	$s(a_1)=0.0322$，$s(a_2)=0.4530$，$s(a_3)=0.0804$，$s(a_4)=0.1250$	$x_2 > x_4 > x_3 > x_1$
基于 PFPWA 算子[170]	$s(a_1)=0.0137$，$s(a_2)=0.1732$，$s(a_3)=0.0273$，$s(a_4)=0.0448$	$x_2 > x_4 > x_3 > x_1$
基于 IFFPWA 算子[171]	$s(a_1)=-0.1294$，$s(a_2)=-0.1582$，$s(a_3)=-0.1462$，$s(a_4)=-0.1256$,	$x_2 > x_4 > x_3 > x_1$
基于 q-ROFFPPA 算子	$s(a_1)=-0.8087$，$s(a_2)=-0.7159$，$s(a_3)=-0.8047$，$s(a_4)=-0.7922$	$x_2 > x_4 > x_3 > x_1$

从表 3-9 中可以看出，基于 q-ROFFPPA 算子的方法、基于 IFPWA 算子的方法、基于 PFPWA 算子的方法和基于 IFFPWA 算子的等的方法获得的排名结果是相同的，即 $x_2 > x_4 > x_3 > x_1$。原因是它们都通过度量属性之间的距离来使用幂均加权向量。区别在于提出的方法是基于点距离，因此可以反映控制决策结果的不确定性，也能反映决策者悲观或乐观的态度。这也是提出的 q-ROFFPPA 算子获得的备选方案的得分值小于以上方法的原因。

但是，各种方法也有一些局限性。也就是说，它们基于直觉模糊数和毕达哥拉斯模糊数，因此无法处理决策数据中隶属度和非隶属度的总和或平方和大于 1 的情况，而提出的方法可以处理。为了进一步说明所提出的方法与以上方法在处理模糊信息中的优势，给出另一个实例。

例 3.2　为了提高专科医院临床科室的医疗质量，需要评估医院的四个临床科室，以 x_i（$i=1,2,3,4$）表示。专家从四个主要方面对四个临床科室进行评估：C_1：住院感染率；C_2：住院时间；C_3：时间和成本消耗；C_4：住院患者的不良事件发生率。假设决策者通过使用 q 阶正交模糊数来给出评价值，并且决策矩阵见表 3-10。

表 3-10　决策矩阵

	C_1	C_2	C_3	C_4
x_1	（0.9，0.3）	（0.8，0.1）	（0.6，0.6）	（0.6，0.3）
x_2	（0.7，0.4）	**（0.8，0.7）**	（0.8，0.2）	（0.4，0.3）
x_3	（0.8，0.4）	（0.7，0.5）	（0.4，0.2）	（0.6，0.4）
x_4	（0.8，0.2）	（0.8，0.2）	**（0.9，0.7）**	（0.7，0.4）

然后分别使用基于不同算子的方法以及提出的方法解决上述多属性决策问题，详细结果见表 3-11。

表 3-11　基于不同算子的决策方法所得结果排名

多属性决策方法	得分函数值 $s(a_i)$ $(i=1,2,3,4)$	排名结果
基于 IFPWA 算子[169]	无法计算	无
基于 PFPWA 算子[170]	无法计算	无
基于 IFFPWA 算子[171]	无法计算	无
基于 q-ROFFPPA 算子	$s(a_1)=-0.4795$，$s(a_2)=-0.4952$，$s(a_3)=-0.6372$，$s(a_4)=-0.3376$	$x_4 \succ x_1 \succ x_2 \succ x_3$

从表 3-11 中，可知元素 a_{22} 和 a_{43} 分别为（0.8，0.7），（0.9，0.7）。考虑到 $0.8^2+0.7^2>1$ 和 $0.9^2+0.7^2>1$，属性值（0.8，0.7）和（0.9，0.7）不能用直觉模糊数和毕达哥拉斯模糊数来表示。因此，因此表中前三种方法无法解决上述问题。但是，基于 q-ROFFPPA 算子的方法仍有效，因为可以通过调整 q 的值以 q 阶正交模糊数形式表达（0.8，0.7）和（0.9，0.7）。根据以上计算结果，医院各科室的医疗服务质量可以得到准确反映。医疗服务质量最高的科室是 x_4，得分为 −0.3376，医疗服务质量优于其他科室。医疗服务质量最低的科室是 x_3。因此，对于第三个科室，应在保证质量的前提下，进一步降低住院费用和住院时间，加强医院感染管理，完善不良事件应急处理体系。

提出的方法为医院管理部门提供了科学有效的评估模型，而且，提出的方法的适用范围比基于 IFPW、PFWA 和 IFFPWA 算子的方法更广泛。

（3）优势总结

为了进一步说明提出算子的优势，将提出的算子与现有算子进行比较，结果见表 3-12。

表 3-12　不同融合算子的特点

融合算子	单调性	是否能处理决策数据过高或过低的情况	是否反映不确定度	是否有参数反映决策偏好	表达模糊信息更强大
基于 IFWA 算子[8]	否	否	否	否	否
基于 PFWA 算子[16]	否	否	否	否	否
基于 q-ROFWA 算子[81]	否	否	否	否	是
基于 IFPWA 算子[169]	否	是	否	否	否

续表

融合算子	单调性	是否能处理决策数据过高或过低的情况	是否反映不确定度	是否有参数反映决策偏好	表达模糊信息更强大
基于 PFPWA 算子[170]	否	是	否	否	否
基于 IFFPWA 算子[171]	是	是	否	是	否
基于 q-ROFFPPA 算子	是	是	是	是	是
基于 q-ROFFPPG 算子	是	是	是	是	是

从表 3-12 可以看出，与文献中的算子相比，提出的算子具有以下优势：

① 从运算法则的角度来看，IFWA、PFWA、q-ROFWA、IFPWA、PFPWA 和 q-ROFGPWA 算子使用的是传统的运算法则，因此没有参数可以反映决策者的态度，而本节提出的 q-ROFFPPA 和 q-ROFFPPG 算子采用了 Frank 运算法则。因此，所提出的方法的优点在于它相对于参数 θ 是单调的，这意味着决策者可以根据他们的态度灵活地选择参数值。在实际决策情况下，如果决策者的态度是乐观的，那么可以让 $\theta \to 1$；如果决策者的态度是悲观的，那么可以让 $\theta \to +\infty$。

② 从融合算子的角度来看，IFWA、PFWA 和 q-ROFWA 算子没有采用幂加权向量，因此无法消除不合理数据对最终决策结果的影响，而 IFPWA 和 PFPWA 算子和本节提出的方法可以考虑这种情况，它们通过调整输入参数之间的支撑度使决策结果更合理。但是，IFPWA 和 PFPWA 算子使用传统的距离测度来度量支撑度，而本章提出的 q-ROFFPPA 和 q-ROFFPPG 算子采用点距离测度，可以根据不同的原理重新分配 q 阶正交模糊数的隶属度和非隶属度。因此，它可以从原始信息中获得更客观的结果，并给出与 q 阶正交模糊数本质一致的结果。此外，基于 q-ROFFPPA 和 q-ROFFPPG 算子的方法采用了 Frank 运算法则，这与 IFFPWA 算子是相同的。但是，IFFPWA 算子是本节提出的 q-ROFFPPA（当 $\xi,\varsigma=0$，q=1 时）算子的特例。

③ 从信息表达的角度来看，本节提出的方法应用范围更广。尽管 IFFPWA 算子不仅考虑到过高或过低数据对决策结果的影响，且采用了 Frank 运算法则，但它只能解决直觉模糊环境下的多属性决策问题。此外，与 IFFPWA 算子相比，提出的 q-ROFFPPA 和 q-ROFFPPG 算子功能更强大，因为它们可以根据定义 2.11 定义的点距离重新分配不确定度。因此，决策者可以选择本节提出的不同的点距离测度来表达其悲观或乐观态度。此外，决策者可以根据实际需要在 q-ROFFPPA 和 q-ROFFPPG 算子中选择 θ，q 适当的值。

综上所述，由于提出的方法结合了 Frank 运算法则与 PPA 算子，因此能更灵活地处理 MADM 问题，基于以上比较分析，提出的方法在处理多属性决策问题中更实用、合理。

3.3　本章小结

为解决分级诊疗评估中的不确定性问题，本章基于 q 阶正交模糊点算子，提出了两个多属性决策方法，并讨论了这两个多属性决策方法在不同的评估主体，即患者实际转诊评估和基层医院转诊实施效果评估中的应用。第一，提出了 q 阶正交点加权融合算子，基于该算子，建立了 q 阶正交模糊环境下的多属性决策方法，该决策方法能够通过获得各种形式的 q 阶正交模糊点算子，为决策者提供更多选择，同时也解决了传统信息融合算子无法控制决策结果不确定性的缺点。具体来说，首先，在 q 阶正交模糊环境下，定义了新的 q-ROFN 点算子，这些点算子通过重新分配 q 阶正交模糊数中的隶属度和非隶属度，将 q-ROFN 转换为具有较小犹豫程度的 q-ROFN，经过无数次迭代之后，犹豫度将会抵消。其次，提出了一类新的 q 阶正交点加权融合算子。最后，将该多属性决策方法应用到分级诊疗系统中转诊可行性评估中。第二，提出了 q 阶正交模糊 Frank 幂均点算子，建立了 q 阶正交模糊环境下的多属性决策方法，该决策方法能够消除决策者给出的不合理数据对最终结果的影响，同时能够控制决策结果的不确定性。具体来说，首先，引入了 q 阶正交模糊环境下的 Frank 运算法则；第三，定义了 q 阶正交模糊数点距离测度的概念，基于点距离测度，提出一种新的幂均点算子，最终建立了 q 阶正交模糊 Frank 幂均点算子，为 q 阶正交模糊环境下的多属性决策问题提供了一种新的决策方法。第四，将该多属性决策方法应用到基层医院转诊评估中，通过详细的比较分析说明了提出的多属性决策方法的有效性和优越性。

第4章

基于关联 q 阶正交模糊交互式多属性决策方法的分级诊疗方案评估研究

自新医改以来，国家出台了一系列政策，多措并举推进分级诊疗制度建设。为了响应这一政策，各地探索了不同的分级诊疗实施方案，并推广该政策。但多年来，我国离全面实现分级诊疗的目标仍存在较大差距，因此，对各地出台的不同的分级诊疗相关实施方案进行系统的量化评估显得尤为重要。本章基于属性关联这一特性，研究属性相关联的多属性医疗管理决策问题及理论体系，可以为健全我国分级诊疗方案评估提供借鉴和参考。

针对专家给出的分级诊疗方案评估属时，可以发现有时属性之间不可避免地存在相关关系，上一章提出的算子的问题在于，它们只能考虑任意两个属性之间的相互关系，而在实际的决策问题中，多个属性之间也存在着相关关系。因此，本章主要研究属性之间存在相关关系的 q 阶正交模糊多属性医疗管理决策问题。考虑到刘和王（Liu，Wang）[81]提出的代数运算法则没有考虑隶属度和非隶属度之间的相互作用，因此需要结合新的运算法则考虑属性之间存在相关关系的多属性决策问题。注意到哈拉（Hara）等[112]引入的 Hamy 均值（HM）是一种有效的信息融合技术，与 Bonferroni 均值和 Heronian 均值相比，HM 能够灵活考虑多个属性之间的相互关系，因此功能更强大。此外，秦（Qin）[113]、刘和游（Liu，You）[114]指出，从数学结构来看，HM 可以看作是 MSM 的扩展。因此，本章使用 HM 均值来融合 q 阶正交模糊信息。另外考虑到在实际的多属性决策问题中，由于决策者自身的决策偏好，往往会对个别属性的评估值过高或者过低。显然这种过高或者过低的评价值会导致决策结果不合理，同时也无法控制决策结果的不确定性。因此，本章第二部分基于 PPA 算子和 HM 均值提出了 q 阶正交模糊交互式幂均点

Hamy 多属性决策方法，并应用于分级诊疗方案的评估中。

4.1　基于 q 阶正交模糊交互式 Hamy 算子的多属性群决策方法

第 3 章定义提到的 q 阶正交模糊融合算子是基于刘和王（Liu，Wang）提出的代数运算法则[81]。然而刘和王（Liu，Wang）提出的传统的 q-ROFN 代数运算法则没有考虑隶属度和非隶属度之间的相互作用。例如，若 $a_i=(u_i,v_i)$，$(i=1,2,\cdots,n)$ 是 q-ROFN 的集合，如果 $a_k=(u_k,0)$，同时 $u_k \neq 0$，根据传统的代数运算法则，可得出 $u_{a_i \times a_k}=0$，这意味着如果 $v_k=0$，u_{a_i} 和 u_{a_k} 乘积结果的非隶属度将始终是零。因此，基于代数运算法则的所有信息融合算子也都将不适用于这种情形。

以 q-ROFWA（$a_1,a_2,\cdots,a_n$）算子为例，如果 $v_k=0$，可以得出 $v_{q\text{-ROFWA}(a_1,a_2,\cdots,a_n)}=0$，显然 $v_{a_i}\left(i=1,2,\cdots,n,i\neq k\right)$ 的数值将不会影响到最终的融合结果，这是有违常识的。因此，需要改进 q-ROFN 的运算法则以考虑隶属度和非隶属度之间的交互影响。

同时，考虑到大多数决策问题中，某些属性通常是相互关联的，因此也应考虑它们之间的相互关系。本节基于 HM 算子与交互式运算法则研究 q 阶正交模糊信息融合算子，然后将其应用于 MAGDM 问题的求解。

4.1.1　q 阶正交模糊交互式运算法则

刘和王（Liu，Wang）[81]对 q 阶正交模糊数定义的基本运算法则如下：

定义 4.1[81]　令 $a=(\mu,v)$，$a_1=(\mu_1,v_1)$ 和 $a_2=(\mu_2,v_2)$ 为任意三个正交模糊数，λ 是正整数，则

（1）$a_2 \oplus a_2=\left(\left(u_1^q+u_2^q-u_1^q u_2^q\right)^{1/q},v_1 v_2\right)$

（2）$a_2 \otimes a_2=\left(\mu_1\mu_2,\left(v_1^q+v_2^q-v_1^q v_2^q\right)^{1/q}\right)$

（3）$\lambda a=\left(\left(1-\left(1-\mu^q\right)^{\lambda}\right)^{1/q},v^{\lambda}\right)$

（4）$a^{\lambda}=\left(\mu^{\lambda},\left(1-\left(1-v^q\right)^{\lambda}\right)^{1/q}\right)$

但这些运算法则都没有考虑实际情况。例如，$a_1=(\mu_1,v_1)$，$a_2=(\mu_2,v_2)$ 为 2 个直觉模糊数，若非隶属度 $v_1=0$，$v_2\neq 0$ 或 $v_1\neq 0$，$v_2=0$，根据上述运算法则 a_1 与 a_2 和的非隶属度仍为 0。显然两个模糊数的非隶属度并未对它们和的

非隶属度产生任何影响。这是不符合实际情况的，为此定义如下交互式运算法则。

定义 4.2 令 $a=(\mu,v)$，$a_1=(\mu_1,v_1)$ 和 $a_2=(\mu_2,v_2)$ 为任意三个正交模糊数，λ 是正整数，则交互式运算法则定义如下：

（1）$a_1\oplus a_2=$

$$\left(\left(1-\left(1-\mu_1^q\right)\left(1-\mu_2^q\right)\right)^{1/q},\left(\left(1-\mu_1^q\right)\left(1-\mu_2^q\right)-\left(1-\mu_1^q-v_1^q\right)\left(1-\mu_2^q-v_2^q\right)\right)^{1/q}\right)$$

（2）$a_1\otimes a_2=$

$$\left(\left(\left(1-v_1^q\right)\left(1-v_2^q\right)-\left(1-\mu_1^q-v_1^q\right)\left(1-\mu_2^q-v_2^q\right)\right)^{1/q},\left(1-\left(1-v_1^q\right)\left(1-v_2^q\right)\right)^{1/q}\right)$$

（3）$\lambda a=\left(\left(1-\left(1-\mu^q\right)^{\lambda}\right)^{1/q},\left(\left(1-\mu^q\right)^{\lambda}-\left(1-\mu^q-v^q\right)^{\lambda}\right)^{1/q}\right)$

（4）$a^{\lambda}=\left(\left(\left(1-v^q\right)^{\lambda}-\left(1-\mu^q-v^q\right)^{\lambda}\right)^{1/q},\left(1-\left(1-v^q\right)^{\lambda}\right)^{1/q}\right)$

Hamy 均值[112]能够考虑数值之间的相互关系。

定义 4.3[112] 令 $a_i\left(i=1,2,\cdots,n\right)$ 表示数值的集合，$k=1,2,\cdots,n$，若

$$\mathrm{HM}^{(k)}\left(\alpha_1,\alpha_2,\cdots,\alpha_n\right)=\frac{\sum\limits_{1\leqslant i_1<\cdots<i_n}\left(\prod\limits_{j=1}^{k}a_{i_j}\right)^{1/k}}{C_n^k} \tag{4-1}$$

称 $\mathrm{HM}^{(k)}$ 为 Hamy 均值，其中 $\left(i_1,i_2,\cdots,i_k\right)$ 表示遍历 $\left(1,2,\cdots,n\right)$ 的所有 k 元组合，C_n^k 表示二项式系数。

根据式（4-1），易验证 $\mathrm{HM}^{(k)}$ 满足下面性质：

（1）$\mathrm{HM}^{(k)}\left(0,0,\cdots,0\right)=0$

（2）$\mathrm{HM}^{(k)}\left(a,a,\cdots,a\right)=a$

（3）当 $a_i\leqslant b_i$ 时 $\mathrm{HM}^{(k)}\left(a_1,a_2,\cdots,a_n\right)\leqslant\mathrm{HM}^{(k)}\left(b_1,b_2,\cdots,b_n\right)$

（4）$\min_i\left(a_i\right)\leqslant\mathrm{HM}^{(k)}\left(a_1,a_2,\cdots,a_n\right)\leqslant\max_i\left(a_i\right)$

从以上性质可知，当融合数值信息时，HM 是 Schur 凸函数和单调函数。根据最大化理论，HM 均值存在满足 Schur 凸性又满足单调性的对偶形式。因此，提出 HM 的对偶形式，如下：

定义 4.4 令 $a_i\left(i=1,2,\cdots,n\right)$ 表示数值的集合，$k=1,2,\cdots,n$，若

$$\mathrm{DHM}^{(k)}\left(a_1,a_2,\cdots,a_n\right)=\left(\prod_{1\leqslant i_1<\cdots<i_k\leqslant n}\frac{\sum_{j=1}^{k}a_{i_j}}{k}\right)^{1/C_n^k} \tag{4-2}$$

则称 $\mathrm{DHM}^{(k)}$ 为对偶 Hamy 均值，其中 $\left(i_1,i_2,\cdots,i_k\right)$ 表示遍历 $\left(1,2,\cdots,n\right)$ 的所有 k 元组合，C_n^k 表示二项式系数。

尤其，若 k=1，则基于 DHM 的算式简化为以下几何形式：

$$\mathrm{DHM}^{(1)}\left(a_1,a_2,\cdots,a_n\right)=\left(\prod_{1\leqslant i_1\leqslant n}a_{i_1}\right)^{1/n} \tag{4-3}$$

若 k=n，基于 DHM 的算式简化为以下几何形式：

$$\mathrm{DHM}^{(n)}\left(a_1,a_2,\cdots,a_n\right)=\frac{\sum_{1\leqslant i_1<n}a_{i_1}}{n} \tag{4-4}$$

更进一步，易验证 DHM 也满足以下性质：

（1）$\mathrm{DHM}^{(k)}\left(0,0,\cdots,0\right)=0$；

（2）$\mathrm{DHM}^{(k)}\left(a,a,\cdots,a\right)=a$；

（3）$\mathrm{DHM}^{(k)}\left(a_1,a_2,\cdots,a_n\right)\leqslant\mathrm{DHM}^{(k)}\left(b_1,b_2,\cdots,b_n\right)$，即如果 $a_i\leqslant b_i$ 对所有的 i 均成立，则 DHM 是单调的；

（4）$\min_i\left(a_i\right)\leqslant\mathrm{DHM}^{(k)}\left(a_1,a_2,\cdots,a_n\right)\leqslant\max_i\left(a_i\right)$。

4.1.2　q 阶正交模糊交互式 Hamy 信息融合算子

基于 q 阶正交模糊数的交互式运算法则，本节将 HM 算子扩展到 q 阶正交模糊环境中，并提出 q 阶正交模糊数的交互式 Hamy 算子（q-rung orthopair fuzzy interaction Hamy mean，q-ROFIHM）和它的权重形式。

定义 4.5　$a_i=\left(\mu_i,v_i\right)\ (i=1,2,\cdots,n)$ 为 q 阶正交模糊集合，$k=1,2,\cdots,n$，则 q 阶正交模糊数的交互式 Hamy 算子定义如下：

$$q\text{-}\mathrm{ROFIHM}^{(k)}\left(a_1,a_2,\cdots,a_n\right)=\frac{\bigoplus_{1\leqslant i_1<\cdots<i_k\leqslant n}\left(\bigotimes_{j=1}^{k}a_{i_j}\right)^{1/k}}{C_n^k} \tag{4-5}$$

其中 $\left(i_1,i_2,\cdots,i_k\right)$ 表示遍历 $\left(1,2,\cdots,n\right)$ 的所有 k 元组合，C_n^k 表示二项式系数。

基于以上定义的 q 阶正交模糊数的交互式运算法则，则可得到以下定理：

定理 4.1 令 $a_i=(\mu_i,v_i)\ (i=1,2,\cdots,n)$ 为 q 阶正交模糊集合，$k=1,2,\cdots,n$，则 q 阶正交模糊数的交互式 Hamy 算子的融合形式仍是一个 q 阶正交模糊数，且有

q-ROFIHM$^{(k)}(a_1,a_2,\cdots,a_n)=$

$$\left(\left(1-\left(\prod_{1\leqslant i_1<\cdots<i_k\leqslant n}\left(1-\prod_{j=1}^{k}\left(1-v_{i_j}^q\right)^{1/k}+\prod_{j=1}^{k}\left(1-\mu_{i_j}^q-v_{i_j}^q\right)^{1/k}\right)\right)^{1/C_n^k}\right)^{1/q},\right.$$

$$\left.\left(\begin{array}{l}\left(\prod_{1\leqslant i_1<\cdots<i_k\leqslant n}\left(1-\prod_{j=1}^{k}\left(1-v_{i_j}^q\right)^{1/k}+\prod_{j=1}^{k}\left(1-\mu_{i_j}^q-v_{i_j}^q\right)^{1/k}\right)\right)^{1/C_n^k}-\\\left(\prod_{1\leqslant i_1<\cdots<i_k\leqslant n}\left(\prod_{j=1}^{k}\left(1-\mu_{i_j}^q-v_{i_j}^q\right)^{1/k}\right)\right)^{1/C_n^k}\end{array}\right)^{1/q}\right) \tag{4-6}$$

证明：基于 q 阶正交模糊数的交互式运算法则，可得

$$\overset{k}{\underset{j=1}{\otimes}}a_{i_j}=\left(\left(\prod_{j=1}^{k}\left(1-v_{i_j}^q\right)-\prod_{j=1}^{k}\left(1-\mu_{i_j}^q-v_{i_j}^q\right)\right)^{1/q},\left(1-\prod_{j=1}^{k}\left(1-v_{i_j}^q\right)\right)^{1/q}\right)$$

$$\left(\overset{k}{\underset{j=1}{\otimes}}a_{i_j}\right)^{1/k}=\left(\left(\prod_{j=1}^{k}\left(1-v_{i_j}^q\right)^{1/k}-\prod_{j=1}^{k}\left(1-\mu_{i_j}^q-v_{i_j}^q\right)^{1/k}\right)^{1/q},\left(1-\prod_{j=1}^{k}\left(1-v_{i_j}^q\right)^{1/k}\right)^{1/q}\right)$$

$$\underset{1\leqslant i_1<\cdots<i_k\leqslant n}{\oplus}\left(\overset{k}{\underset{j=1}{\otimes}}a_{i_j}\right)^{1/k}=\left(\left(1-\prod_{1\leqslant i_1<\cdots<i_k\leqslant n}\left(1-\prod_{j=1}^{k}\left(1-v_{i_j}^q\right)^{1/k}+\prod_{j=1}^{k}\left(1-\mu_{i_j}^q-v_{i_j}^q\right)^{1/k}\right)\right)^{1/q},\right.$$

$$\left.\left(\prod_{1\leqslant i_1<\cdots<i_k\leqslant n}\left(1-\prod_{j=1}^{k}\left(1-v_{i_j}^q\right)^{1/k}+\prod_{j=1}^{k}\left(1-\mu_{i_j}^q-v_{i_j}^q\right)^{1/k}\right)-\prod_{1\leqslant i_1<\cdots<i_k\leqslant n}\left(\prod_{j=1}^{k}\left(1-\mu_{i_j}^q-v_{i_j}^q\right)^{1/k}\right)\right)^{1/q}\right)$$

相应地，有

$$\frac{\underset{1\leqslant i_1<\cdots<i_k\leqslant n}{\oplus}\left(\overset{k}{\underset{j=1}{\otimes}}a_{i_j}\right)^{1/k}}{C_n^k}=\left(\left(1-\left(\prod_{1\leqslant i_1<\cdots<i_k\leqslant n}\left(1-\prod_{j=1}^{k}\left(1-v_{i_j}^q\right)^{1/k}+\prod_{j=1}^{k}\left(1-\mu_{i_j}^q-v_{i_j}^q\right)^{1/k}\right)\right)^{1/C_n^k}\right)^{1/q}\right.$$

$$\left(\begin{array}{l}\left(\prod\limits_{1\leqslant i_1<\cdots<i_k\leqslant n}\left(1-\prod\limits_{j=1}^{n}\left(1-v_{i_j}^{q}\right)^{1/k}+\prod\limits_{j=1}^{k}\left(1-\mu_{i_j}^{q}-v_{i_j}^{q}\right)^{1/k}\right)\right)^{1/C_n^k}\\ -\left(\prod\limits_{1\leqslant i_1<\cdots<i_k\leqslant n}\left(\prod\limits_{j=1}^{k}\left(1-\mu_{i_j}^{q}-v_{i_j}^{q}\right)^{1/k}\right)\right)^{1/C_n^k}\end{array}\right)^{1/q}$$

基于以上过程，则有公式（4-6）成立。

接下来，证明融合算子仍是一个 q 阶正交模糊数，需要证明它满足以下性质：

（1）$0\leqslant\mu\leqslant1$，$0\leqslant v\leqslant1$

（2）$0\leqslant\mu^q+v^q\leqslant1$

令 $\mu=\left(1-\left(\prod\limits_{1\leqslant i_1<\cdots<i_k\leqslant n}\left(1-\prod\limits_{j=1}^{k}\left(1-v_{i_j}^{q}\right)^{1/k}+\prod\limits_{j=1}^{k}\left(1-\mu_{i_j}^{q}-v_{i_j}^{q}\right)^{1/k}\right)\right)^{1/C_n^k}\right)^{1/q}$

$$v=\left(\begin{array}{l}\left(\prod\limits_{1\leqslant i_1<\cdots<i_k\leqslant n}\left(1-\prod\limits_{j=1}^{k}\left(1-v_{i_j}^{q}\right)^{1/k}+\prod\limits_{j=1}^{k}\left(1-\mu_{i_j}^{q}-v_{i_j}^{q}\right)^{1/k}\right)\right)^{1/C_n^k}\\ -\left(\prod\limits_{1\leqslant i_1<\cdots<i_k\leqslant n}\left(\prod\limits_{j=1}^{k}\left(1-\mu_{i_j}^{q}-v_{i_j}^{q}\right)^{1/k}\right)\right)^{1/C_n^k}\end{array}\right)^{1/q}$$

首先证明条件（1）满足：

因为

$$\mu_i\in[0,1],v_i\in[0,1],\quad 0\leqslant\mu_i^q+v_i^q\leqslant1$$

因此有

$$0\leqslant\prod_{j=1}^{k}\left(1-v_i^q\right)^{1/k}\leqslant1\quad,\quad 0\leqslant\prod_{j=1}^{k}\left(1-\mu_i^q-v_i^q\right)^{1/k}\leqslant1$$

则

$$0\leqslant1-\prod_{j=1}^{k}\left(1-v_{i_j}^q\right)^{1/k}+\prod_{j=1}^{k}\left(1-\mu_{i_j}^q-v_{i_j}^q\right)^{1/k}\leqslant1$$

和

$$0\leqslant\left(\prod_{1\leqslant i_1<\cdots<i_k\leqslant n}\left(1-\prod_{j=1}^{k}\left(1-v_{i_j}^q\right)^{1/k}+\prod_{j=1}^{k}\left(1-\mu_{i_j}^q-v_{i_j}^q\right)^{1/k}\right)\right)^{1/C_n^k}\leqslant1$$

可得到

$$0\leqslant \mu=\left(1-\left(\prod_{1\leqslant i_1<\cdots<i_k\leqslant n}\left(1-\prod_{j=1}^{k}\left(1-v_{i_j}^{q}\right)^{1/k}+\prod_{j=1}^{k}\left(1-\mu_{i_j}^{q}-v_{i_j}^{q}\right)^{1/k}\right)\right)^{1/C_n^k}\right)^{1/q}\leqslant 1,$$

因此，$0\leqslant\mu\leqslant 1$得到了证明。相似地，同样可以证明$0\leqslant\nu\leqslant 1$。

其次，证明条件（2）满足：

$$\mu^q+v^q=1-\left(\prod_{1\leqslant i_1<\cdots<i_k\leqslant n}\left(\prod_{j=1}^{k}\left(1-\mu_{i_j}^{q}-v_{i_j}^{q}\right)^{1/k}\right)\right)^{1/C_n^k}$$

上面已经证明了$0\leqslant\prod_{j=1}^{n}\left(1-\mu_i^q-v_i^q\right)^{1/k}\leqslant 1$

因此有$0\leqslant 1-\left(\prod_{1\leqslant i_1<\cdots<i_k\leqslant n}\left(\prod_{j=1}^{k}\left(1-\mu_{i_j}^{q}-v_{i_j}^{q}\right)^{1/k}\right)\right)^{1/C_n^k}\leqslant 1$

因此$0\leqslant\mu^q+v^q\leqslant 1$也成立，这说明通过 q-ROFIHM 算子融合后的结果仍是一个 q 阶正交模糊数，因此定理得证。

接下来，证明 q-ROFIHM 算子的一些相关性质。

定理 4.2 （幂等性）令$a_i=\left(\mu_i,v_i\right)\ (i=1,2,\cdots,n)$为 q 阶正交模糊数，若这些 q 阶正交模糊数是相等的，即 $a_i=a$ 对所有 i 均成立，则

$$q\text{-ROFIHM}^{(k)}\left(a_1,a_2,\cdots,a_n\right)=a \tag{4-7}$$

证明：因为$a_i=a$对所有 i 均成立，则有

$$q\text{-ROFIHM}^{(k)}\left(a_1,a_2,\cdots,a_n\right)=\frac{\bigoplus_{1\leqslant i_1<\cdots<i_k\leqslant n}\left(\bigotimes_{j=1}^{k}a_{i_j}\right)^{1/k}}{C_n^k}=\frac{\bigoplus_{1\leqslant i_1<\cdots<i_k\leqslant n}\left(\bigotimes_{j=1}^{k}a\right)^{1/k}}{C_n^k}$$

$$=\frac{\bigoplus_{1\leqslant i_1<\cdots<i_k\leqslant n}\left(a^k\right)^{1/k}}{C_n^k}=\frac{1}{C_n^k}C_n^k a=a$$

定理 4.3 （交换性）令 $a_i=\left(\mu_i,v_i\right)\ (i=1,2,\cdots,n)$ 为三个 q 阶正交模糊数，$\left(\tilde{a}_1,\tilde{a}_2,\cdots,\tilde{a}_n\right)$是$\left(a_1,a_2,\cdots,a_n\right)$，的任意重排，则有

$$q\text{-ROFIHM}^{(k)}\left(a_1,a_2,...,a_n\right)=q\text{-ROFIHM}^{(k)}\left(\tilde{a}_1,\tilde{a}_2,\cdots,\tilde{a}_n\right) \tag{4-8}$$

证明：$q\text{-ROFIHM}^{(k)}\left(a_1,a_2,\cdots,a_n\right)=\frac{\bigoplus_{1\leqslant i_1<\cdots<i_k\leqslant n}\left(\bigotimes_{j=1}^{k}a_{i_j}\right)^{1/k}}{C_n^k}$

$$=\frac{\underset{1\leqslant i_1<\cdots<i_k\leqslant n}{\oplus}\left(\overset{k}{\underset{j=1}{\otimes}}\tilde{a}_{i_j}\right)^{1/k}}{C_n^k}=q\text{-ROFIHM}^{(k)}\left(\tilde{a}_1,\tilde{a}_2,\cdots,\tilde{a}_n\right)$$

通过调整参数 k 和 q 的取值，可得到 q-ROFIHM 算子的以下特例。

情形 1：当 k=1 时，基于 q-ROFIHM 算子的定义，有

$$q\text{-ROFIHM}^{(k)}\left(a_1,a_2,\cdots,a_n\right)=\frac{\underset{1\leqslant i_1\leqslant n}{\oplus}\left(\overset{1}{\underset{j=1}{\otimes}}a_{i_j}\right)^{1/1}}{n}=\frac{\underset{1\leqslant i_1<n}{\oplus}a_{i_1}}{n}=\frac{\overset{n}{\underset{i=1}{\oplus}}a_i}{n}=$$

$$q\text{-ROFIA}^{(k)}\left(a_1,a_2,\cdots,a_n\right)$$

此时，q-ROFIHM 算子退化为 q 阶正交模糊交互式平均算子（q-ROFIA）。

情形 2：当 k=n 时，基于 q-ROFIHM 算子的定义，有

$$q\text{-ROFIHM}^{(k)}\left(a_1,a_2,\cdots,a_n\right)=\frac{\underset{1\leqslant i_1<\cdots<i_n\leqslant n}{\oplus}\left(\overset{n}{\underset{j=1}{\otimes}}a_{i_j}\right)^{1/n}}{C_n^n}=\left(\overset{n}{\underset{i=1}{\otimes}}a_i\right)^{1/n}=$$

$$q\text{-ROFIG}^{(k)}\left(a_1,a_2,\cdots,a_n\right)$$

此时，q-ROFIHM 算子退化为 q 阶正交模糊交互式几何平均算子（q-ROFIA）。

情形 3：当 k=1，q=1 时，基于 q-ROFIHM 算子的定义，有

$$q\text{-ROFIHM}^{(k)}\left(a_1,a_2,\cdots,a_n\right)=\left(\begin{array}{l}1-\prod\limits_{1\leqslant i_1\leqslant n}\left(1-\mu_{i_1}\right)^{1/n},\prod\limits_{1\leqslant i_1\leqslant n}\left(1-\mu_{i_1}\right)^{1/n}-\\ \prod\limits_{1\leqslant i_1\leqslant n}\left(1-\mu_{i_1}-v_{i_1}\right)^{1/n}\end{array}\right)$$

此时，q-ROFIHM 算子退化为直觉模糊交互式几何平均算子。

情形 4：当 k=n，q=1 时，基于 q-ROFIHM 算子的定义，有

$$q\text{-ROFIHM}^{(k)}\left(a_1,a_2,\cdots,a_n\right)=\left(\prod_{1\leqslant i_1\leqslant n}\left(1-v_{i_1}\right)^{1/n}-\prod_{1\leqslant i_1\leqslant n}\left(1-\mu_{i_1}-v_{i_1}\right)^{1/n},1-\prod_{1\leqslant i_1\leqslant n}\left(1-v_{i_1}\right)^{1/n}\right)$$

$$=\text{IFWGIA}^{(k)}\left(a_1,a_2,\cdots,a_n\right)$$

此时，q-ROFIHM 算子退化为由何（He）[173]等定义的直觉模糊几何加权交互式 Hamy 算子（intuitionistic fuzzy weighted geometric interaction averaging operator，IFWGIA）。

情形 5：当 k=1，q=2 时，基于 q-ROFIHM 算子的定义，有

$$q\text{-ROFIHM}^{(k)}\left(a_1,a_2,\cdots,a_n\right)=\left(\sqrt{1-\prod_{j=1}^{n}\left(1-\mu_{i_j}^2\right)^{1/n}},\sqrt{\prod_{j=1}^{n}\left(1-\mu_{i_j}^2\right)^{1/n}-\prod_{j=1}^{n}\left(1-\mu_{i_j}^2-v_{i_j}^2\right)^{1/n}}\right)$$

$$=\text{PFIWA}^{(k)}\left(a_1,a_2,\cdots,a_n\right)$$

此时，*q*-ROFIHM 算子退化为由卫（Wei）[174]定义的毕达哥拉斯模糊几何权重交互式 Hamy 算子（Pythagorean fuzzy interaction weighted average operator，PFIWA）。

情形 6：当 $k=n$，$q=1$ 时，基于 *q*-ROFIHM 算子的定义，有

$$q\text{-ROFIHM}^{(k)}\left(a_1,a_2,\cdots,a_n\right)=\left(\sqrt{\prod_{j=1}^{n}\left(1-v_{i_j}^2\right)^{1/n}-\prod_{j=1}^{n}\left(1-\mu_{i_j}^2-v_{i_j}^2\right)^{1/n}},\sqrt{1-\prod_{j=1}^{n}\left(1-v_{i_j}^2\right)^{1/n}}\right)$$

$$=\text{PFIWG}^{(k)}\left(a_1,a_2,\cdots,a_n\right)$$

此时，*q*-ROFIHM 算子退化为由卫（Wei）[174]定义的毕达哥拉斯模糊权重交互式 Hamy 算子（PFIWG）。

在许多情况下，每个要融合的 *q* 阶正交模糊数的重要性都不相同，因此需要分配不同的权重。但是，*q*-ROFIHM 算子并没有考虑每个要融合的 *q* 阶正交模糊数的重要性。为了克服这个缺陷，引入它的加权形式（*q*-ROFIWHM）。

定义 4.6 令 $a_i=\left(\mu_i,v_i\right)\ (i=1,2,\cdots,n)$ 为 *q* 阶正交模糊数集合，$\boldsymbol{w}=\left(w_1,w_2,\cdots,w_n\right)^{\mathrm{T}}$ 是对应的 *q* 阶正交模糊数 a_i 的权重，满足 $w_i\in[0,1]$ 以及 $\sum_{i=1}^{n}w_i=1$，$k=1,2,\cdots,n$。则 *q* 阶正交模糊交互式权重 Hamy 算子定义如下：

$$q\text{-ROFIWHM}^{(k)}\left(a_1,a_2,\cdots,a_n\right)=\frac{\underset{1\leqslant i_1<\cdots<i_k\leqslant n}{\oplus}\left(\overset{k}{\underset{j=1}{\otimes}}\left(a_{i_j}\right)^{w_{i_j}}\right)^{1/k}}{C_n^k} \tag{4-9}$$

其中 $\left(i_1,i_2,\cdots,i_k\right)$ 表示遍历 $\left(1,2,\cdots,n\right)$ 的所有 k 元组合，C_n^k 表示二项式系数。

相似地，基于以上定义的 *q* 阶正交模糊数的交互式运算法则，则可得到 *q* 阶正交模糊交互式权重 Hamy 算子的融合结果。

定理 4.4 令 $a_i=\left(\mu_i,v_i\right)\ (i=1,2,\cdots,n)$ 是 *q* 阶正交模糊数集合，$k=1,2,\cdots,n$，那么 *q*-ROFIWHM 算子的融合结果仍是一个 *q* 阶正交模糊数，且有

$$q\text{-ROFIWHM}^{(k)}\left(a_1,a_2,\cdots,a_n\right)=$$

$$\left(\left(1-\left(\prod_{1\leqslant i_1<\cdots<i_k\leqslant n}\left(1-\prod_{j=1}^{k}\left(1-v_{i_j}^q\right)^{w_{i_j}/k}+\prod_{j=1}^{k}\left(1-\mu_{i_j}^q-v_{i_j}^q\right)^{w_{i_j}/k}\right)\right)^{1/C_n^k}\right)^{1/q},\right.$$

$$\left(\begin{array}{l}\left(\prod_{1\leqslant i_1<\cdots<i_k\leqslant n}\left(1-\prod_{j=1}^{k}\left(1-v_{i_j}^q\right)^{w_{i_j}/k}+\prod_{j=1}^{k}\left(1-\mu_{i_j}^q-v_{i_j}^q\right)^{w_{i_j}/k}\right)\right)^{1/C_n^k}\\-\left(\prod_{1\leqslant i_1<\cdots<i_k\leqslant n}\left(\prod_{j=1}^{k}\left(1-\mu_{i_j}^q-v_{i_j}^q\right)^{w_{i_j}/k}\right)\right)^{1/C_n^k}\end{array}\right)^{1/q} \tag{4-10}$$

证明： 因 $(a_{i_j})^{w_{i_j}}=\left(\left(\left(1-v_{i_j}^q\right)^{w_{i_j}}-\left(1-\mu_{i_j}^q-v_{i_j}^q\right)^{w_{i_j}}\right)^{1/q},\left(1-\left(1-v_{i_j}^q\right)^{w_{i_j}}\right)^{1/q}\right)$，用 $\left(\left(1-v_{i_j}^q\right)^{w_{i_j}}-\left(1-\mu_{i_j}^q-v_{i_j}^q\right)^{w_{i_j}}\right)^{1/q}$ 替代式（4-6）中的 μ_{i_j}，用 $\left(1-\left(1-v_{i_j}^q\right)^{w_{i_j}}\right)^{1/q}$ 来替代式（4-6）中的 v_{i_j}，因此可得到式（4-10）。

4.1.3　q 阶正交模糊交互式 Hamy 多属性群决策方法

基于提出的 q 阶正交模糊交互式 Hamy 算子，本节提出一种新的多属性群决策方法，应用于属性相关联的 q 阶正交模糊多属性决策中。首先，一个典型的 q 阶正交模糊环境下的多属性群决策问题可描述为：

用 $X=\{x_1,x_2,\cdots,x_m\}$ 来表示所有备选方案的集合，$G=\{G_1,G_2,\cdots,G_n\}$ 是用来评估备选方案的所有属性集，$\boldsymbol{\omega}=(\omega_1,\omega_2,\cdots,\omega_n)^{\mathrm{T}}$ 是与备选方案属性相关的权重向量，且属性的权重满足以下条件：$\omega_j\in[0,1]$ 且 $\sum_{j=1}^{n}\omega_i=1$。$D=\{D_1,D_2,\cdots,D_t\}$ 表示所有的决策专家集合，专家的权重向量为 $\boldsymbol{\lambda}=(\lambda_1,\lambda_2,\cdots,\lambda_t)^{\mathrm{T}}$，满足 $\lambda_s\in[0,1](s=1,2,\cdots,t)$ 以及 $\sum_{s=1}^{t}\lambda_s=1$。所有专家为了评估备选方案，对备选方案的所有属性 $G_j\ (j=1,2,\cdots,s)$ 进行评估，并且专家 D_s 利用 q 阶正交模糊数来表示他们的偏好关系，在这里用 $a_{ij}^s=\left(\mu_{ij}^s,v_{ij}^s\right)$ 来表示专家 D_s 对方案 i 在属性 j 下的评价值。相应地，当专家对所有的方案评估后，可以得到一个 q 阶正交模糊决策矩阵 $\boldsymbol{A}^s=\left(a_{ij}^s\right)_{m\times n}$。基于前面提出的 q 阶正交模糊交互式 Hamy 算子，提出以下程序辅助决策者来解决上述含有 q 阶正交模糊决策信息的多属性群决策问题：

步骤 1： 首先，将专家 D_s 的 q 阶正交模糊决策矩阵 $\boldsymbol{A}^s=\left(a_{ij}^s\right)_{m\times n}$ 转化为标准化矩阵，即

$$a_{ij}^s=\begin{cases}\left(\mu_{ij}^s,v_{ij}^s\right)_q & G_j\in I_1\\\left(v_{ij}^s,\mu_{ij}^s\right)_q & G_j\in I_2\end{cases} \tag{4-11}$$

其中 I_1 和 I_2 分别表示收益型属性和成本型属性。

步骤 2： 对于每一个备选方案 $x_i\left(i=1,2,\cdots,m\right)$，利用提出的 q-ROFIWHM 算子，

$$a_{ij}=q\text{-ROFIWDHM}^{(k)}\left(a_{ij}^1,a_{ij}^2,\cdots,a_{ij}^t\right)$$

或 q-ROFIWDHM 算子

$$a_{ij}=q\text{-ROFIWDHM}^{(k)}\left(a_{ij}^1,a_{ij}^2,\cdots,a_{ij}^t\right)$$

将每个决策者对备选方案 $X=\left\{x_1,x_2,\cdots,x_m\right\}$ 的对应属性值 a_{ij}^s 进行融合，可获得一个整体 q 阶正交模糊决策矩阵 $\boldsymbol{a}_{ij}$；

步骤 3： 对整体的 q 阶正交模糊决策矩阵 $\boldsymbol{A}=\left(a_{ij}\right)_{mn}$，对于每一个备选方案 $x_i\left(i=1,2,\cdots,m\right)$，利用提出的 q-ROFIWHM 算子，

$$a_i=q-ROFIWHM^{(k)}\left(a_{i1},a_{i2},\cdots,a_{in}\right)$$

或 q-ROFIWDHM 算子

$$a_i=q-ROFIWDHM^{(k)}\left(a_{i1},a_{i2},\cdots,a_{in}\right)$$

确定每个方案的整体评价值 $a_i\left(i=1,2,\cdots,m\right)$。

步骤 4： 根据定义 2.3，计算 $x_i\left(i=1,2,\cdots,m\right)$ 综合值的得分 $S\left(a_i\right)$；

步骤 5： 比较总体的 $x_i\left(i=1,2,\cdots,m\right)$ 得分值大小，进而获得方案的最终排序，得到最优方案。

4.1.4 实例分析：q 阶正交模糊交互式 Hamy 多属性决策方法在分级诊疗医院选址中的应用

本节以刘（Liu）等在文献[172]“选址问题”问题为案例，具体说明本书所提出的方法的有效性。

例 4.1 合理的医院选址可以满足区域的医疗需求，避免医疗资源的浪费、提高医疗资源的利用率，进而有利于分级诊疗的实施和患者的转诊。某市计划选择一个最佳医院位置，经过初步评估，确定了五个可能的选址地，以 $X=\left\{x_1,x_2,x_3,x_4,x_5\right\}$ 来表示。邀请相关领域的三个权威专家 $D_s\left(s=1,2,3\right)$ 来进行医院选址评估，这三个专家的对应的权重向量可表示为 $\boldsymbol{\lambda}=\left(0.35,0.45,0.2\right)^{\mathrm{T}}$。经过讨论，确定了评估指标为：人口密度（$G_1$）、成本花费（$G_2$）、和环境质量（$G_3$）和交通便利性（$G_4$）、四个指标相应的权重向量为 $\boldsymbol{w}=\left(0.25,0.1,0.3,0.35\right)^{\mathrm{T}}$。然后依据这四个评价指标，决策者对这五个选址地以 q 阶正交模糊数进行研判评估，获得了三个专家决策矩阵 $\boldsymbol{A}^s=\left(a_{ij}^s\right)\left(s=1,2,3\right)$，见表 4-1～表 4-3。然后，采用上节

提出的多属性决策方法来解决上述决策问题。

表 4-1　专家 D_1 的决策矩阵 $\boldsymbol{A}^1$

	G_1	G_2	G_3	G_4
x_1	（0.5，0.4）	（0.5，0.3）	（0.2，0.6）	（0.5，0.4）
x_2	（0.6，0.2）	（0.6，0.3）	（0.6，0.2）	（0.6，0.3）
x_3	（0.5，0.4）	（0.2，0.6）	（0.6，0.2）	（0.4，0.4）
x_4	（0.6，0.2）	（0.6，0.2）	（0.4，0.2）	（0.3，0.6）
x_5	（0.4，0.3）	（0.7，0.2）	（0.4，0.5）	（0.4，0.5）

表 4-2　专家 D_2 的决策矩阵 $\boldsymbol{A}^2$

	G_1	G_2	G_3	G_4
x_1	（0.4，0.2）	（0.6，0.2）	（0.4，0.4）	（0.5，0.3）
x_2	（0.5，0.3）	（0.6，0.2）	（0.6，0.2）	（0.5，0.4）
x_3	（0.4，0.4）	（0.3，0.5）	（0.5，0.3）	（0.7，0.2）
x_4	（0.5，0.4）	（0.7，0.2）	（0.5，0.2）	（0.7，0.2）
x_5	（0.6，0.3）	（0.7，0.2）	（0.4，0.2）	（0.4，0.2）

表 4-3　专家 D_3 的决策矩阵 $\boldsymbol{A}^3$

	G_1	G_2	G_3	G_4
x_1	（0.4，0.5）	（0.5，0.2）	（0.5，0.3）	（0.5，0.2）
x_2	（0.5，0.4）	（0.5，0.3）	（0.6，0.2）	（0.7，0.2）
x_3	（0.4，0.5）	（0.3，0.4）	（0.4，0.3）	（0.3，0.3）
x_4	（0.5，0.3）	（0.5，0.3）	（0.3，0.5）	（0.5，0.2）
x_5	（0.6，0.2）	（0.6，0.3）	（0.4，0.4）	（0.6，0.3）

（1）基于 q-ROFIWHM 算子的决策过程

步骤 1：对于每一个备选方案 $x_i\left(i=1,2,\cdots,m\right)$，利用提出的 q-ROFIWHM 算子，将每个决策者对备选方案 $X=\left\{x_1,x_2,\cdots,x_m\right\}$ 的对应属性值 a_{ij}^s 进行融合，可获得一个整体 q 阶正交模糊决策矩阵 $\boldsymbol{A}$，见表 4-4。

表 4-4　整体决策矩阵

	G_1	G_2	G_3	G_4
x_1	（0.3133，0.2604）	（0.3908，0.1701）	（0.2716，0.3398）	（0.3549，0.2308）
x_2	（0.3840，0.2109）	（0.4162，0.1837）	（0.4280，0.1389）	（0.4218，0.2383）
x_3	（0.3143，0.2970）	（0.1950，0.3719）	（0.3733，0.1898）	（0.4130，0.2197）

续表

	G_1	G_2	G_3	G_4
x_4	（0.3845，0.2327）	（0.4581，0.1581）	（0.3084，0.2220）	（0.4161，0.3082）
x_5	（0.3906，0.1985）	（0.4951，0.1580）	（0.2836，0.2758）	（0.3251，0.2640）

步骤 2：针对上述整体的 q 阶正交模糊决策矩阵 $\boldsymbol{A}_{ij}$，将每一个备选方案 $x_i\left(i=1,2,\cdots,m\right)$，利用提出的 q-ROFIWHM 算子，即 $a_{ij}=q\text{-ROFIWHM}^{(k)}\left(a_{ij}^1,a_{ij}^2,\cdots,a_{ij}^t\right)$，假定 $q=3$ 及 $k=2$，确定每个方案的整体评价值 $a_i\left(i=1,2,\cdots,m\right)$，可得

$$a_1=\left(0.2086,0.1744\right),\ a_2=\left(0.2640,0.1288\right),\ a_3=\left(0.2346,0.1640\right),$$
$$a_4=\left(0.2470,0.1628\right),\ a_5=\left(0.2282,0.1560\right)$$

步骤 3：根据定义 3.3，计算 $x_i\left(i=1,2,\cdots,m\right)$ 综合值的得分 $s\left(a_i\right)$，则有

$$s\left(a_1\right)=0.0038,\quad s\left(a_2\right)=0.0163,\quad s\left(a_3\right)=0.0082,$$
$$s\left(a_4\right)=0.0107,\quad s\left(a_5\right)=0.0081$$

步骤 4：比较总体的 $x_i\left(i=1,2,\cdots,m\right)$ 得分值大小，进而获得最终排序为 $x_2>x_4>x_3>x_5>x_1$，因此最佳医院选址为 x_2。

（2）基于 q-ROFIWDHM 算子的决策过程

步骤 1：对于每一个备选方案 $x_i\left(i=1,2,\cdots,m\right)$，利用提出的 q-ROFIWHM 算子，将每个决策者对备选方案 $X=\left\{x_1,x_2,\cdots,x_m\right\}$ 的对应属性的评价值 a_{ij}^s 进行融合，可获得一个整体 q 阶正交模糊决策矩阵 $\boldsymbol{A}$，见表 4-5：

表 4-5　整体决策矩阵

	G_1	G_2	G_3	G_4
x	（0.3089，0.2666）	（0.3897，0.1760）	（0.2691，0.3415）	（0.3518，0.2378）
x	（0.3819，0.2177）	（0.4143，0.1926）	（0.4271，0.1465）	（0.4190，0.2467）
x	（0.3089，0.3029）	（0.1898，0.3733）	（0.3719，0.1950）	（0.4119，0.2235）
x	（0.3819，0.2396）	（0.4570，0.1666）	（0.3076，0.2237）	（0.4159，0.3086）
x	（0.3886，0.2060）	（0.4937，0.1702）	（0.2794，0.2802）	（0.3216，0.2692）

步骤 2：针对上述整体的 q 阶正交模糊决策矩阵 $\boldsymbol{A}$，将每一个备选方案 $x_i\left(i=1,2,\cdots,m\right)$，利用提出的 q-ROFIWHM 算子，即 $a_{ij}=q\text{-ROFIWHM}^{(k)}\left(a_{ij}^1,\right.$

$a_{ij}^2,\cdots,a_{ij}^t\big)$，假定 q=3，以及 k=2，确定每个方案的整体评价值 $a_i\left(i=1,2,\cdots,m\right)$，可得

$$a_1=\left(0.2059,0.1782\right),\quad a_2=\left(0.2622,0.1359\right),\quad a_3=\left(0.2306,0.1680\right),$$
$$a_4=\left(0.2452,0.1668\right),\ a_5=\left(0.2259,0.1608\right)$$

步骤 3：根据定义 3.3，计算 $x_i\left(i=1,2,\cdots,m\right)$ 综合值的得分 $s\left(a_i\right)$，则有

$$s\left(a_1\right)=0.0031,\ s\left(a_2\right)=0.0155,\ s\left(a_3\right)=0.0075,$$
$$s\left(a_4\right)=0.0101,\ s\left(a_5\right)=0.0074$$

步骤 4：比较总体的 $x_i\left(i=1,2,\cdots,m\right)$ 得分值大小，进而获得方案的最终排序为 $x_2 > x_4 > x_3 > x_5 > x_1$，因此得到最佳医院选址为 x_2。

因此，基于 q-ROFIWHM 算子和 q-ROFIWDHM 算子处理上述选址问题所得的排名结果是相同的。因此最佳选址是 x_2。

4.1.4.1 参数 k 和 q 对结果的影响

为了反映参数 q 对最终排名结果的影响，针对上述多属性群决策问题，使用提出的 q-ROFIWHM 和 q-ROFIWDHM 算子分析参数 q 变化时，得分值的变化趋势。为此，对 q-ROFIWHM 和 q-ROFIWDHM 算子中的参数向量赋予不同的值，用 MATLAB 软件来分析此过程，得到得分函数变化趋势及排序结果。结果见表 4-6、图 4-1 和图 4-2。

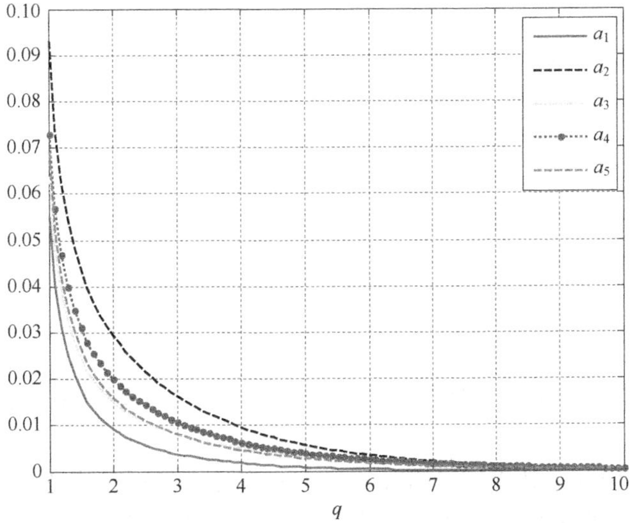

图 4-1 基于 q-ROFIWHM 算子的备选方案得分值变化趋势，$\boldsymbol{q}\in(\mathbf{1,10})$

表 4-6　不同参数值下基于 q-ROFIWHM 算子的排名结果

参数 q	得分函数值 $s(a_i)\ (i=1,2,3,4)$	排名结果
q=1	$s(a_1)=0.0549$，$s(a_2)=0.0947$，$s(a_3)=0.0654$，$s(a_4)=0.0786$，$s(a_5)=0.0653$	$x_2>x_4>x_3>x_5>x_1$
q=2	$s(a_1)=0.0097$，$s(a_2)=0.0299$，$s(a_3)=0.0159$，$s(a_4)=0.0224$，$s(a_5)=0.0161$	$x_2>x_4>x_3>x_5>x_1$
q=3	$s(a_1)=0.0038$，$s(a_2)=0.0163$，$s(a_3)=0.0082$，$s(a_4)=0.0107$，$s(a_5)=0.0081$	$x_2>x_4>x_3>x_5>x_1$
q=4	$s(a_1)=0.0018$，$s(a_2)=0.0096$，$s(a_3)=0.0051$，$s(a_4)=0.0067$，$s(a_5)=0.0046$	$x_2>x_4>x_3>x_5>x_1$
q=5	$s(a_1)=0.0001$，$s(a_2)=0.0057$，$s(a_3)=0.0032$，$s(a_4)=0.0041$，$s(a_5)=0.0028$	$x_2>x_4>x_3>x_5>x_1$

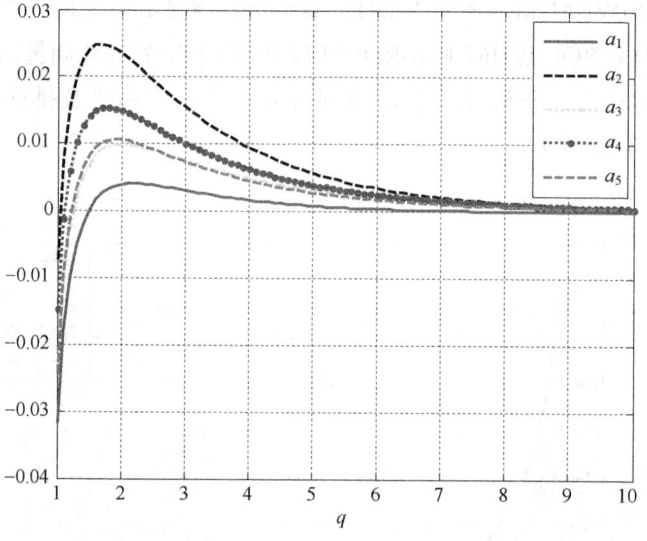

图 4-2　基于 q-ROFIWDHM 算子的备选方案得分值变化趋势，$q\in(1,10)$

图 4-1 是由 q-ROFIWHM 算子得到的备选方案的得分值变化趋势。为了更详细的分析，以图 4-1 的结果为例来说明备选方案的得分值，结果见表 4-6 所示。例如，当 q=5 且 k=2 时，由 q-ROFIWHM 算子可以得到 $s(a_1)=0.0001$，

$s(a_2)=0.0057$， $s(a_3)=0.0032$， $s(a_4)=0.0041$, $s(a_5)=0.0028$。从表 4-6 和图 4-1 可以看到，当赋予 q-ROFIWHM 算子中的 q 不同的参数值时，备选方案的得分是不同的。但是，排名结果始终是 $x_2>x_4>x_3>x_5>x_1$。另外，随着参数 q 在[1,10]上增加，由 q-ROFIWHM 算子得到的备选方案的得分值越来越小。此外，当参数 q 取值小于 3 时，备选方案的得分值有一个显著的变化。然后，随着参数 q 的取值越来越大，无论 q 取值如何，备选方案的得分值都非常接近于一个固定值。因此，参数 q 可以反映决策者的态度。决策者越乐观，分配给 q 的值就可以越小；决策者越悲观，分配给 q 的值就可以越大。

类似地，图 4-2 给出了当参数 q 取值不同时，由 q-ROFIWDHM 算子得到的备选方案的得分值的变化趋势。根据图 4-2，当分配给参数 q 不同的取值时，由 q-ROFIWDHM 算子得到的备选方案的得分值会有所不同。具体来说，当 q 的取值在[1，1.853]上逐渐增加时，由 q-ROFIWDHM 算子得到的备选方案的得分值会随着 q 的增加而变大；而当 q 的取值在[1.853，10]上逐渐增加时，得分值会随着 q 的增加而变小。但是，无论参数 q 在[1，10]如何取值，备选方案的排序结果始终是 $x_2>x_4>x_5>x_1>x_3$。即 x_2 始终是最佳选择，这与 q-ROFIWHM 算子所得到的结果是一致的。此外，随着 q 的取值在（1.853，10]上逐渐增加，备选方案的得分值会平稳地降低，然后当 q 取值再依次增加时，备选方案的得分值会随着 q 的增加而接近一个固定值。

接下来，基于 q-ROFIWHM 和 q-ROFIWDHM 算子，研究参数 k 的取值对备选方案得分值和排名结果的影响。结果见表 4-7 和表 4-8（q=3）。

表 4-7　q-ROFIWHM 算子中，参数 k 的取值对最终结果的影响

参数 k	得分函数值 $s(a_i)\ (i=1,2,3,4)$	排名结果
k=1	$s(a_1)=0.0040$， $s(a_2)=0.0164$， $s(a_3)=0.0083$， $s(a_4)=0.0117$， $s(a_5)=0.0085$	$x_2>x_4>x_5>x_3>x_1$
k=2	$s(a_1)=0.0038$， $s(a_2)=0.0163$， $s(a_3)=0.0082$， $s(a_4)=0.0107$， $s(a_5)=0.0081$	$x_2>x_4>x_3>x_5>x_1$
k=3	$s(a_1)=0.0003$， $s(a_2)=0.0155$， $s(a_3)=0.0075$， $s(a_4)=0.0099$， $s(a_5)=0.0074$	$x_2>x_4>x_3>x_5>x_1$
k=4	$s(a_1)=0.0023$， $s(a_2)=0.0117$， $s(a_3)=0.0056$， $s(a_4)=0.0075$， $s(a_5)=0.0057$	$x_2>x_4>x_5>x_3>x_1$

表 4-8　q-ROFIWHDM 算子中，参数 k 的取值对最终结果的影响

参数 k	a_i $(i=1,2,3,4)$ 的得分值	排名结果
k=1	$s(a_1)=-0.0024$，$s(a_2)=0.0154$，$s(a_3)=0.0029$，$s(a_4)=0.0058$，$s(a_5)=0.0041$	$x_2>x_4>x_5>x_3>x_1$
k=2	$s(a_1)=0.0031$，$s(a_2)=0.0155$，$s(a_3)=0.0075$，$s(a_4)=0.0101$，$s(a_5)=0.0074$	$x_2>x_4>x_3>x_5>x_1$
k=3	$s(a_1)=0.0039$，$s(a_2)=0.0235$，$s(a_3)=0.0106$ $s(a_4)=0.0151$，$s(a_5)=0.0099$	$x_2>x_4>x_3>x_5>x_1$
k=4	$s(a_1)=0.0029$，$s(a_2)=0.0177$，$s(a_3)=0.0079$，$s(a_4)=0.0113$，$s(a_5)=0.0074$	$x_2>x_4>x_3>x_5>x_1$

从表 4-7 和表 4-8 可以看出，当参数 k 的取值不同时，备选方案的得分值是不同的。当 k 取值为 2、3 时，排名结果是相同的，即 $x_2>x_4>x_3>x_5>x_1$；而当 k 取值为 1、4 时，排名结果却是不同的，即 $x_2>x_4>x_5>x_3>x_1$。这是因为当 k 取值为 1、4 时，q-ROFIWHM 算子是没有考虑属性之间的相互关系的，而当 k 取值为 2、3 时，考虑了属性之间的相互关系，因此所得到的排序结果是不同的。这也说明提出的方法在融合过程中非常灵活，因为它能够通过灵活选取参数 k 的值，来处理属性之间存在相关关系的多属性决策问题。

此外，从表 4-7 中的数据也可以发现，属性之间的相关关系考虑得越多，备选方案的得分值就越小，这是 q-ROFIWHM 算子和 q-ROFIWDHM 算子之间的差异。因此，决策者可以根据自己的偏好和实际需求选择适当的 k 值。

4.1.4.2　比较分析

为了解释所提出方法的优势，本节使用一些现有的 MADM 方法来解决上述例 4.1。考虑到所提出的方法是基于 q-ROFIWHM 或 q-ROFIWDHM 融合算子，而这两个算子结合了 q 阶正交模糊下的交互式运算法则和 HM 算子，因此，为了对比分析所提出方法的优点，选择以下几个 MADM 方法作为对比的参考方法来解决例 4.1。

（1）与基于 IFWA、PFWA、q-ROFWA 不同算子的方法对比

这里使用 IFWA 算子的方法、PFWA 算子的方法，以及 q-ROFWA 算子的方法来解决例 4.1。结果见表 4-9。

表 4-9 基于不同算子的决策方法所得结果排名

多属性决策方法	得分函数值 $s(a_i)$ $(i=1,2,3,4)$	排名结果
基于 IFWA 算子[8]	$s(a_1)=0.121$，$s(a_2)=0.333$, $s(a_3)=0.199$，$s(a_4)=0.278$，$s(a_5)=0.169$	$x_2>x_4>x_3>x_5>x_1$
基于 PFWA 算子[16]	$s(a_1)=-0.1093$，$s(a_2)=-0.0674$，$s(a_3)=-0.1025$，$s(a_4)=-0.0723$，$s(a_5)=-0.0834$	$x_2>x_4>x_5>x_3>x_1$
基于 q-ROFWA 算子[81]	$s(a_1)=-0.0361$，$s(a_2)=-0.0175$，$s(a_3)=-0.0328$，$s(a_4)=-0.0194$，$s(a_5)=-0.0241$	$x_2>x_4>x_5>x_3>x_1$
基于 q-ROFIWHM 算子，k=1	$s(a_1)=0.0040$，$s(a_2)=0.0164$，$s(a_3)=0.0083$，$s(a_4)=0.0117$，$s(a_5)=0.0085$	$x_2>x_4>x_5>x_3>x_1$
基于 q-ROFIWDHM 算子，k=1	$s(a_1)=0.0040$，$s(a_2)=0.0164$，$s(a_3)=0.0083$，$s(a_4)=0.0117$，$s(a_5)=0.0085$	$x_2>x_4>x_5>x_3>x_1$
基于 q-ROFIWHM 算子，k=2	$s(a_1)=0.0038$，$s(a_2)=0.0163$，$s(a_3)=0.0082$，$s(a_4)=0.0107$，$s(a_5)=0.0081$	$x_2>x_4>x_3>x_5>x_1$
基于 q-ROFIWDHM 算子，k=2	$s(a_1)=0.0031$，$s(a_2)=0.0155$，$s(a_3)=0.0075$，$s(a_4)=0.0101$，$s(a_5)=0.0074$	$x_2>x_4>x_3>x_5>x_1$

当 k=1 时，基于提出的 q-ROFIWHM 和 q-ROFIWDHM 算子获得的排名结果与本部分使用的三种方法获得的排名结果是相同的。这个结果是很容易解释的，因为当 k=1 时，所提出的方法与这三种方法没有考虑属性之间的相互关系，因此结果是一致的。这个事实也验证了属性间没有相互关系时新方法的有效性。

然而，当 k=2 时，这三种方法获得的排名结果与提出的基于 q-ROFIWHM 和 q-ROFIWDHM 算子的方法得出的结果是不同的。原因在于这三种方法提出的加权平均算子是基于基本的代数运算法则来融合属性值的，而提出的方法则是基于交互式运算法则，因此造成了这几种方法所得的结果是不同的。同时，当 k=2 时，所提出的基于 q-ROFIWHM 和 q-ROFIWDHM 算子的方法考虑了属性之间的相互关系，而这三种方法并没有考虑。因此，本节所提出的方法比这三种方法更为合理。

（2）与基于 IFWGIA 算子方法对比

此部分，使用基于 IFWGIA 算子的方法以及基于 PFIWA 算子的方法，来解决例 4.1。结果见表 4-10。

表 4-10 基于不同算子的决策方法所得结果排名

多属性决策方法	得分函数值 $s(a_i)$ $(i=1,2,3,4)$	排名结果
基于 IFWGIA 算子[173]	$s(a_1)=0.0849$，$s(a_2)=0.3021$，$s(a_3)=0.1295$，$s(a_4)=0.1979$，$s(a_5)=0.1812$	$x_2>x_4>x_5>x_3>x_1$
基于 PFIWA 算子[174]	$s(a_1)=0.0596$，$s(a_2)=0.2516$，$s(a_3)=0.1136$，$s(a_4)=0.1575$，$s(a_5)=0.1293$	$x_2>x_4>x_5>x_3>x_1$
基于 q-ROFIWHM 算子，k=2	$s(a_1)=0.0038$，$s(a_2)=0.0163$，$s(a_3)=0.0082$，$s(a_4)=0.0107$，$s(a_5)=0.0081$	$x_2>x_4>x_3>x_5>x_1$
基于 q-ROFIWDHM 算子，k=2	$s(a_1)=0.0031$，$s(a_2)=0.0155$，$s(a_3)=0.0075$，$s(a_4)=0.0101$，$s(a_5)=0.0074$	$x_2>x_4>x_3>x_5>x_1$

从表 4-10 中可以得出，当 k=2 时，本节提出的基于 q-ROFIWHM 和 q-ROFIWDHM 算子的方法获得的排名结果为 $x_2>x_4>x_3>x_5>x_1$，而基于 IFWGIA 算子和基于 PFIWA 算子的方法排名结果是 $x_2>x_4>x_5>x_3>x_1$。产生不同结果的原因在于 IFWGIA 和 PFIWA 算子虽然也都采用了交互式运算法则，但却忽略了属性之间的相互关系。本节提出的基于 q-ROFIWHM 和 q-ROFIWDHM 算子的方法不仅采用了交互式运算法则，而且可以考虑到属性之间的相互关系。因此，与本部分的方法相比，本节提出的方法获得的排名结果是更为合理的。

设想，如果属性之间不存在相互关系，那么当 k=1 时，基于 q-ROFIWHM 和 q-ROFIWDHM 算子的方法将与本部分使用的方法产生相同的结果。为了验证这个结论，假定 k=1，利用提出的方法来解决例 4.2 中的 MAGDM 问题。结果显示，排名结果为 $x_2>x_4>x_5>x_3>x_1$，与本部分使用的方法产生的结果是相同的。因此，本节提出的基于 q-ROFIWHM 和 q-ROFIWDHM 算子的方法比本部分使用方法更为灵活。

（3）与徐和亚格尔（Xu，Yager）[96]、梁（Liang）等[102]、刘等（Liu，Liu）[105]、秦和刘（Qin，Liu）[175]，以及卫和卢（Wei，Lu）[104]的方法对比

本部分利用基于直觉模糊加权 Bonferroni 均值（weighted intuitionistic fuzzy Bonferroni mean operator，WIFBM）算子的方法[96]、基于加权毕达哥拉斯模糊 Bonferroni 均值（weighted Pythagorean fuzzy Bonferroni mean operator，WPFBM）

算子的方法[102]、基于 q 阶正交模糊 Bonferroni 均值算子（q-rung orthopair weighted Bonferroni mean operator，q-ROFWBM）的方法[105]、基于直觉模糊麦克劳林对称平均（weighted intuitionistic fuzzy Maclaurin symmetric mean operator，WIFMSM）算子的方法[175]，以及基于毕达哥拉斯麦克劳林对称平均（Pythagorean fuzzy weighted Maclaurin symmetric mean operator，PFWMSM）的方法[104]，来解决上例。结果见表 4-11。

表 4-11　基于不同算子的决策方法所得结果排名

多属性决策方法	得分函数值 $s(a_i)$ $(i=1,2,3,4)$	排名结果
基于 WIFBM 算子[96]	$s(a_1)=-0.898$，$s(a_2)=-0.865$，$s(a_3)=-0.888$，$s(a_4)=-0.876$，$s(a_5)=-0.893$	$x_2>x_4>x_3>x_5>x_1$
基于 WPFBM 算子[102]	$s(a_1)=-0.8398$，$s(a_2)=-0.8015$，$s(a_3)=-0.8297$，$s(a_4)=-0.8148$，$s(a_5)-{-0.8275}$	$x_2>x_4>x_3>x_5>x_1$
基于 q-ROFWBM 算子[105]	$s(a_1)=-0.7751$，$s(a_2)=-0.7233$，$s(a_3)=-0.7631$，$s(a_4)=-0.7445$，$s(a_5)=-0.7600$	$x_2>x_4>x_3>x_5>x_1$
基于 WIFMSM 算子[175]	$s(a_1)=-0.9194$，$s(a_2)=-0.9009$，$s(a_3)=-0.9119$，$s(a_4)=-0.9074$，$s(a_5)=-0.9196$	$x_2>x_4>x_3>x_5>x_1$
基于 PFWMSM 算子[104]	$s(a_1)=-0.8484$，$s(a_2)=-0.8149$，$s(a_3)=-0.8360$，$s(a_4)=-0.8284$，$s(a_5)=-0.495$	$x_2>x_4>x_3>x_5>x_1$
基于 q-ROFIWHM 算子，k=2	$S(a_1)=0.0038$，$S(a_2)=0.0163$，$S(a_3)=0.0082$，$S(a_4)=0.0107$，$S(a_5)=0.0081$	$x_2>x_4>x_3>x_5>x_1$
基于 q-ROFIWDHM 算子，k=2	$s(a_1)=0.0031$，$s(a_2)=0.0155$，$s(a_3)=0.0075$，$s(a_4)=0.0101$，$s(a_5)=0.0074$	$x_2>x_4>x_3>x_5>x_1$

从表 4-11 可以发现，当 k=2 时基于 q-ROFIWHM 和 q-ROFIWDHM 算子的方法与表中前五种方法产生了相同的排名结果，即 $x_2>x_4>x_3>x_5>x_1$。原因在于它们分别是基于 HM、BM 和 MSM 算子，这些算子都能考虑到属性之间的相互关系。这一事实也进一步验证了当 k=2 时，提出的新方法是有效的。但是，前五种方法都是基于最基本的代数运算，如果上例中存在属性的隶属度或非隶属度为零的情况，则会得到不合理的结果。由于基于 q-ROFIWHM 和 q-ROFIWDHM 算子的方法采用了第 2 节中定义的交互式运算法则，因此可以克服前五种方法的缺陷，因此可以得到更加合理的排名结果。

如上所述，当属性的隶属度或非隶属度为零时，表 4-11 中前五种方法会得到不合理的结果，而本节提出的方法能很好地处理这种情况。为了更进一步反映本节提出方法的优势，可调整上述例中的一些数据进行进一步分析。

例 4.2 例 4.1 中，表 4-1 至 4-3 中的所有属性的隶属度和非隶属度都是非零值。因此，将例 4.2 中决策矩阵中某些元素的非隶属度值调整为零；即 a_{44}^1 的值从（0.3，0.6）调整为（0.3，0.0）、a_{41}^2 值的由（0.5，0.4）调整为（0.5，0.0）、a_{42}^3 的值由（0.5，0.3）调整为（0.5，0.0）、a_{43}^3 的值由（0.3，0.5）调整为（0.3，0.0）。然后使用表 4-11 中的方法。表 4-12 给出了通过以上方法所得的得分值和排名结果。

表 4-12 基于不同算子的决策方法所得结果排名

多属性决策方法	得分函数值 $s(a_i)$ $(i=1,2,3,4)$	排名结果
基于 WIFBM 算子[96]	$s(a_1)=-0.9139$，$s(a_2)=-0.8925$，$s(a_3)=-0.9074$，$s(a_4)=-0.7912$，$s(a_5)=-0.9064$	$x_2>x_4>x_5>x_3>x_1$
基于 WPFBM 算子[102]	$s(a_1)=-0.8398$，$s(a_2)=-0.8015$，$s(a_3)=-0.8297$，$s(a_4)=-0.6869$，$s(a_5)=-0.8275$	$x_2>x_4>x_5>x_3>x_1$
基于 q-ROFWBM 算子[105]	$s(a_1)=-0.7751$，$s(a_2)=-0.7233$，$s(a_3)=-0.7631$，$s(a_4)=-0.6032$，$s(a_5)=-0.7600$	$x_4>x_2>x_5>x_3>x_1$
基于 WIFMSM 算子[175]	$s(a_1)=-0.9194$，$s(a_2)=-0.9009$，$s(a_3)=-0.9196$，$s(a_4)=-0.8096$，$s(a_5)=-0.9119$	$x_4>x_2>x_5>x_1>x_3$
基于 PFWMSM 算子 [104]	$s(a_1)=-0.8484$，$s(a_2)=-0.8149$，$s(a_3)=-0.8495$，$s(a_4)=-0.7053$，$s(a_5)=-0.8360$	$x_4>x_2>x_5>x_1>x_3$
基于 q-ROFIWHM，算子 k=2	$s(a_1)=0.0038$，$s(a_2)=0.0163$，$s(a_3)=0.0082$，$s(a_4)=0.0107$，$s(a_5)=0.0081$	$x_2>x_4>x_3>x_5>x_1$
基于 q-ROFIWDHM，算子 k=2	$s(a_1)=0.0031$，$s(a_2)=0.0155$，$s(a_3)=0.0075$，$s(a_4)=0.0101$，$s(a_5)=0.0074$	$x_2>x_4>x_3>x_5>x_1$

例 4.2 中，决策矩阵中 a_{44}^1 的值从（0.3，0.6）调整为（0.3，0.0）、a_{41}^2 值的由（0.5，0.4）调整为（0.5，0.0）、a_{42}^3 的值由（0.5，0.3）调整为（0.5，0.0）、a_{43}^3 的值由（0.3，0.5）调整为（0.3，0.0）。从表 4-12 中的计算结果可以发现前五种方法获得的备选方案的最优方案排名结果已从 x_2 变为 x_4，而所提出的方法获得的排名结果没有改变。对于以上结果，可以作以下解释：前五种方法使用了传统的

代数运算法则，因此无法考虑本例中属性值 a_{44}^{1}、a_{41}^{2}、a_{42}^{3}、a_{43}^{3} 的非隶属度为零的情况，因为根据传统的代数运算法则，备选方案 x_4 的最终评估值的非隶属度将始终是零。因此，当更改备选方案中的属性值 a_{44}^{1}、a_{41}^{2}、a_{42}^{3}、a_{43}^{3} 时，这些方法得到的 x_4 的得分值将会增加。但是，基于 q-ROFIWHM 和 q-ROFIWDHM 算子的方法考虑了属性值 a_{44}^{1}、a_{41}^{2}、a_{42}^{3}、a_{43}^{3} 为 0 的情况，因此，能够减少隶属度或非隶属度为 0 时对最终排名结果的影响。

综上，当多属性决策问题中备选方案中某些属性评估值的隶属度或非隶属度为零时，本节所提出的方法比表 4-12 中前五种方法更为合理。

（4）与何（He）等[176]、杨和庞（Yang，Pang）[177]的方法对比

利用 He 等提出的基于直觉模糊交互式 Bonferroni 均值（weighted intuitionistic fuzzy interaction Bonferroni means operator，WIFIBM）算子的方法[176]、基于毕达哥拉斯模糊交互式麦克劳林平均（Pythagorean fuzzy interaction weighted Maclaurin symmetric mean operator，PFIWMSM）算子的方法[177]，来解决上述示例。结果见表 4-13。

表 4-13　基于不同算子的决策方法所得结果排名

多属性决策方法	得分函数值 $s(a_i)$ $(i=1,2,3,4)$	排名结果
基于 WIFIBM 算子[176]	$s(a_1)=-0.037$，$s(a_2)=-0.014$，$s(a_3)=-0.029$，$s(a_4)=-0.022$，$s(a_5)=-0.032$	$x_2 > x_4 > x_3 > x_5 > x_1$
基于 PFIWMSM 算子[177]	$s(a_1)=-0.046$，$s(a_2)=-0.026$，$s(a_3)=-0.033$，$s(a_4)=-0.028$，$s(a_5)=-0.043$	$x_2 > x_4 > x_3 > x_5 > x_1$
基于 q-ROFIWHM 算子，k=2	$s(a_1)=0.0038$，$s(a_2)=0.0163$，$s(a_3)=0.0082$，$s(a_4)=0.0107$，$s(a_5)=0.0081$	$x_2 > x_4 > x_3 > x_5 > x_1$
基于 q-ROFIWDHM 算子，k=2	$s(a_1)=0.0031$，$s(a_2)=0.0155$，$s(a_3)=0.0075$，$s(a_4)=0.0101$，$s(a_5)=0.0074$	$x_2 > x_4 > x_3 > x_5 > x_1$

从表 4-13 中可以看出，当 k=2 时，基于 q-ROFIWHM 和 q-ROFIWDHM 算子的方法、与基于 WIFIBM 算子[176]的方法、基于 PFIWMSM 算子[177]的方法，产生了相同的排名结果，即 $x_2 > x_4 > x_3 > x_5 > x_1$。原因就在于这四种方法不仅采用了交互式运算法则，而且也都考虑了属性之间的相关关系，因此排名结果是相同的，这也进一步验证了提出方法的有效性。

但是，和本节提出的方法相比，另两种方法有一些局限性，因为它们都是基于直觉模糊数和毕达哥拉斯模糊数，因此无法处理多属性决策问题中，属性值的隶属度和非隶属度之和或平方和大于 1 的情况，而提出的方法具有很广的适用性，因为它们是基于 q 阶正交模糊数。因此，提出的方法的适用范围比基于 WIFIBM 的方法，基于 PFIWMSM 算子的方法更广。

（5）优势总结

为了进一步说明提出算子的优势，将本节提出的算子，与各种算子的特点相比较，结果见表 4-14。

表 4-14　不同融合算子的特点

融合算子	是否考虑任意两个属性间的相互关系	是否考虑任意多个属性间的相互关系	是否考虑隶属度与非隶属度间的交互关系	灵活性（是否有参数能反映决策者的偏好）	是否能更有力的表达不确定性）
IFWA [8]	否	否	否	否	否
PFWA [16]	否	否	否	否	否
q-ROFWA [81]	否	否	否	否	是
WIFBM [96]	是	否	否	是	否
WPFBM [102]	是	否	否	是	否
q-ROFWBM[105]	是	否	否	是	是
WIFMSM [175]	是	是	否	是	否
PFWMSM [104]	是	是	否	是	否
IFWGIA [173]	否	否	是	否	否
PFIWG [174]	否	否	是	否	否
WIFIBM [176]	是	否	是	是	否
PFIWMSM [177]	是	否	是	是	否
q-ROFIWHM	是	是	是	是	是
q-ROFIWDHM	是	是	是	是	是

从表 4-14 可以发现，与表中前 12 种方法相比，本节提出的方法具有以下优势：

1）从运算法则的角度来看，IFWA、PFWA、*q*-ROFWA、WIFBM、WPFBM、*q*-ROFWBM、WIFMSM 和 PFWMSM 算子使用的是传统的运算法则，因此当备选方案中出现某些属性评估值的隶属度或非隶属度为零这种情况时，则会产生不合理的结果。此外，IFWA、PFWA 和 q-ROFWA 算子无法考虑属性之间的相关关系，而 WIFBM、WPFBM、q-ROFWBM、WIFMSM 和 PFWMSM 算子以及本节提出的算子则考虑了属性的相互关系。

2）从融合算子的角度来看，尽管 WIFBM、WPFBM 和 q-ROFWBM 算子可以考虑属性之间的相互关系，但它们仅考虑到了两个属性之间的相互关系；而本节提出的 q-ROFIWHM 和 q-ROFIWDHM 算子可以通过调整参数 k 的值，来考虑多个属性之间的相互关系。此外，本节提出的基于 q-ROFIWHM 和 q-ROFIWDHM 算子的方法采用了交互式运算法则，可以避免某些备选方案中属性值的隶属度和非隶属度为零时，对排名结果产生的不合理影响，这与 IFWGIA 和 PFIWA 算子是相同的。而 IFWGIA 和 PFIWA 算子分别是提出的 q-ROFIWHM（当 k=n、q=1 时）和 q-ROFIWDHM（当 k=1、q=2 时）算子的特殊情况，但和提出的方法相比，却没有考虑属性之间的相互关系。因此从融合算子的角度看，提出的方法实用性更强。

3）从信息表达的角度来看，提出方法的应用范围更广泛。尽管 WIFIBM 算子和 PFIWMSM 算子不仅可以考虑了属性之间的相互关系，而且采用了交互式运算法则避免了一些情况下的不合理结果，但它们只能解决直觉模糊和毕达哥拉斯模糊环境下的 MAGDM 问题。而且，与 WIFIBM 算子和 PFIWMSM 算子相比，提出的 q-ROFIWHM 和 q-ROFIWDHM 算子更灵活，具有更多的功能，因为它们可以捕获多个输入变量之间的相互关系。此外，决策者可以根据实际需要在 q-ROFIWHM 和 q-ROFIWDHM 算子中选择适当的 k、q 的值。

总之，由于本节提出的方法可以将交互式运算法则与 Hamy 相结合，并将它们应用到了 q 阶正交模糊环境下，因此本节提出的方法提供了一种灵活且通用的工具来处理 MADM 问题。基于以上比较和分析，本节提出的方法比现有的基于 WA、BM 和 MSM 算子的多属性决策方法具有更强的适用性。

4.2　基于 q 阶正交模糊交互式幂点 Hamy 算子的多属性决策方法

根据第 3 章定义 3.4 q 阶正交模糊点距离测度可知：q 阶正交模糊点距离测度利用了 q 阶正交模糊数的所有可用信息（即隶属度、非隶属度和犹豫度），可以根据决策者不同的风险偏好来重新分配 q 阶正交模糊数的隶属度和非隶属度，从而可以从原始的 q 阶正交模糊数中获得更多的客观信息。考虑到这个优势，利用第 3 章提出的 PPA 算子，本节对存在多个属性相关联的多属性决策问题，提出 q 阶正交模糊交互式幂点 Hamy 多属性决策方法，并应用到分级诊疗方案有效性评估中。

4.2.1 基于 q 阶正交模糊点距离的幂均算子

显然，距离测度在 PPA 运算中起着重要作用。在使用 PA 算子之前，关键的一个步骤是确定 a_i 和 a_j 之间的支撑度，这取决于 a_i 与其他值之间的距离。距离越小，两个值越接近，它们之间的相互支撑度就越大。

定义 4.7 令 $a_i\left(i=1,2,\cdots,n\right)$ 为数值集，则 PPA 算子定义如下：

$$\mathrm{PPA}\left(a_1,a_2,\cdots,a_n\right)=\sum_{i=1}^{n}\left(\left(1+T_\Delta\left(a_i\right)\right)a_i\bigg/\sum_{j=1}^{n}\left(1+T_\Delta\left(a_j\right)\right)\right) \tag{4-12}$$

其中 $T_\Delta\left(a_i\right)=\sum\limits_{j=1,j\neq i}^{n}\mathrm{Sup}_\Delta\left(a_i,a_j\right)$，$\mathrm{Sup}_\Delta\left(a_i,a_j\right)$ 是 a_i 和 a_j 之间的点支撑度，且点支撑度满足以下性质：

（1）$\mathrm{Sup}_\Delta\left(a_i,a_j\right)\in[0,1]$；

（2）$\mathrm{Sup}_\Delta\left(a_i,a_j\right)=\mathrm{Sup}_\Delta\left(a_j,a_i\right)$；

（3）若 $d_\Delta\left(a_i,a_j\right)<d_\Delta\left(a_l,a_k\right)$，则 $\mathrm{Sup}_\Delta\left(a_i,a_j\right)>\mathrm{Sup}_\Delta\left(a_l,a_k\right)$，其中 $d_\Delta\left(a_i,a_j\right)$ 是 a_i 和 a_j 之间的点距离。

4.2.2 q 阶正交模糊交互式幂点 Hamy 信息融合算子

定义 4.8 令 $a_i=\left(\mu_i,v_i\right)\left(i=1,2,\cdots,n\right)$ 为 q 阶正交模糊数集合，$k=1,2,\cdots,n$，则 q 阶正交交交互式幂均点 Hamy 融合算子（q-ROFFPPHM）定义如下：

$$q\text{-ROFIPPHM}^{(k)}\left(a_1,a_2,\cdots,a_n\right)=\frac{1}{C_n^k}\left(\bigoplus_{1\leqslant i_1<\cdots<i_k\leqslant n}\left(\bigotimes_{j=1}^{k}\left(a_{i_j}\right)^{\frac{n\left(1+T_\Delta\left(a_{i_j}\right)\right)}{\sum_{l=1}^{n}\left(1+T_\Delta\left(a_l\right)\right)}}\right)^{1/k}\right) \tag{4-13}$$

其中 $\left(i_1,i_2,\cdots,i_k\right)$ 表示遍历 $(1,2,\cdots,n)$ 的所有 k 元组合，C_n^k 表示二项式系数。同时 $T_\Delta\left(a_i\right)=\sum\limits_{j=1,j\neq i}^{n}\mathrm{Sup}_\Delta\left(a_i,a_j\right)$ 表示第 i 个 q 阶正交模糊数 a_i 和其他的 q 阶正交模糊数之间的点支撑度之和，$\mathrm{Sup}_\Delta\left(a_i,a_j\right)$ 第 i 个 q 阶正交模糊数 a_i 和第 j 个 q 阶正交模糊数

a_j 之间的点支撑度。并且该点支撑度满足以下性质：(1) $\mathrm{Sup}_\Delta(a_i,a_j)\in[0,1]$；(2) $\mathrm{Sup}_\Delta(a_i,a_j)=\mathrm{Sup}_\Delta(a_j,a_i)$；(3) 若 $d_\Delta(a_i,a_j)<d_\Delta(a_l,a_k)$，则 $\mathrm{Sup}_\Delta(a_i,a_j)>\mathrm{Sup}_\Delta(a_l,a_k)$，其中 $d_\Delta(a_i,a_j)$ 是 a_i 和 a_j 之间的点距离。

为了简化式（4-13），定义

$$w_{i_j}=\left(1+T_\Delta(a_{i_j})\right)\Big/\sum_{l=1}^{n}\left(1+T_\Delta(a_l)\right) \tag{4-14}$$

同时称参数向量 $\boldsymbol{w}=(w_{i_1},w_{i_2},\cdots,w_{i_n})$ 为幂权重向量，满足 $w_{i_j}\in[0,1]$ 和 $\sum_{i=1}^{n}w_{i_j}=1$。因此，式（4-13）能进一步简化为

$$q\text{-ROFIPPHM}^{(k)}(a_1,a_2,\cdots,a_n)=\frac{1}{C_n^k}\left(\bigoplus_{1\leqslant i_1<\cdots<i_k\leqslant n}\left(\bigotimes_{j=1}^{k}\left(a_{i_j}\right)^{nw_{i_j}}\right)^{1/k}\right) \tag{4-15}$$

根据定义 4.2 所定义的交互式运算法则，可得到以下定理。

定理 4.5　令 $a_i=(\mu_i,v_i)\ (i=1,2,\cdots,n)$ 为 q 阶正交模糊数集合，$k=1,2,\cdots,n$，则经过 q 阶正交交互式幂均点 Hamy 融合算子（q-ROFFPPHM）融合后得到的仍是一个 q 阶正交模糊数，且

$$q\text{-ROFIPPHM}^{(k)}(a_1,a_2,\cdots,a_n)=\left(\left(1-\left(\prod_{1\leqslant i_1<\cdots<i_k\leqslant n}\left(\begin{array}{l}1-\prod_{j=1}^{k}\left(1-v_{i_j}^q\right)^{nw_{i_j}/k}+\\ \prod_{j=1}^{k}\left(1-\mu_{i_j}^q-v_{i_j}^q\right)^{nw_{i_j}/k}\end{array}\right)\right)^{1/C_n^k}\right)^{1/q},\right.$$

$$\left.\left(\begin{array}{l}\left(\prod_{1\leqslant i_1<\cdots<i_k\leqslant n}\left(1-\prod_{j=1}^{n}\left(1-v_{i_j}^q\right)^{\frac{nw_{i_j}}{k}}+\prod_{j=1}^{k}\left(1-\mu_{i_j}^q-v_{i_j}^q\right)^{\frac{nw_{i_j}}{k}}\right)\right)^{1/C_n^k}-\\ \left(\prod_{1\leqslant i_1<\cdots<i_k\leqslant n}\left(\prod_{j=1}^{k}\left(1-\mu_{i_j}^q-v_{i_j}^q\right)^{\frac{nw_{i_j}}{k}}\right)\right)^{1/C_n^k}\end{array}\right)^{1/q}\right) \tag{4-16}$$

在许多情况下，每个待融合的 q 阶正交模糊数的重要性并不相同，因此需要分配不同的权重。但是，q-ROFIPPHM 算子并没有考虑各个 q 阶正交模糊数的重要性。为了克服 q-ROFIPPHM 算子的这个缺点，引入它的权重形式（q-ROFIPPWHM），该权重形式可以考虑融合 q-ROFNs 的相应权重。

定义 4.9　令 $a_i=(\mu_i,v_i)\ (i=1,2,\cdots,n)$ 为 q 阶正交模糊数集合，$k=1,2,\cdots,n$，

其中 $\boldsymbol{\omega}=(\omega_1,\omega_2,\cdots,\omega_n)^{\mathrm{T}}$ 是权重向量，满足 $\omega_i\in[0,1]$ 和 $\sum_{i=1}^{n}\omega_i=1$，$\boldsymbol{w}=(w_{i_1},w_{i_2},\cdots,w_{i_n})$ 是幂权重向量，则 q 阶正交交互式幂均点 Hamy 融合算子（q-ROFFPPHM）定义如下：

$$q\text{-ROFIPPWHM}^{(k)}(a_1,a_2,\cdots,a_n)=\frac{\underset{1\leqslant i_1<\cdots<i_k\leqslant n}{\oplus}\left(\overset{k}{\underset{j=1}{\otimes}}\left(a_{i_j}\right)^{nw_{i_j}\omega_{i_j}}\right)^{1/k}}{C_n^k} \tag{4-17}$$

其中 $(i_1,i_2,\cdots,i_k)$ 表示遍历 $(1,2,\cdots,n)$ 的所有 k 元组合，C_n^k 表示二项式系数。同时 $T_\Delta(a_i)=\sum_{j=1,j\neq i}^{n}\mathrm{Sup}_\Delta(a_i,a_j)$ 表示第 i 个 q 阶正交模糊数 a_i 和其他的 q 阶正交模糊数之间的点支撑度之和，$\mathrm{Sup}_\Delta(a_i,a_j)$ 表示第 i 个 q 阶正交模糊数 a_i 和第 j 个 q 阶正交模糊数 a_j 之间的点支撑度。并且该点支撑度满足以下性质：（1）$\mathrm{Sup}_\Delta(a_i,a_j)\in[0,1]$；（2）$\mathrm{Sup}_\Delta(a_i,a_j)=\mathrm{Sup}_\Delta(a_j,a_i)$；（3）若 $d_\Delta(a_i,a_j)<d_\Delta(a_l,a_k)$，则 $\mathrm{Sup}_\Delta(a_i,a_j)>\mathrm{Sup}_\Delta(a_l,a_k)$，其中 $d_\Delta(a_i,a_j)$ 是 a_i 和 a_j 之间的点距离。

相似地，根据交互式运算法则，能获得 q-ROFIWHM 算子的表达形式。

定理 4.6 令 $a_i=(\mu_i,v_i)\ (i=1,2,\cdots,n)$ 为 q 阶正交模糊数集合，$k=1,2,\cdots,n$，则经过 q 阶正交交互式幂均点 Hamy 融合算子（q-ROFFPPWHM）融合后得到的仍是一个 q 阶正交模糊数，且有

$$q\text{-ROFIPPWHM}^{(k)}(a_1,a_2,\cdots,a_n)=$$

$$\left(\left(1-\left(\prod_{1\leqslant i_1<\cdots<i_k\leqslant n}\left(1-\prod_{j=1}^{k}\left(1-v_{i_j}^q\right)^{nw_{i_j}\omega_{i_j}/k}+\prod_{j=1}^{k}\left(1-\mu_{i_j}^q-v_{i_j}^q\right)^{nw_{i_j}\omega_{i_j}/k}\right)\right)^{1/C_n^k}\right)^{1/q},\right.$$
$$\left.\left(\left(\prod_{1\leqslant i_1<\cdots<i_k\leqslant n}\left(1-\prod_{j=1}^{k}\left(1-v_{i_j}^q\right)^{\frac{nw_{i_j}\omega_{i_j}}{k}}+\prod_{j=1}^{k}\left(1-\mu_{i_j}^q-v_{i_j}^q\right)^{\frac{nw_{i_j}\omega_{i_j}}{k}}\right)\right)^{\frac{1}{C_n^k}}-\left(\prod_{1\leqslant i_1<\cdots<i_k\leqslant n}\left(\prod_{j=1}^{k}\left(1-\mu_{i_j}^q-v_{i_j}^q\right)^{\frac{nw_{i_j}\omega_{i_j}}{k}}\right)\right)^{\frac{1}{C_n^k}}\right)^{1/q}\right) \tag{4-18}$$

基于第二部分提出的对偶 Hamy 均值，本节提出 q 阶正交交互式幂均点对偶 Hamy 融合算子（q-rung orthopair fuzzy interaction power point dual Hamy mean operator q-ROFIDPPHM），和它的权重形式（q-ROFIWPPDHM）。

定义 4.10 令 $a_i=(\mu_i,v_i)\ (i=1,2,\cdots,n)$ 为 q 阶正交模糊数集合，$k=1,2,\cdots,n$，

则 q 阶正交交互式幂均点对偶 Hamy 融合算子（q-ROFFPPDHM）定义如下：

$$q\text{-ROFIPPDHM}^{(k)}\left(a_1,a_2,\cdots,a_n\right)=\left(\left(\underset{1\leqslant i_1<\cdots<i_k\leqslant n}{\otimes}\left(\overset{k}{\underset{j=1}{\oplus}} n\frac{n\left(1+T_\Delta(a_{i_j})\right)}{\sum_{l=1}^{n}\left(1+T_\Delta(a_l)\right)}a_{i_j}\right)\right)\Big/k\right)^{1/C_n^k} \quad (4\text{-}19)$$

其中 $\left(i_1,i_2,\cdots,i_k\right)$ 表示遍历 $(1,2,\cdots,n)$ 的所有 k 元组合，C_n^k 表示二项式系数。同时 $T_\Delta\left(a_i\right)=\sum_{j=1,j\neq i}^{n}\text{Sup}_\Delta\left(a_i,a_j\right)$ 表示第 i 个 q 阶正交模糊数 a_i 和其他的 q 阶正交模糊数之间的点支撑度之和，$\text{Sup}_\Delta\left(a_i,a_j\right)$ 表示第 i 个 q 阶正交模糊数 a_i 和第 j 个 q 阶正交模糊数 a_j 之间的点支撑度。并且该点支撑度满足以下性质：（1）$\text{Sup}_\Delta\left(a_i,a_j\right)\in[0,1]$；（2）$\text{Sup}_\Delta\left(a_i,a_j\right)=\text{Sup}_\Delta\left(a_j,a_i\right)$；（3）若 $d_\Delta\left(a_i,a_j\right)<d_\Delta\left(a_l,a_k\right)$，则 $\text{Sup}_\Delta\left(a_i,a_j\right)>\text{Sup}_\Delta\left(a_l,a_k\right)$，其中 $d_\Delta\left(a_i,a_j\right)$ 是 a_i 和 a_j 之间的点距离。

相似地，为了简化式（4-19），定义

$$w_{i_j}=\left(1+T_\Delta(a_{i_j})\right)\Big/\sum_{l=1}^{n}\left(1+T_\Delta(a_l)\right) \quad (4\text{-}20)$$

以及 $\boldsymbol{w}=(w_{i_1},w_{i_2},\cdots,w_{i_n})$，参数向量 $\boldsymbol{w}$ 称为幂权重向量，满足 $w_{i_j}\in[0,1]$ 和 $\sum_{i=1}^{n}w_{i_j}=1$。因此，式（4-19）能进一步简化为

$$q\text{-ROFIPPDHM}^{(k)}\left(a_1,a_2,\cdots,a_n\right)=\left(\underset{1\leqslant i_1<\cdots<i_k\leqslant n}{\otimes}\frac{\overset{k}{\underset{j=1}{\oplus}} nw_{i_j}a_{i_j}}{k}\right)^{1/C_n^k} \quad (4\text{-}21)$$

根据交互式运算法则，可得到以下定理。

定理 4.7　令 $a_i=\left(\mu_i,v_i\right)\ (i=1,2,\cdots,n)$ 为 q 阶正交模糊数集合，$k=1,2,\cdots,n$，则经过 q 阶正交交互式幂均点对偶 Hamy 融合算子（q-ROFFPPDHM）融合后得到的仍是一个 q 阶正交模糊数，且有

$$q\text{-ROFIPPDHM}^{(k)}\left(a_1,a_2,\cdots,a_n\right)=$$

$$\left(\left(\left(\prod_{1\leqslant i_1<\cdots<i_k\leqslant n}\left(1-\prod_{j=1}^{k}\left(1-\mu_{i_j}^q\right)^{\frac{nw_{i_j}}{k}}+\prod_{j=1}^{k}\left(1-\mu_{i_j}^q-v_{i_j}^q\right)^{\frac{nw_{i_j}}{k}}\right)\right)^{1/C_n^k}-\left(\prod_{1\leqslant i_1<\cdots<i_k\leqslant n}\left(\prod_{j=1}^{k}\left(1-\mu_{i_j}^q-v_{i_j}^q\right)^{\frac{nw_{i_j}}{k}}\right)\right)^{1/C_n^k}\right)^{1/q},\right.$$

$$\left(1-\left(\prod_{1\leqslant i_1<\cdots<i_k\leqslant n}\left(1-\prod_{j=1}^{k}\left(1-\mu_{i_j}^{q}\right)^{\frac{nw_{i_j}}{k}}+\prod_{j=1}^{k}\left(1-\mu_{i_j}^{q}-v_{i_j}^{q}\right)^{\frac{nw_{i_j}}{k}}\right)\right)^{1/C_n^k}\right)^{1/q} \tag{4-22}$$

相似地，q-ROFIPPDHM 算子并没有考虑融合数据本身的重要性。为了克服 q-ROFIPPDHM 算子的这个缺点，引入权重形式（q-ROFIPPWDHM），该权重形式可以考虑融合的 q-ROFNs 的相应权重。

定义 4.11 令 $a_i=\left(\mu_i,v_i\right)$ $(i=1,2,\cdots,n)$ 为 q 阶正交模糊数集合，$k=1,2,\cdots,n$，其中 $\boldsymbol{\omega}=\left(\omega_1,\omega_2,\cdots,\omega_n\right)^{\mathrm{T}}$ 是权重向量，满足 $\omega_i\in[0,1]$ 和 $\sum_{i=1}^{n}\omega_i=1$，$\boldsymbol{w}=(w_{i_1},w_{i_2},\cdots,w_{i_n})$ 是幂权重向量，则 q 阶正交交互式幂均点对偶 Hamy 融合算子（q-ROFFPPDHM）定义如下：

$$q\text{-ROFIPPWDHM}^{(k)}\left(a_1,a_2,\cdots,a_n\right)=\left(\bigotimes_{1\leqslant i_1<\cdots<i_k\leqslant n}\frac{\bigoplus_{j=1}^{k}\left(nw_{i_j}\omega_{i_j}\otimes a_{i_j}\right)}{k}\right)^{1/C_n^k} \tag{4-23}$$

其中 $\left(i_1,i_2,\cdots,i_k\right)$ 表示遍历 $(1,2,\cdots,n)$ 的所有 k 元组合，C_n^k 表示二项式系数。

相似地，根据交互式运算法则，能获得 q-ROFIWDHM 算子的表达形式。

定理 4.8 令 $a_i=\left(\mu_i,v_i\right)$ $(i=1,2,\cdots,n)$ 为 q 阶正交模糊数集合，$k=1,2,\cdots,n$，则经过 q 阶正交交互式幂均点对偶 Hamy 融合算子（q-ROFFPPWDHM）融合后得到的仍是一个 q 阶正交模糊数，且有

$$q\text{-ROFIPPWDHM}^{(k)}\left(a_1,a_2,\cdots,a_n\right)=$$

$$\left(\left(\left(\prod_{1\leqslant i_1<\cdots<i_k\leqslant n}\left(1-\prod_{j=1}^{k}\left(1-\mu_{i_j}^{q}\right)^{\frac{nw_{i_j}\omega_{i_j}}{k}}+\prod_{j=1}^{k}\left(1-\mu_{i_j}^{q}-v_{i_j}^{q}\right)^{\frac{nw_{i_j}\omega_{i_j}}{k}}\right)\right)^{\frac{1}{C_n^k}}-\left(\prod_{1\leqslant i_1<\cdots<i_k\leqslant n}\left(\prod_{j=1}^{k}\left(1-\mu_{i_j}^{q}-v_{i_j}^{q}\right)^{\frac{nw_{i_j}\omega_{i_j}}{k}}\right)\right)^{\frac{1}{C_n^k}}\right)^{\frac{1}{q}},$$

$$\left(1-\left(\prod_{1\leqslant i_1<\cdots<i_k\leqslant n}\left(1-\prod_{j=1}^{k}\left(1-\mu_{i_j}^{q}\right)^{nw_{i_j}\omega_{i_j}/k}+\prod_{j=1}^{k}\left(1-\mu_{i_j}^{q}-v_{i_j}^{q}\right)^{nw_{i_j}\omega_{i_j}/k}\right)\right)^{1/C_n^k}\right)^{1/q} \tag{4-24}$$

4.2.3　q 阶正交模糊交互式幂点 Hamy 多属性决策方法

同样地，对于多属性决策问题，基于提出的 q 阶正交交互式幂均点 Hamy 融合算子和 q 阶正交交互式幂均点对偶 Hamy 融合算子，本节提出一种新的多属性决策程序，应用于属性相关联的 q 阶正交模糊多属性决策中。

步骤 1：首先，将专家 D_s 的 q 阶正交模糊决策矩阵 $\boldsymbol{A}^s=\left(a_{ij}^s\right)_{m\times n}$ 转化为标准化矩阵，即

$$a_{ij}^s=\begin{cases}\left(\mu_{ij}^s,v_{ij}^s\right)_q & G_j\in I_1\\ \left(v_{ij}^s,\mu_{ij}^s\right)_q & G_j\in I_2\end{cases}\tag{4-25}$$

其中 I_1 和 I_2 分别表示收益型属性和成本型属性。

步骤 2：根据定义 3.11，计算专家 s 和专家 t 在属性 $C_j\ (j=1,2,\cdots,n)$ 下评价值 a_{ij}^s 和 a_{ij}^t 之间的点距离 $d_\Delta\left(a_{ij}^s,a_{ij}^t\right)$ 以及点支撑度

$$\mathrm{Sup}_\Delta\left(a_{ij}^s,a_{ij}^t\right)=1-d_\Delta\left(a_{ij}^s,a_{ij}^t\right)\tag{4-26}$$

其中 $d_\Delta\left(a_{ij}^s,a_{ij}^t\right)$（$s,t=1,2,\cdots,l$，$s\neq t.$）表示 a_{ij}^s 和 a_{ij}^t 的点距离 d_{D_ξ}、$d_{F_{\xi,\varsigma}}$、$d_{G_{\xi,\varsigma}}$、$d_{H_{\xi,\varsigma}}$ 和 $d_{J_{\xi,\varsigma}}$。

步骤 3：计算 s 专家给出得所有备选方案 x 在属性 $C_j\ (j=1,2,\cdots,n)$ 下的支撑度之和 $T_\Delta^s\left(a_{ij}^s\right)$，

$$T_\Delta^s\left(a_{ij}^s\right)=\sum_{\substack{t=1\\ s\neq t}}^{l}\mathrm{Sup}_\Delta\left(a_{ij}^s,a_{ij}^t\right)\tag{4-27}$$

步骤 4：根据 PPA 算子，计算 s 专家给出的备选方案 x_i 在所有属性 C_j 下的权重向量 $\boldsymbol{w}_{ij}^s$，即

$$\boldsymbol{w}_{ij}^s=\frac{\left(1+T_\Delta\left(a_{ij}^s\right)\right)}{\sum_{k=1}^n\left(1+T_\Delta\left(a_{ik}^s\right)\right)}\tag{4-28}$$

步骤 5：对于每一个备选方案 $x_i\left(i=1,2,\cdots,m\right)$，利用提出的 q-ROFIWPPHM 算子，

$$a_{ij}=q\text{-ROFIWPPDHM}^{(k)}\left(a_{ij}^1,a_{ij}^2,\cdots,a_{ij}^t\right)$$

或 q-ROFIWPPDHM 算子

$$a_{ij}=q\text{-ROFIWPPDHM}^{(k)}\left(a_{ij}^1,a_{ij}^2,\cdots,a_{ij}^t\right)$$

将每个决策者对备选方案 $X=\{x_1,x_2,\cdots,x_m\}$ 的对应属性值 a_{ij}^s 进行融合，可获得一个整体 q 阶正交模糊决策矩阵 $\boldsymbol{A}$。

步骤 6：计算属性 $C_j\ (j=1,2,\cdots,n)$ 下评价值 a_{ij} 和 a_{ih} 之间的点距离 $d_\Delta\left(a_{ij},a_{ih}\right)$ 以及点支撑度

$$\mathrm{Sup}_\Delta\left(a_{ij},a_{ih}\right)=1-d_\Delta\left(a_{ij},a_{ih}\right) \tag{4-29}$$

步骤 7：计算备选方案 x_i 在属性 $C_j\ (j=1,2,\cdots,n)$ 下的支撑度之和

$$T_\Delta\left(a_{ij}\right)=\sum_{\substack{h=1\\j\neq h}}^{n}\mathrm{Sup}_\Delta\left(a_{ij},a_{ih}\right) \tag{4-30}$$

步骤 8：根据 PPA 算子，计算备选方案 x_i 在所有属性 C_j 下的权重向量 $\boldsymbol{w}_{ij}$，即

$$\boldsymbol{w}_{ij}=\frac{\left(1+T_\Delta\left(a_{ij}\right)\right)}{\sum_{j=1}^{n}\left(1+T_\Delta\left(a_{ij}\right)\right)} \tag{4-31}$$

步骤 9：针对整体的 q 阶正交模糊决策矩阵 $\boldsymbol{A}$，对于每一个备选方案 $x_i\left(i=1,2,\cdots,m\right)$，根据提出的 q-ROFIWPPHM 算子，

$$a_i=q\text{-ROFIWPPHM}^{(k)}\left(a_{i1},a_{i2},\cdots,a_{in}\right)$$

或 q-ROFIWPPDHM 算子

$$a_i=q\text{-ROFIWPPDHM}^{(k)}\left(a_{i1},a_{i2},\cdots,a_{in}\right)$$

确定每个方案的整体评价值 $a_i\ (i=1,2,\cdots,m)$。

步骤 10：根据定义 3.3，计算 $x_i\left(i=1,2,\cdots,m\right)$ 综合值的得分 $s\left(a_i\right)$。

步骤 11：比较总体的 $x_i\left(i=1,2,\cdots,m\right)$ 得分值大小，进而获得方案的最终排序，得到最优方案。

4.2.4 实例分析：q 阶正交模糊交互式幂点 Hamy 多属性决策方法在分级诊疗方案评估中的应用

作为深化医疗卫生体制改革的“十三五”规划（2016—2020 年）的一部分，国务院颁布的“分级诊疗制度”政策是解决医疗资源不足和不平衡问题的有效途径。“十三五”以来，按照实施健康中国战略要求，中央和地方不断加大投入力度，着力强基层、补短板、优布局，医疗卫生服务体系不断健全，基本医疗卫生服务

公平性可及性不断提升，人民健康水平持续提高，为全面建成小康社会提供了坚实保障。“十四五”时期，从需求侧看，我国公共卫生安全形势仍然复杂严峻。为了响应这一政策，各地也探索了不同的分级诊疗实施方案，并推广该政策[178]。例如，在江苏，为了推进分级诊疗政策的进行，提出不同级别的医疗机构报销率不同，建立重大疾病咨询制度，同时建立了微医小组和云平台等一系列措施；在福建省厦门市，分级诊疗提案的构想是构建“慢性病优先”和“医共体”模式；在上海，实施了“1+1+1”家庭医生服务提供模式建设方案，以促进分级诊疗方案的实施。通过引入以需求为导向的家庭医生，居民与家庭医生签订合同时可以自由的选择社区卫生服务中心、二级医院和三级甲等医院。但是，如果想在合同以外的医疗机构就医，则需要由家庭医生推荐；在青海，建立了四种分级诊治转诊机制；在广州，实施了医联体的方案，通过建立医疗伙伴关系，向较不发达地区派遣专业的医疗团队，将优质的医疗资源分配到更偏远的地区，使得更多患者（尤其是欠发达地区）更容易获得优质的医疗服务。

这些方案的实施都有不同的效果，其中一些对分级诊疗的发展产生了积极的影响，而其中一些取得的成果有限。因此，为更好地加强政策的制定，有必要帮助决策者从不同的分级诊疗政策中选出最适宜的，进而推广分级诊疗体系的经验，为建立和完善医疗体系提供科学依据，最终改善其他地区的分级诊疗体系。如何评估这些分级诊疗方案的实施效果并从各种方案中选择最适宜的？分级诊疗方案有效性评估通常涉及多个评价标准和评选方案，因此这可以视为一个多属性决策问题。

本章基于提出的 q 阶正交模糊交互式幂点 Hamy 平均算子多属性决策框架来解决上述问题，并进一步提供政策建议，以更好地协助政府加强卫生政策的制定，促进分级诊疗政策的发展。

我国的 H 省，长期面临各级医疗机构的医疗资源不平衡问题，为了推进分级诊疗体系并响应中央政府的要求，H 省拟从以下五个成功的分级诊疗模式中选择一个最适宜的并在全省范围内推广。它们分别是江苏模式、厦门模式、上海模式、青海模式和广州模式。①江苏模式：各级医疗机构报销率不同，建立重大疾病咨询系统和云平台机制；②厦门模式：构建“慢性病优先”和“医共体”模式；③上海模式：实行“1+1+1”合同式家庭医生服务模式；④青海模式：建立四个分级诊治转诊机制；⑤广州模式：实施医联体模式。H 省希望分析这些模式的实施效果，并从中选择最适宜的方案，作为完善分级诊疗体系的科学依据。为了帮助该省评估这五种不同分级诊疗模式，采用提出的 q 阶正交交互式幂均点 Hamy

多属性决策方法来解决上述问题：五个待评估分级诊疗提案（江苏模式、厦门模式、上海模式、青海模式和广州模式），用 x_i（i=1,2,3,4,5）表示。邀请权重向量为 $\boldsymbol{\lambda}=(0.35,0.45,0.2)^{\mathrm{T}}$ 的三个专家 $D_s(s=1,2,3)$ 来评估这五个提案，专家结合 H 省的实际情况，最终选择以下四个评估指标（属性）：政府的监管成本（G_1）：监管医疗系统是政府的职责之一，这可以反映政府的管理效率；医护人员平均效率（G_2）：描述医护人员的工作效率；患者满意度（G_3）：反映患者对医院服务质量的态度；病房利用率（G_4）：是显示医院设备使用情况的典型指标之一。专家组通过 q 阶正交模糊数研判待评估方案在属性 G_j 下的评价值，决策矩阵见表 4-15～表 4-17。

表 4-15　专家 D_1 的决策矩阵 $\boldsymbol{A}^1$

	G_1	G_2	G_3	G_4
x_1	（0.8，0.1）	（0.8，0.3）	（0.3，0.3）	（0.6，0.2）
x_2	（0.6，0.3）	（0.6，0.2）	（0.8，0.1）	（0.6，0.2）
x_3	（0.4，0.5）	（0.3，0.4）	（0.4，0.3）	（0.4，0.5）
x_4	（0.6，0.2）	（0.7，0.2）	（0.4，0.4）	（0.3，0.6）
x_5	（0.6，0.4）	（0.8，0.3）	（0.3，0.6）	（0.2，0.7）

表 4-16　专家 D_2 的决策矩阵 $\boldsymbol{A}^2$

	G_1	G_2	G_3	G_4
x_1	（0.2，0.8）	（0.6，0.4）	（0.2，0.6）	（0.7，0.3）
x_2	（0.5，0.4）	（0.5，0.4）	（0.7，0.2）	（0.6，0.2）
x_3	（0.5，0.4）	（0.2，0.6）	（0.6，0.2）	（0.9，0.1）
x_4	（0.1，0.7）	（0.6，0.2）	（0.5，0.4）	（0.7，0.1）
x_5	（0.5，0.4）	（0.6，0.3）	（0.8，0.1）	（0.1，0.6）

表 4-17　专家 D_3 的决策矩阵 $\boldsymbol{A}^3$

	G_1	G_2	G_3	G_4
x_1	（0.7，0.2）	（0.3，0.6）	（0.5，0.3）	（0.2，0.6）
x_2	（0.6，0.2）	（0.2，0.7）	（0.2，0.8）	（0.7，0.2）
x_3	（0.4，0.4）	（0.3，0.5）	（0.5，0.3）	（0.2，0.4）
x_4	（0.7，0.2）	（0.6，0.3）	（0.3，0.5）	（0.6，0.2）
x_5	（0.4，0.3）	（0.8，0.2）	（0.5，0.4）	（0.8，0.1）

（1）基于 q-ROFIPPWHM 算子的决策步骤

步骤 1：根据定义 3.11，计算专家 s 和专家 t 在属性 $G_j\ (j=1,2,\cdots,n)$ 下评价值 a_{ij}^s 和 a_{ij}^t 之间的点距离 $d_\Delta\left(a_{ij}^s,a_{ij}^t\right)$，此处，以专家 1 和专家 2 的属性值 a_{ij}^1 和 a_{ij}^2 之间点距离为例：

$$d_\Delta\left(a_{11}^1,a_{11}^2\right)=0.5068, d_\Delta\left(a_{12}^1,a_{12}^2\right)=0.1924, d_\Delta\left(a_{13}^1,a_{13}^2\right)=0.0870, d_\Delta\left(a_{14}^1,a_{14}^2\right)=0.0686$$

步骤 2：根据式（4-24），计算专家 s 和专家 t 在属性 $G_j\ (j=1,2,\cdots,n)$ 下评价值 a_{ij}^s 和 a_{ij}^t 之间的点支撑度 $\mathrm{Sup}_\Delta\left(a_{ij}^s,a_{ij}^t\right)\ (i=1,2,3,4; j,l=1,2,\cdots,4)$［为了简化，以 $\mathbf{Sup}_\Delta^{ij}$ 来表示 $\mathrm{Sup}_\Delta\left(a_{ij}^s,a_{ij}^t\right)_{5\times 4}$］，得到

$$\mathbf{Sup}_\Delta^{12}=\mathbf{Sup}_\Delta^{21}=\begin{bmatrix}0.4932 & 0.8076 & 0.9130 & 0.9314\\ 0.9306 & 0.9230 & 0.8958 & 0.9088\\ 0.9390 & 0.9278 & 0.9012 & 0.5514\\ 0.7370 & 0.9238 & 0.9634 & 0.7244\\ 0.9454 & 0.8224 & 0.6230 & 0.9534\end{bmatrix}$$

$$\mathbf{Sup}_\Delta^{13}=\mathbf{Sup}_\Delta^{31}=\begin{bmatrix}0.8958 & 0.6334 & 0.9412 & 0.7920\\ 0.9924 & 0.7412 & 0.4932 & 0.9238\\ 0.9756 & 0.9756 & 0.9634 & 0.9908\\ 0.9238 & 0.9162 & 0.9534 & 0.8034\\ 0.9236 & 0.9924 & 0.8804 & 0.5608\end{bmatrix}$$

$$\mathbf{Sup}_\Delta^{23}=\mathbf{Sup}_\Delta^{23}=\begin{bmatrix}0.5974 & 0.8258 & 0.8542 & 0.7234\\ 0.9230 & 0.8182 & 0.5974 & 0.9238\\ 0.9634 & 0.9522 & 0.9378 & 0.5422\\ 0.6608 & 0.9924 & 0.9168 & 0.9210\\ 0.9782 & 0.8148 & 0.7426 & 0.6074\end{bmatrix}$$

步骤 3：根据式（4-25）计算专家给出的所有分级诊疗方案 x_i 在属性 $G_j\ (j=1,2,\cdots,n)$ 下的支撑度之和 $T_\Delta^s\left(a_{ij}^s\right)$：

$$\boldsymbol{T}_\Delta^1=\begin{bmatrix}1.3890 & 1.4410 & 1.8542 & 1.7234\\ 1.9230 & 1.6642 & 1.3890 & 1.8326\\ 1.9146 & 1.9034 & 1.8646 & 1.5422\\ 1.6608 & 1.8400 & 1.9168 & 1.5278\\ 1.8690 & 1.8148 & 1.5034 & 1.5142\end{bmatrix}$$

$$\boldsymbol{T}_{\Delta}^{2}=\begin{bmatrix}1.0906 & 1.6334 & 1.7672 & 1.6548\\ 1.8536 & 1.7412 & 1.4932 & 1.8326\\ 1.9024 & 1.8800 & 1.8390 & 1.0936\\ 1.3978 & 1.9162 & 1.8802 & 1.6454\\ 1.9236 & 1.6372 & 1.3656 & 1.5608\end{bmatrix}$$

$$\boldsymbol{T}_{\Delta}^{3}=\begin{bmatrix}1.4932 & 1.4592 & 1.7954 & 1.5154\\ 1.9154 & 1.5594 & 1.0906 & 1.8476\\ 1.9390 & 1.9278 & 1.9012 & 1.5330\\ 1.5846 & 1.9086 & 1.8702 & 1.7244\\ 1.9018 & 1.8072 & 1.6230 & 1.1682\end{bmatrix}$$

步骤 4：根据 PPA 算子，计算专家给出的分级诊疗方案 x_i 在所有属性 G_j 下的权重向量 $\boldsymbol{w}_{ij}^{s}$，即

$$\boldsymbol{w}_{\Delta}^{1}=\begin{bmatrix}0.3391 & 0.3465 & 0.4051 & 0.3865\\ 0.4149 & 0.2161 & 0.3391 & 0.4020\\ 0.4137 & 0.4121 & 0.4066 & 0.3807\\ 0.3777 & 0.4031 & 0.4088 & 0.3588\\ 0.4072 & 0.3995 & 0.3553 & 0.3568\end{bmatrix}$$

$$\boldsymbol{w}_{\Delta}^{2}=\begin{bmatrix}0.3815 & 0.4806 & 0.5050 & 0.4845\\ 0.5207 & 0.5000 & 0.4550 & 0.5169\\ 0.5296 & 0.5256 & 0.5181 & 0.3820\\ 0.4376 & 0.4528 & 0.5256 & 0.4827\\ 0.5335 & 0.4812 & 0.4317 & 0.4673\end{bmatrix}$$

$$\boldsymbol{w}_{\Delta}^{3}=\begin{bmatrix}0.2191 & 0.1943 & 0.1994 & 0.1898\\ 0.2017 & 0.2128 & 0.1760 & 0.2008\\ 0.3288 & 0.0782 & 0.2029 & 0.2166\\ 0.2045 & 0.2014 & 0.1986 & 0.3553\\ 0.2001 & 0.2054 & 0.2128 & 0.1758\end{bmatrix}$$

步骤 5：假定 q=3，k=2，对于每一个分级诊疗方案 $x_i\left(i=1,2,3,4,5\right)$，利用式（4-24）将每个决策者 D_s 对 $x_i\left(i=1,2,3,4,5\right)$ 的对应属性值 a_{ij}^{s} 进行融合，得到如表 4-18 所示的整体 q 阶正交模糊决策矩阵 $\boldsymbol{A}$。

表 4-18　整体决策矩阵

	G_1	G_2	G_3	G_4
x	（0.4656，0.4404）	（0.4921，0.3063）	（0.2410，0.3565）	（0.4573，0.2732）
x	（0.4162，0.2504）	（0.3422，0.3430）	（0.5091，0.3449）	（0.4612，0.1442）
x	（0.3449，0.3322）	（0.1843，0.3773）	（0.3887，0.1904）	（0.5420，0.2757）
x	（0.3818，0.3915）	（0.4711，0.1602）	（0.3274，0.3074）	（0.4543，0.3077）
x	（0.3958，0.2819）	（0.5551，0.2047）	（0.4764，0.3186）	（0.3420，0.4369）

步骤 6：根据式（4-26），对于分级诊疗方案 x_i $(i=1,2,3,4,5)$，计算属性 G_j $(j=1,2,\cdots,n)$ 和其他属性的评价值 a_{ij} 和 a_{ih} 之间的点支撑度[为了简化，用 S_{jl}^i 来表示 $\mathrm{Sup}_\Delta(a_{ij},a_{il})$]

$$S_{12}^1=S_{21}^1=0.9664,S_{13}^1=S_{31}^1=0.9639,S_{14}^1=S_{41}^1=0.9772,S_{23}^1=S_{32}^1=0.9303,$$
$$S_{24}^1=S_{42}^1=0.9892,S_{34}^1=S_{43}^1=0.9411$$
$$S_{12}^2=S_{21}^2=0.9709,S_{13}^2=S_{31}^2=0.9742,S_{14}^2=S_{41}^2=0.9793,S_{23}^2=S_{32}^2=0.9451,$$
$$S_{24}^2=S_{42}^2=0.9502,S_{34}^2=S_{43}^2=0.9949$$
$$S_{12}^3=S_{21}^3=0.9723,S_{13}^3=S_{31}^3=0.9775,S_{14}^3=S_{41}^3=0.9228,S_{23}^3=S_{32}^3=0.9498,$$
$$S_{24}^3=S_{42}^3=0.8951,S_{34}^2=S_{43}^2=0.9949$$
$$S_{12}^4=S_{21}^4=0.9483,S_{13}^4=S_{31}^4=1,S_{14}^4=S_{41}^4=0.9648,S_{23}^4=S_{32}^4=0.9527,$$
$$S_{24}^4=S_{42}^4=0.9835,S_{34}^4=S_{43}^4=0.9648$$
$$S_{12}^5=S_{21}^5=0.9290,S_{13}^5=S_{31}^5=0.9763,S_{14}^5=S_{41}^5=0.9624,S_{23}^5=S_{32}^5=0.9527,$$
$$S_{24}^5=S_{42}^5=0.8914,S_{34}^5=S_{43}^5=0.9387$$

步骤 7：根据式（4-30），计算分级诊疗方案 x_i 在属性 $x_i\left(i=1,2,3,4,5\right)$ 下的支撑度之和

$$T_\varDelta\left(a_{11}\right)=2.9074,T_\varDelta\left(a_{12}\right)=2.8859,T_\varDelta\left(a_{13}\right)=2.8713,T_\varDelta\left(a_{14}\right)=2.9074$$
$$T_\varDelta\left(a_{21}\right)=2.9245,T_\varDelta\left(a_{22}\right)=2.8663,T_\varDelta\left(a_{23}\right)=2.9400,T_\varDelta\left(a_{24}\right)=2.9245$$
$$T_\varDelta\left(a_{31}\right)=2.8726,T_\varDelta\left(a_{32}\right)=2.8172,T_\varDelta\left(a_{33}\right)=2.8947,T_\varDelta\left(a_{34}\right)=2.7628$$
$$T_\varDelta\left(a_{41}\right)=2.9130,T_\varDelta\left(a_{42}\right)=2.8802,T_\varDelta\left(a_{43}\right)=2.9131,T_\varDelta\left(a_{44}\right)=2.9131$$
$$T_\varDelta\left(a_{41}\right)=2.8678,T_\varDelta\left(a_{42}\right)=2.7732,T_\varDelta\left(a_{43}\right)=2.8441,T_\varDelta\left(a_{44}\right)=2.7926$$

步骤 8：根据式（4-31）的 PPA 算子，计算所有分级诊疗方案 $x_i\left(i=1,2,3,4,5\right)$ 在属性 G_j 下的幂权重向量 $\boldsymbol{w}_{ij}$，得到

$$\boldsymbol{w}_{11}=0.2508,\boldsymbol{w}_{12}=0.0998,\boldsymbol{w}_{13}=0.2982,\boldsymbol{w}_{14}=0.3512$$

$$\boldsymbol{w}_{21}=0.2501,\boldsymbol{w}_{22}=0.0985,\boldsymbol{w}_{23}=0.3013,\boldsymbol{w}_{24}=0.3501$$

$$\boldsymbol{w}_{31}=0.2524,\boldsymbol{w}_{32}=0.0995,\boldsymbol{w}_{33}=0.3046,\boldsymbol{w}_{34}=0.3434$$

$$\boldsymbol{w}_{41}=0.2502,\boldsymbol{w}_{42}=0.0992,\boldsymbol{w}_{43}=0.3003,\boldsymbol{w}_{44}=0.3503$$

$$\boldsymbol{w}_{51}=0.2528,\boldsymbol{w}_{52}=0.0986,\boldsymbol{w}_{53}=0.3015,\boldsymbol{w}_{54}=0.3470$$

步骤 9：针对表 4-18 的整体的 q 阶正交模糊决策矩阵 $\boldsymbol{A}$，对于每一个分级诊疗方案 $x_i\left(i=1,2,3,4,5\right)$，利用式（4-18）可得每个方案的整体评价值 a_i $\left(i=1,2,\cdots,m\right)$，假定 q=3，k=2，可得

$$a_1=\left(0.2724,0.2261\right),\quad a_2=\left(0.2944,0.1758\right),\quad a_3=\left(0.2825,0.1824\right),$$

$$a_4=\left(0.2615,0.2061\right),\quad a_5=\left(0.2766,0.2265\right)$$

步骤 10：计算 $x_i\left(i=1,2,3,4,5\right)$ 综合值的得分 $s\left(a_i\right)$，得到

$$s\left(a_1\right)=0.0086,\ s\left(a_2\right)=0.0201,\ s\left(a_3\right)=0.0165,\ s\left(a_4\right)=0.0091,\ s\left(a_5\right)=0.0095$$

步骤 11：比较总体的 $x_i\left(i=1,2,3,4,5\right)$ 得分值大小，根据所有分级诊疗方案的得分值可知，厦门模式的得分为 0.0201，因此是最优的提案，即执行“慢性病优先”和“医共体”管理。而其他四个模式的排序分别是广州模式优于青海模式、上海模式优于江苏模式。

（2）基于 q-ROFIPPWDHM 算子的决策步骤

步骤 1：假定 q=3，k=2，对于每一个分级诊疗方案 $x_i\left(i=1,2,3,4,5\right)$，利用提出的 q-ROFIWPPDHM 算子，将每个决策者 D_s 对分级诊疗方案 $x_i\left(i=1,2,3,4,5\right)$ 的对应属性值 a_{ij}^s 进行融合，得到如表 4-19 所示的整体 q 阶正交模糊决策矩阵 $\boldsymbol{A}$。

表 4-19　整体决策矩阵

	G_1	G_2	G_3	G_4
x_1	（0.4711，0.4341）	（0.4877，0.3173）	（0.2395，0.3572）	（0.4558，0.2774）
x_2	（0.4133，0.2582）	（0.3402，0.3450）	（0.5117，0.3393）	（0.4604，0.1527）
x_3	（0.3396，0.3378）	（0.1803，0.3782）	（0.3876，0.1948）	（0.5427，0.2730）
x_4	（0.3846，0.3887）	（0.4698，0.1706）	（0.3229，0.3123）	（0.4551，0.3060）
x_5	（0.3903，0.2923）	（0.5517，0.2275）	（0.4771，0.3170）	（0.3457，0.4345）

步骤 2： 针对表 4-19 的整体的 q 阶正交模糊决策矩阵 $\boldsymbol{A}$，对于每一个备选方案 $x_i\left(i=1,2,3,4,5\right)$，利用式（4-24）可得每个分级诊疗方案的整体评价值 $a_i\left(i=1,2,\cdots,m\right)$，假定 q=3，k=2，可得

$$a_1=\left(0.2692,0.2305\right),\ a_2=\left(0.2927,0.1807\right),\ a_3=\left(0.2806,0.1868\right),$$
$$a_4=\left(0.2594,0.2094\right),\ a_5=\left(0.2738,0.2305\right)$$

步骤 3： 计算 $x_i\left(i=1,2,3,4,5\right)$ 综合值的得分 $s\left(a_i\right)$，得到

$s\left(a_1\right)=0.0073$，$s\left(a_2\right)=0.0192$，$s\left(a_3\right)=0.0156$，$s\left(a_4\right)=0.0083$，$s\left(a_5\right)=0.0086$.

步骤 4： 比较总体的 $x_i\left(i=1,2,3,4,5\right)$ 得分值大小，根据所有分级诊疗方案的得分值可知，厦门模式是最优的提案，即执行“慢性病优先”和“医共体”管理。

基于以上结果 H 省政府结合自身优势，可以在全省范围推广厦门模式，以促进该省分级诊疗政策的发展。同时对其他几个模式提供以下政策建议：对于厦门模式，通过三级医生的对接，提高了患者的满意度，也大大提高了医务人员的平均效率。但是，政府应高度重视建立内部激励机制，同时建立智慧医疗服务模式。对于江苏模式、青海模式和广州模式，它们以信息为纽带，加强了分级诊疗体系的支持系统。但是，政府应重视以患者为中心、以需求为导向，完善分级诊疗体系的服务提供模式、转变治理理念、优化政策工具、理顺分级诊疗的核心体制机制。

从 q-ROFIPPWHM 和 q-ROFIPPWDHM 算子的定义可知，参数 k 的值越大，属性之间的相关关系就考虑得越多。接下来，基于 q-ROFIPPWHM 和 q-ROFIPPWDHM 算子，研究参数 k 的取值对最终排名结果的影响。此处，假设 q-ROFIPPWHM 和 q-ROFIPPWDHM 算子中 q=3。结果见表 4-20 和表 4-21。

表 4-20　q-ROFIPPWHM 算子中参数 k 的取值对最终结果的影响

参数 k	得分函数值 $s(a_i)$ $(i=1,2,3,4)$	排名结果
k=1	$s\left(a_1\right)=0.0128$，$s\left(a_2\right)=0.0224$，$s\left(a_3\right)=0.0169$，$s\left(a_4\right)=0.0110$，$s\left(a_5\right)=0.0152$	$x_2>x_3>x_5>x_1>x_4$
k=2	$s\left(a_1\right)=0.0086$，$s\left(a_2\right)=0.0201$，$s\left(a_3\right)=0.0165$，$s\left(a_4\right)=0.0091$，$s\left(a_5\right)=0.0095$	$x_2>x_3>x_5>x_4>x_1$
k=3	$s\left(a_1\right)=0.0061$，$s\left(a_2\right)=0.0185$，$s\left(a_3\right)=0.0152$，$s\left(a_4\right)=0.0075$，$s\left(a_5\right)=0.0076$	$x_2>x_3>x_5>x_4>x_1$
k=4	$s\left(a_1\right)=0.0049$，$s\left(a_2\right)=0.0141$，$s\left(a_3\right)=0.0116$，$s\left(a_4\right)=0.0059$，$s\left(a_5\right)=0.0053$	$x_2>x_3>x_4>x_5>x_1$

从表 4-20 和表 4-21 可以看出，当参数 k 的取值不同时，得分值略有不同。

具体如下：当 k=2,3 时，所提出的算子得出的排名结果是相同的，即 $x_2 > x_3 > x_5 > x_4 > x_1$；而当 k=1,2 时，所提出的算子得出的排名结果是不同的。这是因为当 k=1 时，所提出的方法没有考虑属性之间的相关关系，因此与 k=2,3 时，得到的排名结果是不同的。类似地，当 k=4 时，q-ROFIPPWHM 算子退化为 q-ROFIPPG 算子，因此无法考虑属性之间的相关关系。这也进一步解释了提出的方法的灵活性，即能够调整参数 k 值，灵活处理属性间是否存在相关关系的多属性决策问题。

此外，从表 4-20 可发现，属性之间的相互关系考虑得越多（即 k 值越大），基于 q-ROFIPPWHM 算子得到的得分值越小，这是与 q-ROFIPPWDHM 算子不同的地方。因此，决策者可以根据自己的偏好和实际需求选择适当的 k 值。

表 4-21　q-ROFIPPWDHM 算子中参数 k 的取值对最终结果的影响

参数 k	得分函数值 $s(a_i)$ $(i=1,2,3,4)$	排名结果
k=1	$s(a_1)=0.0012$，$s(a_2)=0.0145$，$s(a_3)=0.0118$，$s(a_4)=0.0041$，$s(a_5)=0.0026$	$x_2 > x_4 > x_5 > x_3 > x_1$
k=2	$s(a_1)=0.0073$，$s(a_2)=0.0192$，$s(a)=0.0156$，$s(a_4)=0.0083$，$s(a_5)=0.0086.$	$x_2 > x_3 > x_5 > x_4 > x_1$
k=3	$s(a_1)=0.0076$，$s(a_2)=0.0194$，$s(a_3)=0.0158$，$s(a_4)=0.0085$，$s(a_5)=0.0086$	$x_2 > x_3 > x_5 > x_4 > x_1$
k=4	$s(a_1)=0.0057$，$s(a_2)=0.0146$，$s(a_3)=0.0118$，$s(a_4)=0.0064$，$s(a_5)=0.0061$	$x_2 > x_3 > x_4 > x_5 > x_1$

以上结果表明，本节提出的 MAGDM 方法为寻求最佳分级诊疗提议提供了有效的评估模型。具体而言，结果表明，最佳提案是厦门模式，即执行“慢性病优先”和“医共体”模式。作为参考，H 省可以制定合理的改革方案，采取适当的实施路径，这些都是厦门模式为其他地区促进政策制定提供的有益经验。

4.3　本章小结

本章针对属性相关联的多属性医疗管理决策问题，提出了两个多属性决策框架，并讨论了这两个多属性决策方法的应用。其一，提出了 q 阶正交模糊交互式 Hamy 融合算子，并研究了这些算子的性质和特例。基于该算子，建立了属性相关联的 q 阶正交模糊环境下的多属性决策方法。通过改进的 q-ROFN 的交互式运算法则，该决策方法能够考虑隶属度和非隶属度之间的相互作用，避免了在隶属度或非隶属度为 0 的情况下，融合结果出现不合理的情况；同时也能够灵活考虑多个属性之间存在相关关系的情况。最后将该多属性决策方法应用到了医院选址问题中，通过详细的比较分析说明了提出的多属性决策方法的有效性和优越性。其二，通过引入的 q-ROFN 的交互式运算法则，提出了 q 阶正交模糊交互式幂点 Hamy 算子，基于该算子，建立了属性相关联的 q 阶正交模糊环境下的多属性决策方法，该决策方法能够消除决策者过高或者过低的评价值对最终决策结果的负面影响，同时也能够考虑到多个属性之间存在相关关系的情况，并进一步避免了在评价值的隶属度或非隶属度为 0 的情况下，融合结果出现不合理的情况。最后将该多属性决策方法应用到了我国分级诊疗方案评估中，最终得出分级诊疗方案的最佳模式是厦门模式，为其他地区改进分级诊疗政策提供了有益的借鉴，也为进一步促进分级诊疗在中国的发展提供了有效的评估模型。

第5章

基于 q 阶正交模糊不确定语义多属性决策方法的移动医疗 App 评价研究

随着“互联网+医疗”的引入，民众的健康意识被空前激发，移动医疗健康产业正在扩张，各种在线移动医疗 App 进入市场。移动医疗 App 用信息化配合医联体指导病患分级就诊，提高接诊病患的准确率，避免了资源浪费，帮助建立合理的就医秩序。移动医疗的发展在给用户带来极大便利的同时，也暴露出许多服务质量问题，如用户隐私泄露、安全问题和监管体系不完善。因此，构建有效的移动医疗 App 评估模型，不仅可以帮助用户选择合适的医疗应用，还可以为移动医疗的未来发展提供有针对性的建议。

在实际的移动医疗 App 评价问题中，由于时间紧迫或经验缺乏，评价者可能会倾向于作出定性决策，而不是定量决策。例如，在对移动医疗 APP 使用感受进行评估时，评价者会给出一些语义术语，例如用“非常好”“一般”或“差”来表示评价值。为了有效地解决这些情况，扎德（Zadeh）[51]提供了一种新颖的工具，称为语义变量（LVs），用于表达这种语义上的模糊信息。后来，徐（Xu）[52]又提出了不确定语义变量（ULV）的概念。之后，在不确定语义环境下对 MADM 的研究受到了广泛关注，并发展了几种不同的语义集。但是，随着决策问题的复杂性和专家评价信息的多样性，现有的语义决策方法无法表达和处理这种情况：①在某些情况下，属于不确定的语义变量的隶属度和非隶属度的平方和大于 1。例如：对移动医疗 App 使用感受可能被认为低于“好”（s_5），但高于“一般”（s_3），专家认为对移动医疗 App 使用感受属于$[s_3,s_5]$的隶属度为 0.9、非隶属度为 0.7，评估结果表示为〈$[s_3,s_5]$，(0.9,0.7)〉。由于 $0.9+0.7>1$ 和 $0.9^2+0.7^2>1$，现有的语义评价方法无法表达这种评估值〈$[s_3,s_5]$，

(0.9,0.7)〉。因此，为了更客观地描述和刻画专家对移动医疗 App 评价的语义模糊性，有必要进一步研究更加广义的模糊集的语义形式，以便更好地表达语义信息。②在某些情况下，属性之间存在关联。例如，根据肺部疾病症状评估患者身体状况（生命体征、体温、咳嗽和咯血），医生评估认为要更加重视咯血而不是体温。但是，由于咯血和体温过高是肺炎的两个典型症状，因此还需要更多关注重度咯血和体温过高的患者。但是，传统的融合算子（如算术平均算子和几何平均算子）是基于属性之间彼此独立的假设。因此，研究可以解决上述状况的移动医疗 App 语义多属性评价方法非常有意义。受 q-ROFS 和 ULV 的启发，本章提出一种 q 阶模糊不确定语义集的新概念，该模糊语义集可以整合 q-ROFS 和 ULV 的优势，并进一步定义 q 阶模糊不确定语义集的代数运算法则与 Schweizer-Sklar 运算法则，研究属性相关联的 q 阶模糊不确定语义环境下的多属性决策移动医疗 App 评价问题及理论体系，可以为移动医疗的健康发展提供评估参考。

5.1　基于 q 阶正交模糊不确定语义积分算子的多属性决策方法

由乔凯（Choquet）[83]提出的 Choquet 积分算子可以通过使用模糊测度[84]对属性之间的相关关系进行建模。模糊测度可用于定义每个标准组合的权重。目前为止，尚未研究基于 Choquet 积分算子的带有 q 阶正交不确定语义信息的多属性决策方法。由于用 q-ROULS 能够更好地描述实际模糊环境，Choquet 积分算子可以捕获属性之间的相关关系，因此研究 q 阶正交模糊语义环境下的 Choquet 积分算子对于 MADM 问题具有重要意义。因此本节主要：①引入一种新的模糊语义集——q 阶模糊不确定语义集（q-ROULS）；②介绍 q-ROFULV 的运算法则，期望函数和精确函数；③提出 Choquet 积分融合算子来处理 q 阶正交模糊不确定语义信息。与现有的融合算子相比，所提出的融合算子不仅考虑了属性之间的相关性，而且比现有的模糊不确定语义融合算子更具有通用性；④基于提出的算子为 q 阶正交模糊不确定语义信息的多属性决策问题提供新思路。

5.1.1　q 阶正交模糊不确定语义集及运算法则

假定 $S=\{s_i \mid i=0,1,\cdots,l-1\}$ 是具有奇数量的离散语义集，其中术语表示对于一个语义变量所有可能的值。对于语义集 S，应满足以下条件[51]：

（1）有序性：即 $s_i > s_j$，当且仅当 $i > j$

（2）否运：$\mathrm{Neg}(s_i) = s_j$，使得 $j = l - 1 - i$

（3）最大和最小运算：若 $s_i \geqslant s_j$，则 $\max\{s_i, s_j\} = s_i$；若 $s_i \leqslant s_j$，则 $\min\{s_i, s_j\} = s_i$

以 l =7 为例，语义集合 S 能表示为：$S=(s_0, s_1, s_2, s_3, s_4, s_5, s_6)$={非常差，差，略差，中等，略好，好，非常好}。

基于语义集的定义，徐（Xu）[52]定义了不确定语义集（ULS）。

定义 5.1　令 $\tilde{s} = [s_a, s_b]$，s_a，$s_b \in \overline{S}$，s_a 和 s_b 分别是 $\tilde{s}$ 的上界和下界，则把 $\tilde{s}$ 称作不确定语义集。

另外，徐（Xu）[52]也定义了不确定语义变量的运算法则，定义如下：

定义 5.2[52]　令 $\tilde{s}_1 = \left[s_{a_1}, s_{b_1}\right], \tilde{s}_2 = \left[s_{a_2}, s_{b_2}\right]$ 是任意两个语义变量，λ 是正实数，则有

（1）$\tilde{s}_1 \oplus \tilde{s}_2 = \left[s_{a_1}, s_{b_1}\right] \oplus \left[s_{a_2}, s_{b_2}\right] = \left[s_{a_1+a_2}, s_{b_1+b_2}\right]$

（2）$\tilde{s}_1 \otimes \tilde{s}_2 = \left[s_{a_1}, s_{b_1}\right] \otimes \left[s_{a_2}, s_{b_2}\right] = \left[s_{a_1 \times a_2}, s_{b_1 \times b_2}\right]$

（3）$\lambda \tilde{s}_1 = \lambda \left[s_{a_1}, s_{b_1}\right] = \left[s_{\lambda a_1}, s_{\lambda b_1}\right]$

（4）$\left(\tilde{s}_1\right)^{\lambda} = \left(\left[s_{a_1}, s_{b_1}\right]\right)^{\lambda} = [s_{a_1^{\lambda}}, s_{b_1^{\lambda}}]$

通过结合不确定语义集和 q 阶正交模糊数，本节提出 q 阶正交模糊不确定语义集。

定义 5.3　令 $[s_{\theta(x)}, s_{\tau(x)}] \in S$，$X$ 是给定集合，则 q 阶正交模糊不确定语义集定义如下：

$$A = \left\{ \left\langle x \left[\left[s_{\theta(x)}, s_{\tau(x)} \right], \left(u_A(x), v_A(x) \right) \right] \right\rangle \middle| x \in X \right\} \tag{5-1}$$

其中 $0 \leqslant \mu_A, v_A \leqslant 1$，且满足 $0 \leqslant u_A(x)^q + v_A(x)^q \leqslant 1$，$s_{\theta(x)}, s_{\tau(x)} \in \overline{S}$。另外 $u_A(x), v_A(x)$ 分别表示元素 X 属于不确定语义变量 $[s_{\theta(x)}, s_{\tau(x)}]$ 的隶属度和非隶属度。另外，对于一个 q 阶正交模糊不确定语义集 A，称 $\pi_A(x) = \left(u_A(x)^q + v_A(x)^q - u_A(x)^q v_A(x)^q\right)^{1/q}$ 为 x 对于 q 阶正交模糊不确定语义集的犹豫度。为了方便，称 $\left\langle \left[s_{\theta(x)}, s_{\tau(x)}\right], \left(u_A(x), v_A(x)\right) \right\rangle$ 为 q 阶正交模糊不确定语义变量，并以 $\left\langle [s_\theta, s_\tau], (u, v) \right\rangle$ 简称。

由于当 q=1 和 q=2 时，q-ROULS 的特例分别是 PFULS 和 IULS，因此提出的 q 阶正交模糊不确定语义集比 PFULS 和 IULS 定义空间更广。它能够调和隶属度和非隶属度的约束关系，放松约束条件，使得隶属度与非隶属度的 q 次之和不超过 1。显然，q 越大，就有越多的模糊语义对满足约束条件，因此 q-ROULS 可以表示更大的模糊信息空间，这使得 q-ROULS 在表达模糊信息方面比 PFULS 和 IULS 更有用。

基于不确定语义变量和 q 阶正交模糊数的运算法则，可对 q 阶正交模糊不确定语义变量的运算法则定义如下：

定义 5.4　令 $a_1=\left\langle\left[s_{\theta_1},s_{\tau_1}\right],\left(u_1,v_1\right)\right\rangle$ 和 $a_2=\left\langle\left[s_{\theta_2},s_{\tau_2}\right],\left(u_2,v_2\right)\right\rangle$ 为任意两个 q 阶正交模糊不确定语义变量，λ 是正实数，则有：

（1）$a_1\oplus a_2=\left\langle\left[s_{\theta_1+\theta_2},s_{\tau_1+\tau_2}\right],\left(\left(u_1^q+u_2^q-u_1^q u_2^q\right)^{1/q},v_1v_2\right)\right\rangle$

（2）$a_1\otimes a_2=\left\langle\left[s_{\theta_1\theta_2},s_{\tau_1\tau_2}\right],\left(u_1u_2,\left(v_1^q+v_2^q-v_1^q v_2^q\right)^{1/q}\right)\right\rangle$

（3）$\lambda a_1=\left\langle\left[s_{\lambda\theta_1},s_{\lambda\tau_1}\right],\left(\left(1-\left(1-u_1^q\right)^{\lambda}\right)^{1/q},v_1^{\lambda}\right)\right\rangle$

（4）$\left(a_1\right)^{\lambda}=\left\langle\left[s_{\theta_1^{\lambda}},s_{\tau_1^{\lambda}}\right],\left(u_1^{\lambda},\left(1-\left(1-v_1^q\right)^{\lambda}\right)^{1/q}\right)\right\rangle$

定理 5.1　令 $a_1=\left\langle\left[s_{\theta_1},s_{\tau_1}\right],\left(u_1,v_1\right)\right\rangle$ 和 $a_2=\left\langle\left[s_{\theta_2},s_{\tau_2}\right],\left(u_2,v_2\right)\right\rangle$ 为任意两个 q 阶正交模糊不确定语义变量，λ是正实数，则有如下性质：

（1）$a_1\oplus a_2=a_2\oplus a_1$

（2）$a_1\otimes a_2=a_2\otimes a_1$

（3）$\lambda\left(a_1\oplus a_2\right)=\lambda a_1\oplus\lambda a_2$

（4）$\lambda_1 a_1\oplus\lambda_2 a_1=\left(\lambda_1+\lambda_2\right)a_1$

（5）$a_1^{\lambda_1}\otimes a_1^{\lambda_2}=\left(a_1\right)^{\lambda_1+\lambda_2}$

（6）$a_1^{\lambda}\otimes a_2^{\lambda}=\left(a_1\otimes a_2\right)^{\lambda}$

为了比较两个 q 阶正交模糊不确定语义变量，首先先定义两个概念，即 q 阶正交模糊不确定语义变量的期望函数与精确函数。

定义 5.5　令 $a=\left\langle\left[s_{\theta},s_{\tau}\right],(u,v)\right\rangle$ 为 q 阶正交模糊不确定语义变量，则它的期望函数 $E(a)$定义如下：

$$E(a)=\frac{\theta+\tau}{4}\left(u^q+1-v^q\right)\tag{5-2}$$

定义 5.6　令 $a=\left\langle\left[s_{\theta},s_{\tau}\right],(u,v)\right\rangle$ 为 q 阶正交模糊不确定语义变量，则它的精确

函数 $H(a)$ 定义如下：

$$H(a)=\frac{\theta+\tau}{2}\left(u^q+v^q\right) \tag{5-3}$$

基于以上两个概念，定义 q 阶正交模糊不确定语义变量的比较法则如下：

定义 5.7 令 $a_1=\left\langle\left[s_{\theta_1},s_{\tau_1}\right],\left(u_1,v_1\right)\right\rangle$ 和 $a_2=\left\langle\left[s_{\theta_2},s_{\tau_2}\right],\left(u_2,v_2\right)\right\rangle$ 为任意两个 q 阶正交模糊不确定语义变量，$E(a_1)$ 和 $E(a_2)$ 分别是 a_1 和 a_2 的期望函数，$H(a_1)$ 和 $H(a_1)$ 分别是 a_1 和 a_2 的精确函数，则有

（1）若 $E(a_1)>E(a_2)$，则 $a_1>a_2$；

（2）若 $E(a_1)=E(a_2)$，则

当 $H(a_1)>H(a_2)$ 时，有 $a_1>a_2$；

当 $H(a_1)=H(a_2)$ 时，有 $a_1=a_2$。

菅野（Sugeno）[84]提出了模糊测度的概念，可以用它来定义 Choquet 积分中每个属性组合的权重。下面分别介绍模糊测度和 Choquet 积分的概念。

定义 5.8 [84] X 上的模糊测度是一个函数 $\rho:\Gamma(x)\to[0,1]$，满足以下条件：

（1）$\rho(\phi)=0,\rho(X)=1$（边界条件）

（2）$A,B\in X,A\subseteq B$，则 $\rho(A)\leqslant\rho(B)$（单调性）

但是，对于 n 个属性，通常需要确定 2^n-2 个属性的值，这使得确定测度相当复杂，因此根据定义 5.8 给出模糊测度并不容易。因此，菅野（Sugeno）[84]定义了以下模糊测度：

$$\rho(A\cup B)=\rho(A)+\rho(B)+\partial\rho(A)\rho(B) \tag{5-4}$$

其中 $A\cup B=\phi$，参数 $\partial\in[-1,+\infty)$ 表示属性之间的交互值。式（5-4）中：

（1）若 $\partial=0$，则 ∂ 模糊测度变为 $\rho(A\cup B)=\rho(A)+\rho(B)$，表示加性测度；此情况下，若 X 中的所有元素是独立的，可得

$$\rho(A)=\sum_{x_i\in A}\rho(x_i) \tag{5-5}$$

若 X 中的所有元素是有限的，可得

$$\rho(A)=\rho\left(\bigcup_{i=1}^{n}x_i\right)=\begin{cases}\dfrac{1}{\partial}\left[\prod\limits_{i=1}^{n}\left(1+\partial\rho(x_i)\right)-1\right], & \partial\neq0\\ \sum\limits_{x_i\in A}\rho(x_i), & \partial=0\end{cases} \tag{5-6}$$

其中 $x_i \cap x_j = \phi$， $i,j=1,2,\cdots,n$， $i \neq j$.

（2）若 $\partial>0$，则 ∂- 模糊测度变为 $\rho(A \cup B)>\rho(A)+\rho(B)$，表示超加性测度；

（3）若 $-1 \leqslant \partial<0$，则 ∂- 模糊测度变为 $\rho(A \cup B)<\rho(A)+\rho(B)$，表示次加性测度。

当使用模糊测度对决策属性集 S 的重要性进行评估时，一个普遍适用的融合函数是 Choquet 积分[83]。

定义 5.9[83]　令 f 是 X 上的一个非负实值函数，并且 ρ 是 X 上的一个模糊测度，则 f 关于 ρ 的离散 Choquet 积分定义为：

$$(C)\int f \mathrm{d}\rho=\sum_{i=1}^{n}\left[\rho\left(A_{\sigma(i)}\right)-\rho\left(A_{\sigma(i-1)}\right)\right] f_{\sigma(i)} \tag{5-7}$$

其中 $\sigma(i)$ 是使得 $f_{\sigma(1)} \geqslant f_{\sigma(2)} \geqslant \cdots \geqslant f_{\sigma(n)}$ 的对 $(1,2,\cdots,n)$ 的排列，同时 $A_{\sigma(i)}=\left\{x_{\sigma(1)},\cdots,x_{\sigma(j)}\right\}$，$A_{\sigma(0)}=\phi$。

5.1.2　q 阶正交模糊不确定语义积分信息融合算子

为了捕获属性之间的相关关系，本节提出 Choquet 积分融合算子来处理 q 阶正交模糊不确定语义信息，例如 q-ROULCA 算子、q-ROULCG 算子、q-ROULGCA 算子和 q-ROULGCG 算子，并进一步研究了这些算子的性质。

定义 5.10　令 $a_i=\left\langle\left[s_{\theta_i}, s_{\tau_i}\right],\left(u_i, v_i\right)\right\rangle$ 为 q 阶正交模糊不确定语义变量集合，则 q 阶正交模糊不确定语义积分代数平均算子（q-ROULCA）定义如下：

$$F\left(C_1\right)\int a \mathrm{d}\rho=q\text{-ROULCA}\left(a_1, a_2, \ldots, a_n\right)=\sum_{i=1}^{n}\left(\rho\left(A_{\sigma(i)}\right)-\rho\left(A_{\sigma(i-1)}\right)\right) a_{\sigma(i)} \tag{5-8}$$

其中 $\sigma(i)$ 是使得 $a_{\sigma(1)} \geqslant a_{\sigma(2)} \geqslant \cdots \geqslant a_{\sigma(n)}$ 的对 $(1,2,\cdots,n)$ 的排列，$G_{\sigma(i)}$ 对应于 $a_{\sigma(i)}$ 的属性，同时令 $A_{\sigma(i)}=\left\{G_{\sigma(1)},\cdots,G_{\sigma(j)}\right\}$，$A_{\sigma(0)}=\phi$。

基于 q 阶正交模糊不确定语义变量的运算法则，可得下面的定理。

定理 5.2　令 $a_i=\left\langle\left[s_{\theta_i}, s_{\tau_i}\right],\left(u_i, v_i\right)\right\rangle$ 为 q 阶正交模糊不确定语义变量集合，$\sigma(i)$ 是使得 $a_{\sigma(1)} \geqslant a_{\sigma(2)} \geqslant \cdots \geqslant a_{\sigma(n)}$ 的对 $(1,2,\cdots,n)$ 的排列，$G_{\sigma(i)}$ 对应于 $a_{\sigma(i)}$ 的属性，同时令 $A_{\sigma(i)}=\left\{G_{\sigma(1)},\cdots,G_{\sigma(i)}\right\}$，$A_{\sigma(0)}=\phi$，则通过 q 阶正交不确定语义模糊积分代数平均算子融合后的 q 阶正交模糊不确定语义变量仍是一个 q 阶正交模糊不确定语义变量，且有

$q\text{-ROULCA}\left(a_1, a_2, \cdots, a_n\right)=$

$$\left\langle \left[s_{\sum_{i=1}^{n}\left(\rho\left(A_{\sigma(i)}\right)-\rho\left(A_{\sigma(i-1)}\right)\right)\theta\left(a_{\sigma(i)}\right)}, s_{\sum_{i=1}^{n}\left(\rho\left(A_{\sigma(i)}\right)-\rho\left(A_{\sigma(i-1)}\right)\right)\tau\left(a_{\sigma(i)}\right)} \right], \left(\left(1-\prod_{i=1}^{n}\left(1-\mu_{\sigma(i)}^{q}\right)^{\rho\left(A_{\sigma(i)}\right)-\rho\left(A_{\sigma(i-1)}\right)}\right)^{1/q}, \prod_{i=1}^{n}\nu_{\sigma(i)}^{\rho\left(A_{\sigma(i)}\right)-\rho\left(A_{\sigma(i-1)}\right)} \right) \right\rangle \tag{5-9}$$

证明：应用数学归纳法证明上述定理。

（i）当 $n=2$ 时，根据定义 5.4 的（1）和（3），可得

$$\left(\rho\left(A_{\sigma(i)}\right)-\rho\left(A_{\sigma(i-1)}\right)\right)a_{\sigma(i)}=$$

$$\left\langle \left(s_{\left(\rho\left(A_{\sigma(i)}\right)-\rho\left(A_{\sigma(i-1)}\right)\right)\theta\left(a_{\sigma(i)}\right)}, s_{\left(\rho\left(A_{\sigma(i)}\right)-\rho\left(A_{\sigma(i-1)}\right)\right)\tau\left(a_{\sigma(i)}\right)} \right), \left(\left(1-\prod_{i=1}^{n}\left(1-\mu_{\sigma(i)}^{q}\right)^{\rho\left(A_{\sigma(i)}\right)-\rho\left(A_{\sigma(i-1)}\right)}\right)^{1/q}, \prod_{i=1}^{n}\nu_{\sigma(i)}^{\rho\left(A_{\sigma(i)}\right)-\rho\left(A_{\sigma(i-1)}\right)} \right) \right\rangle$$

其中 i=1,2。

则 $q\text{-ROULCA}\left(a_1,a_2,\cdots,a_n\right)=\sum_{i=1}^{2}\left(\rho\left(A_{\sigma(i)}\right)-\rho\left(A_{\sigma(i-1)}\right)\right)a_{\sigma(i)}$

$$=\left\langle \left(s_{\sum_{i=1}^{2}\left(\rho\left(A_{\sigma(i)}\right)-\rho\left(A_{\sigma(i-1)}\right)\right)\theta\left(a_{\sigma(i)}\right)}, s_{\sum_{i=1}^{2}\left(\rho\left(A_{\sigma(i)}\right)-\rho\left(A_{\sigma(i-1)}\right)\right)\tau\left(a_{\sigma(i)}\right)} \right), \left(\left(1-\prod_{i=1}^{2}\left(1-\mu_{\sigma(i)}^{q}\right)^{\rho\left(A_{\sigma(i)}\right)-\rho\left(A_{\sigma(i-1)}\right)}\right)^{1/q}, \prod_{i=1}^{2}\nu_{\sigma(i)}^{\rho\left(A_{\sigma(i)}\right)-\rho\left(A_{\sigma(i-1)}\right)} \right) \right\rangle$$

因此，式（5-9）对于 n=2 是成立的。

（ii）若式（5-9）对 $n=k$ 是成立的，即

$$q\text{-ROULCA}\left(a_1,a_2,\cdots,a_n\right)=$$

$$\left\langle \left(s_{\sum_{i=1}^{k}\left(\rho\left(A_{\sigma(i)}\right)-\rho\left(A_{\sigma(i-1)}\right)\right)\theta\left(a_{\sigma(i)}\right)}, s_{\sum_{i=1}^{k}\left(\rho\left(A_{\sigma(i)}\right)-\rho\left(A_{\sigma(i-1)}\right)\right)\tau\left(a_{\sigma(i)}\right)} \right), \left(\left(1-\prod_{i=1}^{k}\left(1-\mu_{\sigma(i)}^{q}\right)^{\rho\left(A_{\sigma(i)}\right)-\rho\left(A_{\sigma(i-1)}\right)}\right)^{1/q}, \prod_{i=1}^{k}\nu_{\sigma(i)}^{\rho\left(A_{\sigma(i)}\right)-\rho\left(A_{\sigma(i-1)}\right)} \right) \right\rangle$$

则当 $n=k+1$ 时，根据定义 5.4 的（1）和（3），可得

$$q\text{-ROULCA}\left(a_1,a_2,\cdots,a_k\right)\oplus\left(\rho\left(A_{\sigma(k+1)}\right)-\rho\left(A_{\sigma(k)}\right)\right)a_{\sigma(k+1)}$$

$$=\left\langle \left[s_{\sum_{i=1}^{k}\left(\rho\left(A_{\sigma(i)}\right)-\rho\left(A_{\sigma(i-1)}\right)\right)\theta\left(a_{\sigma(i)}\right)}, s_{\sum_{i=1}^{k}\left(\rho\left(A_{\sigma(i)}\right)-\rho\left(A_{\sigma(i-1)}\right)\right)\tau\left(a_{\sigma(i)}\right)} \right], \right.$$

$$\oplus\left\langle\left[s_{\left(\rho\left(A_{\sigma(k+1)}\right)-\rho\left(A_{\sigma(k)}\right)\right)\theta\left(a_{\sigma(k+1)}\right)},s_{\left(\rho\left(A_{\sigma(k+1)}\right)-\rho\left(A_{\sigma(k)}\right)\right)\tau\left(a_{\sigma(k+1)}\right)}\right],\right.$$
$$\left.\left(\left(1-\prod_{i=1}^{n}\left(1-\mu_{\sigma(k+1)}^{q}\right)^{\rho\left(A_{\sigma(k+1)}\right)-\rho\left(A_{\sigma(k)}\right)}\right)^{1/q},\prod_{i=1}^{n}v_{\sigma(k+1)}^{\rho\left(A_{\sigma(k+1)}\right)-\rho\left(A_{\sigma(k)}\right)}\right)\right\rangle$$
$$=\left\langle\left[s_{\sum_{i=1}^{k+1}\left(\rho\left(A_{\sigma(i)}\right)-\rho\left(A_{\sigma(i-1)}\right)\right)\theta\left(a_{\sigma(i)}\right)},s_{\sum_{i=1}^{k+1}\left(\rho\left(A_{\sigma(i)}\right)-\rho\left(A_{\sigma(i-1)}\right)\right)\tau\left(a_{\sigma(i)}\right)}\right],\right.$$
$$\left.\left(\left(1-\prod_{i=1}^{k+1}\left(1-\mu_{\sigma(i)}^{q}\right)^{\left(\rho\left(A_{\sigma(i)}\right)-\rho\left(A_{\sigma(i-1)}\right)\right)}\right)^{1/q},\prod_{i=1}^{k+1}v_{\sigma(i)}^{\left(\rho\left(A_{\sigma(i)}\right)-\rho\left(A_{\sigma(i-1)}\right)\right)}\right)\right\rangle$$

因此，式（5-9）对于 $n=k+1$ 是成立的。

综上，式（5-9）对于所有 n 均成立。得证。

接下来，讨论 q 阶正交模糊不确定语义积分代数平均算子（q-ROULCA）的一些性质。

定理 5.3　（幂等性）令 a_i 为 q 阶正交模糊不确定语义变量集，若所有的 q 阶正交模糊不确定语义变量是相等的，即 $a_i=a$，则有：

$$q\text{-ROULCA}\left(a_1,a_2,\cdots,a_n\right)=a \tag{5-10}$$

定理 5.4　（有界性）令 a_i 为 q 阶正交模糊不确定语义变量集，则

$$\min\left(a_1,a_2,\cdots,a_n\right)\leqslant q\text{-ROULCA}\left(a_1,a_2,\cdots,a_n\right)\leqslant\max\left(a_1,a_2,\cdots,a_n\right) \tag{5-11}$$

下面讨论 q 阶正交模糊不确定语义积分代数平均算子（q-ROULCA）的一些特例。

情形 1： 当 $m_{\sigma(i)}=\rho\left(A_{\sigma(i)}\right)-\rho\left(A_{\sigma(i-1)}\right)$ 时，q 阶正交模糊不确定语义积分代数平均算子退化为

$$q\text{-ROULWA}\left(a_1,a_2,\ldots,a_n\right)=\left\langle\left[s_{\sum_{i=1}^{n}m_{\sigma(i)}\theta\left(a_{\sigma(i)}\right)},s_{\sum_{i=1}^{n}m_{\sigma(i)}\tau\left(a_{\sigma(i)}\right)}\right],\left(\left(1-\prod_{i=1}^{n}\left(1-\mu_{\sigma(i)}^{q}\right)^{m_{\sigma(i)}}\right)^{1/q},\prod_{i=1}^{n}v_{\sigma(i)}^{m_{\sigma(i)}}\right)\right\rangle,$$

即 q 阶正交不确定语义加权平均算子（q-rung orthopair uncertain linguistic weighted averaging operator，q-ROULWA）。

情形 2： 当 $\rho(A)=\sum_{i=1}^{|A|}m_i$ 对所得 $A\subseteq X$, 均成立，且 $|A|$ 表示集合 A 中的元素个数，且 $m_i=\rho\left(A_{\sigma(i)}\right)-\rho\left(A_{\sigma(i-1)}\right)$, 其中 $\boldsymbol{m}=\left(m_1,m_2,\cdots m_n\right)^{\mathrm{T}}$, $m_i\in[0,1],\sum_{i=1}^{n}m_i=1$，则 q 阶正交不确定语义模糊积分代数平均算子可退化为

$$q\text{-ROULOWA}(a_1,a_2,\cdots,a_n)=\left\langle\left[s_{\sum_{i=1}^{n}m_i\theta(a_{\sigma(i)})},s_{\sum_{i=1}^{n}m_i\tau(a_{\sigma(i)})}\right],\left(\left(1-\prod_{i=1}^{n}\left(1-\mu_{\sigma(i)}^{q}\right)^{m_i}\right)^{1/q},\prod_{i=1}^{n}\nu_{\sigma(i)}^{m_i}\right)\right\rangle \tag{5-12}$$

即 q 阶正交不确定语义有序加权平均算子（q-rung orthopair uncertain linguistic ordered weighted averaging operator，q-ROULOWA）。

情形 3： 当 $q=1, m_{\sigma(i)}=\rho\left(A_{\sigma(i)}\right)-\rho\left(A_{\sigma(i-1)}\right)$ 时，则 q 阶正交模糊不确定语义积分代数平均算子可退化为刘和金（Liu，Jin）定义的直觉模糊不确定语义加权平均算子（intuitionistic uncertain linguistic weighted averaging operator，IULWA）[53]。

情形 4： 当 $q=2, m_{\sigma(i)}=\rho\left(A_{\sigma(i)}\right)-\rho\left(A_{\sigma(i-1)}\right)$ 时，则 q 阶正交模糊不确定语义积分代数平均算子可退化毕达哥拉斯不确定语义加权平均算子（Pythagorean uncertain linguistic weighted averaging operator，PULWA）。

类似于 q 阶正交模糊不确定语义积分算子的定义，定义如下 q 阶正交不确定语义模糊积分几何平均算子（q-rung orthopair uncertain linguistic Choquet geometric mean operator，q-ROULCG）。

定义 5.11 令 $a_i=\left\langle\left[s_{\theta_i},s_{\tau_i}\right],(u_i,v_i)\right\rangle$ 为 q 阶正交模糊不确定语义变量集，则 q 阶正交模糊不确定语义积分几何平均算子定义如下：

$$F(C_2)\int a\mathrm{d}\rho=q\text{-ROULCG}(a_1,a_2,\cdots,a_n)=\prod_{i=1}^{n}a_{\sigma(i)}^{\rho\left(A_{\sigma(i)}\right)-\rho\left(A_{\sigma(i-1)}\right)} \tag{5-13}$$

其中 $\sigma(i)$ 是使得 $a_{\sigma(1)}\geqslant a_{\sigma(2)}\geqslant\cdots\geqslant a_{\sigma(n)}$ 的对 $(1,2,\cdots,n)$ 的排列，$G_{\sigma(i)}$ 是对应于 $a_{\sigma(i)}$ 的属性，同时令 $A_{\sigma(i)}=\left\{G_{\sigma(1)},\cdots,G_{\sigma(j)}\right\}$，$A_{\sigma(0)}=\phi$。

基于 q 阶正交模糊不确定语义变量的运算法则，可得下面的定理。

定理 5.5 令 $a_i=\left\langle\left[s_{\theta_i},s_{\tau_i}\right],(u_i,v_i)\right\rangle$ 为 q 阶正交模糊不确定语义变量集合，则通过 q 阶正交不确定语义模糊积分几何平均算子融合后仍是一个 q 阶正交模糊不确定语义变量，且有

$$\begin{aligned}q\text{-ROULCG}(a_1,a_2,\cdots,a_n)=&\left\langle\left[s_{\prod_{i=1}^{n}\theta(a_{\sigma(i)})^{\rho(A_{\sigma(i)})-\rho(A_{\sigma(i-1)})}},s_{\prod_{i=1}^{n}\tau(a_{\sigma(i)})^{\rho(A_{\sigma(i)})-\rho(A_{\sigma(i-1)})}}\right],\right.\\&\left.\left(\prod_{i=1}^{n}\mu_{\sigma(i)}^{\rho\left(A_{\sigma(i)}\right)-\rho\left(A_{\sigma(i-1)}\right)},\left(1-\prod_{i=1}^{n}\left(1-\nu_{\sigma(i)}^{q}\right)^{\rho\left(A_{\sigma(i)}\right)-\rho\left(A_{\sigma(i-1)}\right)}\right)^{1/q}\right)\right\rangle\end{aligned} \tag{5-14}$$

类似于定理 5.3 和定理 5.4，q 阶正交模糊不确定语义积分几何平均算子也满足幂等性、有界性。

通过赋予参数 λ,q 不同的值，可得下面几种特例。

情形 1： 当 $m_{\sigma(i)}=\rho\left(A_{\sigma(i)}\right)-\rho\left(A_{\sigma(i-1)}\right)$ 时，q 阶正交模糊不确定语义积分几何平均算子退化为

$$q\text{-ROULWG}\left(a_1,a_2,\ldots,a_n\right)=\left\langle\left[s_{\sum_{i=1}^{n} m_{\sigma(i)}\theta\left(a_{\sigma(i)}\right)}, s_{\sum_{i=1}^{n} m_{\sigma(i)}\tau\left(a_{\sigma(i)}\right)}\right],\right.$$
$$\left.\left(\prod_{i=1}^{n}\mu_{\sigma(i)}^{m_{\sigma(i)}},\left(1-\prod_{i=1}^{n}\left(1-\nu_{\sigma(i)}^{q}\right)^{m_{\sigma(i)}}\right)^{1/q}\right)\right\rangle$$

即 q 阶正交不确定语义加权几何平均算子（q-rung orthopair uncertain linguistic weighted geometric operator，q-ROULWG）。

情形 2： 当 $\rho(A)=\sum_{i=1}^{|A|}m_i$ 对所得 $A\subseteq X$，均成立，且 $|A|$ 表示集合 A 中的元素个数，且 $m_i=\rho\left(A_{\sigma(i)}\right)-\rho\left(A_{\sigma(i-1)}\right)$，其中 $\boldsymbol{m}=\left(m_1,m_2,\cdots,m_n\right)^{\mathrm{T}}$，$m_i\in[0,1],\sum_{i=1}^{m}m_i=1$，则 q 阶正交模糊不确定语义积分几何平均算子可退化为

$$q\text{-ROULOWG}\left(a_1,a_2,\cdots,a_n\right)=\left\langle\left[s_{\sum_{i=1}^{n} m_i\theta\left(a_{\sigma(i)}\right)}, s_{\sum_{i=1}^{n} m_i\tau\left(a_{\sigma(i)}\right)}\right],\left(\prod_{i=1}^{n}\mu_{\sigma(i)}^{m_i},\left(1-\prod_{i=1}^{n}\left(1-\nu_{\sigma(i)}^{q}\right)^{m_i}\right)^{1/q}\right)\right\rangle$$

即 q 阶正交不确定语义有序加权几何平均算子（q-rung orthopair uncertain linguistic ordered weighted geometric operator，q-ROULOWG）。

情形 3： 当 $q=1,m_{\sigma(i)}=\rho\left(A_{\sigma(i)}\right)-\rho\left(A_{\sigma(i-1)}\right)$ 时，则 q 阶正交模糊不确定语义积分几何平均算子可退化为刘和金（Liu，Jin）定义的直觉模糊不确定语义加权几何平均算子（intuitionistic uncertain linguistic weighted geometric operator，IULWG）[53]。

情形 4： 当 $q=2,m_{\sigma(i)}=\rho\left(A_{\sigma(i)}\right)-\rho\left(A_{\sigma(i-1)}\right)$ 时，则 q 阶正交模糊不确定语义积分几何平均算子可退化为毕达哥拉斯不确定语义加权平均算子（Pythagorean uncertain linguistic geometric operator，PULWA）。

定义 5.12　令 $a_i=\left\langle\left[s_{\theta_i},s_{\tau_i}\right],\left(u_i,v_i\right)\right\rangle$ 为 q 阶正交模糊不确定语义变量集，则定义广义的 q 阶正交模糊不确定语义积分代数平均算子（q-ROULGCA）如下：

$$F\left(C_3\right)\int a\mathrm{d}\rho=q\text{-ROULGCA}\left(a_1,a_2\cdots a_n\right)=\left(\sum_{i=1}^{m}\left(\rho\left(A_{\sigma(i)}\right)-\rho\left(A_{\sigma(i-1)}\right)\right)a_{\sigma(i)}^{\lambda}\right)^{1/\lambda} \tag{5-15}$$

其中 $\sigma(i)$ 是使得 $a_{\sigma(1)}\geqslant a_{\sigma(2)}\geqslant\cdots\geqslant a_{\sigma(n)}$ 对 $(1,2\cdots n)$ 的排列，$G_{\sigma(i)}$ 是对应于 $a_{\sigma(i)}$ 的属性，同时令 $A_{\sigma(i)}=\left\{G_{\sigma(1)},\cdots G_{\sigma(j)}\right\}$，$A_{\sigma(0)}=\phi$。

基于 q 阶正交模糊不确定语义变量的运算法则，可得下面的定理。

定理 5.6 令 $a_i=\left\langle\left[s_{\theta_i},s_{\tau_i}\right],\left(u_i,v_i\right)\right\rangle$ 为 q 阶正交模糊不确定语义变量集合，则通过广义 q 阶正交模糊不确定语义积分平均算子融合后仍是一个 q 阶正交模糊不确定语义变量，且有

$$q\text{-ROULGCA}\left(a_1,a_2,\ldots,a_n\right)=\left\langle\left[s_{\left(\sum_{i=1}^{n}\left(\rho\left(A_{\sigma(i)}\right)-\rho\left(A_{\sigma(i-1)}\right)\right)\theta\left(a_{\sigma(i)}\right)^{\lambda}\right)^{1/\lambda}},s_{\left(\sum_{i=1}^{n}\left(\rho\left(A_{\sigma(i)}\right)-\rho\left(A_{\sigma(i-1)}\right)\right)\tau\left(a_{\sigma(i)}\right)^{\lambda}\right)^{1/\lambda}}\right],\right.$$
$$\left.\left(\left(1-\prod_{i=1}^{n}\left(1-\mu_{\sigma(i)}^{q\lambda}\right)^{\rho\left(A_{\sigma(i)}\right)-\rho\left(A_{\sigma(i-1)}\right)}\right)^{\frac{1}{q\lambda}},\left(1-\left(1-\prod_{i=1}^{n}\left(1-\left(1-v_{\sigma(i)}^{q}\right)^{\lambda}\right)^{\rho\left(A_{\sigma(i)}\right)-\rho\left(A_{\sigma(i-1)}\right)}\right)^{\frac{1}{\lambda}}\right)^{\frac{1}{q}}\right)\right\rangle \tag{5-16}$$

类似于定理 5.3 和定理 5.4，广义 q 阶正交模糊不确定语义积分代数平均算子也满足幂等性和有界性。

通过赋予参数 λ,q 不同的值，可得下面特例。

情形 1 当 $\lambda=1$ 时，则广义 q 阶正交模糊不确定语义积分代数平均算子（q-ROULGCA）可退化为 q 阶正交模糊不确定语义积分平均算子（q-ROULCA）。

情形 2 当 $m_{\sigma(i)}=\rho\left(A_{\sigma(i)}\right)-\rho\left(A_{\sigma(i-1)}\right)$ 时，广义 q 阶正交模糊不确定语义积分几何平均算子退化为

$$q\text{-ROULGWA}\left(a_1,a_2,\cdots,a_n\right)=\left\langle\left[s_{\left(\sum_{i=1}^{n}m_{\sigma(i)}\theta\left(a_{\sigma(i)}\right)^{\lambda}\right)^{1/\lambda}},s_{\left(\sum_{i=1}^{n}m_{\sigma(i)}\tau\left(a_{\sigma(i)}\right)^{\lambda}\right)^{1/\lambda}}\right],\right.$$
$$\left.\left(\left(1-\prod_{i=1}^{n}\left(1-\mu_{\sigma(i)}^{q\lambda}\right)^{m_{\sigma(i)}}\right)^{\frac{1}{q\lambda}},\left(1-\left[1-\prod_{i=1}^{n}\left(1-\left(1-v_{\sigma(i)}^{q}\right)^{\lambda}\right)^{m_{\sigma(i)}}\right]^{\frac{1}{\lambda}}\right)^{\frac{1}{q}}\right)\right\rangle$$

即广义 q 阶正交模糊不确定语义加权平均算子（generalized q-rung orthopair uncertain linguistic weighted averaging operator，q-ROULGWA）。

情形 3 当 $\rho(A)=\sum_{i=1}^{|A|}m_i$ 对所得 $A\subseteq X$, 均成立，且 $|A|$ 表示集合 A 中的元素个数，且 $m_i=\rho\left(A_{\sigma(i)}\right)-\rho\left(A_{\sigma(i-1)}\right)$, 其中 $\boldsymbol{m}=\left(m_1,m_2,\cdots m_n\right)^{\mathrm{T}}$, $m_i\in[0,1],\sum_{i=1}^{n}m_i=1$，则广义 q 阶正交模糊不确定语义积分几何平均算子可退化

$$q\text{-ROULGOWA}\left(a_1,a_2,\cdots,a_n\right)=$$

$$\left\langle\left[s_{\left(\sum_{i=1}^{n}m_i\theta\left(a_{\sigma(i)}\right)^{\lambda}\right)^{1/\lambda}},s_{\left(\sum_{i=1}^{n}m_i\tau\left(a_{\sigma(i)}\right)^{\lambda}\right)^{1/\lambda}}\right],\left(\begin{array}{l}\left(1-\prod_{i=1}^{m}\left(1-\mu_{\sigma(i)}^{\lambda}\right)^{m_i}\right)^{\frac{1}{q\lambda}},\\ \left(1-\left[1-\prod_{i=1}^{m}\left(1-\left(1-v_{\sigma(i)}^{q}\right)^{\lambda}\right)^{m_i}\right]^{\frac{1}{\lambda}}\right)^{\frac{1}{q}}\end{array}\right)\right\rangle$$

即广义 q 阶正交不确定语义有序加权几何平均算子（generalized q-rung orthopair uncertain linguistic ordered weighted averaging operator，q-ROULGOWA）。

情形 4　当 $q=1,m_{\sigma(i)}=\rho\left(A_{\sigma(i)}\right)-\rho\left(A_{\sigma(i-1)}\right)$ 时，则广义 q 阶正交模糊不确定语义积分几何平均算子退化为

$$\text{GIULWA}\left(a_1,a_2,\cdots,a_n\right)=$$

$$\left\langle\left[s_{\left(\sum_{i=1}^{n}m_{\sigma(i)}\theta\left(a_{\sigma(i)}\right)^{\lambda}\right)^{1/\lambda}},s_{\left(\sum_{i=1}^{n}m_{\sigma(i)}\tau\left(a_{\sigma(i)}\right)^{\lambda}\right)^{1/\lambda}}\right],\left(\begin{array}{l}\left(1-\prod_{i=1}^{n}\left(1-\mu_{\sigma(i)}^{\lambda}\right)^{m_{\sigma(i)}}\right)^{\frac{1}{\lambda}},\\ 1-\left[1-\prod_{i=1}^{n}\left(1-\left(1-v_{\sigma(i)}\right)^{\lambda}\right)^{m_{\sigma(i)}}\right]^{\frac{1}{\lambda}}\end{array}\right)\right\rangle$$

即广义直觉不确定语义模糊积分几何平均算子（generalized intuitionistic uncertain linguistic weighted averaging operator，GIULWA）。

情形 5　当 $q=2,m_{\sigma(i)}=\rho\left(A_{\sigma(i)}\right)-\rho\left(A_{\sigma(i-1)}\right)$ 时，则广义 q 阶正交模糊不确定语义积分几何平均算子可退化毕达哥拉斯不确定语义加权平均算子（generalized Pythagorean uncertain linguistic weighted averaging operator，GPULWA）。

定义 5.13　令 $a_i=\left\langle\left[s_{\theta_i},s_{\tau_i}\right],\left(u_i,v_i\right)\right\rangle$ 为 q 阶正交模糊不确定语义变量集，则定义广义的 q 阶正交模糊不确定语义积分几何平均算子（q-ROULGCG），定义如下：

$$F\left(C_4\right)\int a\mathrm{d}\rho=q\text{-ROULGCG}\left(a_1,a_2,\cdots,a_n\right)=\frac{1}{\lambda}\left(\left(\prod_{i=1}^{n}\lambda a_{\sigma(i)}\right)^{\rho\left(A_{\sigma(i)}\right)-\rho\left(A_{\sigma(i-1)}\right)}\right) \tag{5-17}$$

其中 $\sigma(i)$ 是使得 $a_{\sigma(1)}\geqslant a_{\sigma(2)}\geqslant\cdots\geqslant a_{\sigma(n)}$ 的对 $(1,2,\cdots,n)$ 的排列，$G_{\sigma(i)}$ 是对应于 $a_{\sigma(i)}$ 的属性，同时令 $A_{\sigma(i)}=\left\{G_{\sigma(1)},\cdots,G_{\sigma(j)}\right\}$，$A_{\sigma(0)}=\phi$。

基于 q 阶正交模糊不确定语义变量的运算法则，可得下面的定理。

定理 5.7 令 $a_i=\left\langle\left[s_{\theta_i},s_{\tau_i}\right],\left(u_i,v_i\right)\right\rangle$ 为 q 阶正交模糊不确定语义变量集合，则通过广义 q 阶正交模糊不确定语义积分几何平均算子融合后仍是一个 q 阶正交模糊不确定语义变量，且有

$$q\text{-ROULGCG}\left(a_1,a_2,\cdots,a_n\right)=\left\langle\left[s_{\frac{1}{\lambda}\left(\left(\prod_{i=1}^{n}\lambda\theta\left(a_{\sigma(i)}\right)\right)^{\rho\left(A_{\sigma(i)}\right)-\rho\left(A_{\sigma(i-1)}\right)}\right)},s_{\frac{1}{\lambda}\left(\left(\prod_{i=1}^{n}\lambda\tau\left(a_{\sigma(i)}\right)\right)^{\rho\left(A_{\sigma(i)}\right)-\rho\left(A_{\sigma(i-1)}\right)}\right)}\right],\right.$$
$$\left.\left(\left(1-\left[1-\prod_{i=1}^{n}\left(1-\left(1-\mu_{\sigma(i)}^{q}\right)^{\lambda}\right)^{\rho\left(A_{\sigma(i)}\right)-\rho\left(A_{\sigma(i-1)}\right)}\right]^{\frac{1}{\lambda}}\right)^{\frac{1}{q}},\left(1-\prod_{i=1}^{n}\left(1-v_{\sigma(i)}^{q\lambda}\right)^{\rho\left(A_{\sigma(i)}\right)-\rho\left(A_{\sigma(i-1)}\right)}\right)^{\frac{1}{q\lambda}}\right)\right\rangle \tag{5-18}$$

类似于定理 5.3 和 5.4，广义 q 阶正交模糊不确定语义积分几何平均算子也满足幂等性和有界性。

通过赋予参数λ，q 不同的值，可得以下特例。

情形 1：当 $\lambda=1$ 时，则广义 q 阶正交模糊不确定语义积分几何平均算子（q-ROULGCG）可退化为 q 阶正交模糊不确定语义积分几何平均算子（q-ROULCG）。

情形 2：当 $m_{\sigma(i)}=\rho\left(A_{\sigma(i)}\right)-\rho\left(A_{\sigma(i-1)}\right)$ 时，广义 q 阶正交模糊不确定语义积分几何平均算子退化为

$$q\text{-ROULGWG}\left(a_1,a_2,\cdots,a_n\right)=$$
$$\left\langle\left(s_{\frac{1}{\lambda}\left(\left(\prod_{i=1}^{n}\lambda\theta\left(a_{\sigma(i)}\right)\right)^{m_{\sigma(i)}}\right)},s_{\frac{1}{\lambda}\left(\left(\prod_{i=1}^{n}\lambda\tau\left(a_{\sigma(i)}\right)\right)^{m_{\sigma(i)}}\right)}\right),\left(\left(1-\left[1-\prod_{i=1}^{n}\left(1-\left(1-\mu_{\sigma(i)}^{q}\right)^{\lambda}\right)^{m_{\sigma(i)}}\right]^{\frac{1}{\lambda}}\right)^{\frac{1}{q}},\right.\right.$$
$$\left.\left.\left(1-\prod_{i=1}^{n}\left(1-v_{\sigma(i)}^{q\lambda}\right)^{m_{\sigma(i)}}\right)^{\frac{1}{q\lambda}}\right)\right\rangle$$

即广义 q 阶正交不确定语义加权几何平均算子（generalized q-rung orthopair uncertain linguistic weighted geometric operator，q-ROULGWG）。

情形 3：当 $\rho(A)=\sum_{i=1}^{|A|}m_i$ 对所得 $A\subseteq X$, 均成立，且$|A|$表示集合 A 中的元素个数，且 $m_i=\rho\left(A_{\sigma(i)}\right)-\rho\left(A_{\sigma(i-1)}\right)$, 其中 $\boldsymbol{m}=\left(m_1,m_2,\cdots,m_n\right)^{\mathrm{T}}$, $m_i\in[0,1],\sum_{i=1}^{n}m_i=1$，则广义 q 阶正交模糊不确定语义积分几何平均算子可退化为

$$q\text{-ROULGOWG}(a_1,a_2,\cdots,a_n)=$$

$$\left\langle\left[s_{\frac{1}{\lambda}\left(\left(\prod_{i=1}^{n}\lambda\theta(a_{\sigma(i)})\right)^{m_i}\right)},s_{\frac{1}{\lambda}\left(\left(\prod_{i=1}^{n}\lambda\tau(a_{\sigma(i)})\right)^{m_i}\right)}\right],\right.$$

$$\left.\left(\left(1-\left[1-\prod_{i=1}^{n}\left(1-\left(1-\mu_{\sigma(i)}^{q}\right)^{\lambda}\right)^{m_i}\right]^{\frac{1}{\lambda}}\right)^{\frac{1}{q}},\left(1-\prod_{i=1}^{n}\left(1-\nu_{\sigma(i)}^{q\lambda}\right)^{m_i}\right)^{\frac{1}{q\lambda}}\right)\right\rangle$$

即广义 q 阶正交不确定语义有序加权几何平均算子（generalized q-rung orthopair uncertain linguistic generalized ordered weighted geometric operator，q-ROULGOWG）。

情形 4　当 $q=1,m_{\sigma(i)}=\rho\left(A_{\sigma(i)}\right)-\rho\left(A_{\sigma(i-1)}\right)$ 时，则广义 q 阶正交模糊不确定语义积分几何平均算子退化为

$$\text{GIULWG}(a_1,a_2,\cdots,a_n)=\left\langle\left[s_{\frac{1}{\lambda}\left(\left(\prod_{i=1}^{n}\lambda\theta(a_{\sigma(i)})\right)^{m_{\sigma(i)}}\right)},s_{\frac{1}{\lambda}\left(\left(\prod_{i=1}^{n}\lambda\tau(a_{\sigma(i)})\right)^{m_{\sigma(i)}}\right)}\right],\right.$$

$$\left.\left(1-\left[1-\prod_{i=1}^{n}\left(1-\left(1-\mu_{\sigma(i)}\right)^{\lambda}\right)^{m_{\sigma(i)}}\right]^{\frac{1}{\lambda}},\left(1-\prod_{i=1}^{n}\left(1-\nu_{\sigma(i)}^{\lambda}\right)^{m_{\sigma(i)}}\right)^{\frac{1}{\lambda}}\right)\right\rangle$$

即广义直觉不确定语义模糊几何平均算子（generalized intuitionistic uncertain linguistic weighted geometric operator，GIULWG）。

情形 5　当 $m_{\sigma(i)}=\rho\left(A_{\sigma(i)}\right)-\rho\left(A_{\sigma(i-1)}\right),q=2$ 时，则广义 q 阶正交模糊不确定语义积分几何平均算子可退化毕达哥拉斯不确定语义加权几何平均算子（generalized Pythagorean uncertain linguistic weighted geometric operator，GPULWG）。

5.1.3　q 阶正交模糊不确定语义积分多属性决策方法

基于提出的 q 阶正交模糊不确定语义积分算子，本节提出一种新的 q 阶正交模糊不确定语义环境下的多属性群决策方法，应用于 q 阶正交模糊不确定语义多属性决策中。首先，一个典型的 q 阶正交模糊不确定语义环境下的多属性群决策问题可描述为：

用 $X=\{x_1,x_2,\cdots,x_m\}$ 来表示所有备选方案的集合，$G=\{G_1,G_2,\cdots,G_n\}$ 是用来评估备选方案的所有属性集，$\boldsymbol{\omega}=(\omega_1,\omega_2,\cdots,\omega_n)^{\mathrm{T}}$ 是与备选方案属性相关的属性权重向量，且属性的权重满足以下条件：$\omega_j\in[0,1]$ 且 $\sum_{j=1}^{n}\omega_i=1$。所有专家为了评估

备选方案，对备选方案的所有属性 $G_j\left(j=1,2,\cdots,s\right)$ 进行评估，并且专家 D 利用 q 阶正交模糊语义变量 $a_{ij}=\left\langle\left[s_{\theta_{ij}},s_{\tau_{ij}}\right],\left(u_{ij},v_{ij}\right)\right\rangle$ 来表示方案 i 在属性 j 下的评价值，相应的，当专家对所有的方案评估后，可以得到一个 q 阶正交模糊决策矩阵 $\boldsymbol{A}=\left(a_{ij}\right)_{n\times t}$。基于 5.1.2 节提出的 q 阶正交模糊不确定语义积分算子，提出以下程序辅助决策者来解决上述含有 q 阶正交模糊不确定语义决策信息的多属性群决策问题：

步骤 1：首先，将专家 D 的 q 阶正交模糊不确定语义决策矩阵 $\boldsymbol{A}=\left(a_{ij}\right)_{m\times n}$ 转化为标准化矩阵，即

$$a_{ij}=\left\langle\left[s_{\theta_{ij}},s_{\tau_{ij}}\right],\left(u_{ij},v_{ij}\right)\right\rangle\begin{cases}\left(\left[s_{\theta_{ij}},s_{\tau_{ij}}\right],\left(u_{ij},v_{ij}\right)\right) & G_j\in I_1\\ \left(\left[s_{\theta_{ij}},s_{\tau_{ij}}\right],\left(v_{ij},u_{ij}\right)\right) & G_j\in I_2\end{cases}\tag{5-19}$$

其中 I_1 和 I_2 分别表示收益型属性和成本型属性。

步骤 2：确定属性 G 的模糊测度。为了避免指数复杂性，采用式（5-4）用于确定模糊测度。

步骤 3：根据定义 5.5 中的得分函数，计算每个备选方案 x_i（i=1, 2, 3, 4）的属性评价值 a_{ij} 的期望函数 $E(a_{ij})$，并以降序进行重新排序 a_{ij}。如果 $E(a_{ij})$ 和 E（a_{ik}）相等，则比较 $H(a_{ij})$ 和 $H(a_{ik})$，则对备选方案 x_i 的部分评估 a_{ij} 进行重新排序，最终排序使得 $a_{i(j)}\leqslant a_{i(j+1)}$。

步骤 4：计算每个备选方案的总体值。对于每个备选方案 x_i（i=1, 2, 3, 4），使用 q-ROULCA 或 q-ROULCA 算子或 q-ROULGCA 或 q-ROULGCG 算子来计算整体的属性值 a_i（i=1, 2, 3, 4）。

步骤 5：根据定义 5.5，计算综合值的得分 x_i 的期望值 $E(a_i)$。

步骤 6：根据总体期望值对备选方案 x_i（i=1,2,3,4）进行排名，进而获得方案的最终排名。

5.2 基于 Schweizer-Sklar 范数的 q 阶正交模糊不确定语义对偶 Hamy 多属性决策方法

由于提出的 q 阶正交模糊不确定语义集信息表达空间更大，因此研究基于 q 阶模糊正交不确定语义算子的多属性决策方法具有重要的意义。对于 q 阶正交模

糊不确定语义信息融合算子的研究，其中最重要的一个部分就是运算法则。5.1 节定义的代数运算法则为研究 q 阶正交模糊不确定语义融合算子提供了基本的运算规则，但却缺乏灵活性，因此本章拓展 q 阶正交不确定语义模糊集的运算法则。考虑到 Schweizer-Sklar 范数是 ATT[179]的一些特例，它包含一个可变参数，比其他代数运算法则在解决多属性决策问题上更灵活。然而，目前大多数研究主要集中在 Schweizer-Sklar T 模和 S 模的基本理论和特征[180,181]，将 Schweizer-Sklar 范数应用于多属性决策问题的研究并不多见。基于此，本节研究 q 阶正交不确定语义模糊集的 Schweizer-Sklar 运算法则，并基于该运算法则，提出 q 阶正交模糊不确定语义 Schweizer-Sklar 对偶 Hamy 均值融合算子，以及它的对偶和加权形式，并进一步提出了 q 阶正交模糊不确定语义多属性决策方法。

5.2.1　q 阶正交模糊不确定语义 Schweizer-Sklar 运算法则

使用 Schweizer-Sklar 范数涉及 Schweizer-Sklar 乘及 Schweizer-Sklar 和，首先介绍 Schweizer-Sklar 范数的形式。

定义 5.14[182]　假定 $A=(u_1,v_1)$ 以及 $B=(u_2,v_2)$ 是两个 q 阶正交模糊不确定语义集合，则交和并可定义为：

（1）$\mathrm{A}\bigcap_{T,T^*} B=\left\{\left\langle y,T(a_{A(y)},a_{B(y)}),T^*(b_{A(y)},b_{B(y)})\right\rangle y\in Y\right\}$

（2）$\mathrm{A}\bigcup_{T,T^*} B=\left\{\left\langle y,T^*(a_{A(y)},a_{B(y)}),T(b_{A(y)},b_{B(y)})\right\rangle y\in Y\right\}$

其中 T 代表 T 范数，T*代表 S 范数。

定义 5.15[182]　Schweizer-Sklar 范数定义如下：

$$T_{\mathrm{SS},\gamma}(x,y)=\left(x^{\gamma}+y^{\gamma}-1\right)^{\frac{1}{\gamma}}$$

$$T^*{}_{\mathrm{SS},\gamma}(x,y)=1-\left(\left(1-x\right)^{\gamma}+\left(1-y\right)^{\gamma}-1\right)^{\frac{1}{\gamma}} \tag{5-20}$$

其中 $\gamma<0$， $x,y\in[0,1]$。

基于以上 Schweizer-Sklar 范数，下面定义 q 阶正交模糊不确定语义的 Schweizer-Sklar 运算法则。

定义 5.16　假定 $a_1=\left\langle[s_{\theta 1},s_{\tau 1}],(u_1,v_1)\right\rangle$ 和 $a_2=\left\langle[s_{\theta 2},s_{\tau 2}],(u_2,v_2)\right\rangle$ 是两个 q 阶正交模糊不确定语义集合，则基于 Schweizer-Sklar 的交和并的定义如下：

（1）$a_1\otimes_{T,T^*}a_2=\left(\left[s_{\theta_1\theta_2},s_{\tau_1\tau_2}\right],\left(T(u_1^{\,q},v_1^{\,q}),T^*(u_1^{\,q},v_1^{\,q})\right)\right)$

（2）$a_1 \oplus_{T,T^*} a_2 = \left(\left[s_{\theta_1+\theta_2}, s_{\tau_1+\tau_2}\right], \left(T^*(u_1^q, v_1^q), T(u_1^q, v_1^q)\right)\right)$

定义 5.17 定义 q 阶正交模糊不确定语义上的 Schweizer-Sklar 运算法则如下（$\gamma<0$）：

（1）$$a_1 \otimes_{\mathrm{SS}} a_2 = \left\langle \left[s_{\theta_1+\theta_2}, s_{\tau_1+\tau_2}\right], \left(\begin{array}{c} \left(u_1^{q\gamma} + u_2^{q\gamma} - 1\right)^{\frac{1}{q\gamma}}, \\ \left(1 - \left(\left(1-v_1^q\right)^{\gamma} + \left(1-v_2^q\right)^{\gamma} - 1\right)^{\frac{1}{\gamma}}\right)^{\frac{1}{q}} \end{array} \right) \right\rangle$$

（2）$$a_1 \oplus_{\mathrm{SS}} a_2 = \left\langle \left[s_{\theta_1\theta_2}, s_{\tau_1\tau_2}\right], \left(\begin{array}{c} \left(1 - \left(\left(1-u_1^q\right)^{\gamma} + \left(1-u_2^q\right)^{\gamma} - 1\right)^{\frac{1}{\gamma}}\right)^{\frac{1}{q}}, \\ \left(v_1^{q\gamma} + v_2^{q\gamma} - 1\right)^{\frac{1}{q\gamma}} \end{array} \right) \right\rangle$$

（3）$$\lambda a_1 = \left\langle \left[s_{\lambda\theta_1}, s_{\lambda\tau_1}\right], \left(\begin{array}{c} \left(1 - \left(\lambda\left(1-u_1^q\right)^{\gamma} - (\lambda-1)\right)^{\frac{1}{\gamma}}\right)^{\frac{1}{q}}, \\ \left(\lambda v_1^{q\gamma} - (\lambda-1)\right)^{\frac{1}{q\gamma}} \end{array} \right) \right\rangle$$

（4）$$a_1^{\lambda} = \left\langle \left[s_{\theta_1^{\lambda}}, s_{\tau_1^{\lambda}}\right], \left(\begin{array}{c} \left(\lambda u_1^{q\gamma} - (\lambda-1)\right)^{\frac{1}{q\gamma}}, \\ \left(1 - \left(\lambda\left(1-v_1^q\right)^{\gamma} - (\lambda-1)\right)^{\frac{1}{\gamma}}\right)^{\frac{1}{q}} \end{array} \right) \right\rangle$$

5.2.2 q 阶正交模糊不确定语义 Schweizer-Sklar 对偶 Hamy 信息融合算子

本节结合 Schweizer-Sklar 运算法则，将 HM 算子引入到 q 阶正交模糊不确定语义环境中，提出 q 阶正交模糊不确定语义 Schweizer-Sklar 对偶 Hamy 信息融合算子，并研究这些算子的性质。

定义 5.18 令 $a_i = \left\langle\left[s_{\theta i}, s_{\tau i}\right], \left(u_i, v_i\right)\right\rangle (i=1,\cdots,n)$ 是 q 阶正交模糊不确定语义集合，则定义 q-ROFULSSHM 算子如下：

$$q\text{-ROFULSSDHM}^{(k)}\left(a_1, a_2, \cdots a_n\right) = \prod_{1\leqslant i_1 < \cdots < i_n} \left(\frac{\sum_{j=1}^{k} a_{i_j}}{k}\right)^{\frac{1}{C_n^k}} = \underset{1\leqslant i_1 < \cdots < i_n}{\otimes} \left(\frac{\bigoplus_{j=1}^{k} a_{i_j}}{k}\right)^{\frac{1}{C_n^k}} \quad (5\text{-}21)$$

其中，$(i_1,i_2,\cdots,i_k)$ 遍历 $(1,2,\cdots,n)$，C_n^k 是二项式系数。

根据定义 5.17 所定义的 q 阶正交模糊不确定语义变量的 Schweizer-Sklar 运算法则，可以得到如下定理。

定理 5.8 令 $a_i=\langle[s_{\theta i},s_{\tau i}],(u_i,v_i)\rangle (i=1,\cdots n)$ 为 q 阶正交模糊不确定语义集合，k=1,2⋯,n，则通过 q-ROFULSSDHM 算子融合得到的数仍是一个 q 阶正交模糊不确定语义变量，且有：

$$q\text{-ROFULSSDHM}^{(k)}(a_1,a_2,\cdots,a_n)=\prod_{1\leqslant i_1<\cdots<i_n}\left(\frac{\sum_{j=1}^{k}a_{i_j}}{k}\right)^{\frac{1}{C_n^k}}=\left(\underset{1\leqslant i_1<\cdots<i_n}{\otimes}\frac{\overset{k}{\underset{j=1}{\oplus}}a_{i_j}}{k}\right)^{\frac{1}{C_n^k}}=$$

$$\left\langle\left[s_{\left(\prod_{j=1}^{k}\frac{\sum_{j=1}^{k}\theta_{i_j}}{k}\right)^{\frac{1}{C_n^k}}},s_{\left(\prod_{j=1}^{k}\frac{\sum_{j=1}^{k}\tau_{i_j}}{k}\right)^{\frac{1}{C_n^k}}}\right],\left(\left(\frac{1}{C_n^k}\left(\sum_{i=1}^{n}\left(1-\left(\frac{\sum_{j=1}^{k}\left(1-u_{i_j}{}^{q}\right)^{\gamma}}{k}\right)^{\frac{1}{\gamma}}\right)^{\gamma}-(n-1)\right)-\left(\frac{1}{C_n^k}-1\right)\right)\right)^{\frac{1}{q\gamma}},\right.$$

$$\left.\left(1-\left(\frac{1}{C_n^k}\left(\sum_{i=1}^{n}\left(1-\left(\frac{\sum_{j=1}^{k}v_{i_j}q\gamma}{k}\right)^{\frac{1}{\gamma}}\right)^{\gamma}-(n-1)\right)-\left(\frac{1}{C_n^k}-1\right)\right)^{\frac{1}{\gamma}}\right)^{\frac{1}{q}}\right)\right\rangle \quad (5\text{-}22)$$

证明：根据定义 5.17 所定义的 Schweizer-Sklar 运算法则，则

$$\overset{k}{\underset{j=1_{SS}}{\oplus}}a_{i_j}=\left\langle\left[s_{\sum_{j=1}^{k}\theta_{i_j}},s_{\sum_{j=1}^{k}\tau_{i_j}}\right],\left(\begin{array}{l}\left(1-\left(\sum_{j=1}^{k}\left(1-u_{i_j}{}^{q}\right)^{\gamma}-(k-1)\right)^{\frac{1}{\gamma}}\right)^{\frac{1}{q}},\\\left(\sum_{j=1}^{k}v_{i_j}{}^{q\gamma}-(k-1)\right)^{\frac{1}{q\gamma}}\end{array}\right)\right\rangle$$

进一步

$$\frac{1}{k}\overset{k}{\underset{j=1_{SS}}{\oplus}}a_{i_j}=\left\langle\left[s_{\frac{\sum_{j=1}^{k}\theta_{i_j}}{k}},s_{\frac{\sum_{j=1}^{k}\tau_{i_j}}{k}}\right],\left(\left(1-\left(\frac{\sum_{j=1}^{k}\left(1-v_{i_j}{}^{q}\right)^{\gamma}}{k}\right)^{\frac{1}{\gamma}}\right)^{\frac{1}{q}},\left(\frac{\sum_{j=1}^{k}u_{i_j}{}^{q\gamma}}{k}\right)^{\frac{1}{q\gamma}}\right)\right\rangle$$

根据定义 5.17 所定义的 Schweizer-Sklar 运算法则，则

$$\underset{1\leqslant i_1<\cdots<i_n}{\otimes}\frac{\overset{k}{\underset{j=1}{\oplus}} a_{i_j}}{k} = \left\langle \left[s_{\prod_{j=1}^{k}\frac{\sum_{j=1}^{k}\theta_{i_j}}{k}}, s_{\prod_{j=1}^{k}\frac{\sum_{j=1}^{k}\tau_{i_j}}{k}} \right], \left(\left(\sum_{i=1}^{n}\left(1-\left(\frac{\sum_{j=1}^{k}\left(1-u_{i_j}^{\ q}\right)^{\gamma}}{k}\right)^{\frac{1}{\gamma}}\right)^{\gamma} - (n-1)\right)^{\frac{1}{q\gamma}}, \right.\right.$$

$$\left.\left. \left(1-\left(\sum_{i=1}^{n}\left(1-\left(\frac{\sum_{j=1}^{k} v_{i_j}^{\ q\gamma}}{k}\right)^{\frac{1}{\gamma}}\right)^{\gamma} - (n-1)\right)^{\frac{1}{\gamma}}\right)^{\frac{1}{q}} \right)\right\rangle \left(\underset{1\leqslant i_1<\cdots<i_n}{\otimes}\frac{\overset{k}{\underset{j=1}{\oplus}} a_{i_j}}{k}\right)^{\frac{1}{C_n^k}} =$$

$$\left\langle \left[s_{\left(\prod_{j=1}^{k}\frac{\sum_{j=1}^{k}\theta_{i_j}}{k}\right)^{\frac{1}{C_n^k}}}, s_{\left(\prod_{j=1}^{k}\frac{\sum_{j=1}^{k}\tau_{i_j}}{k}\right)^{\frac{1}{C_n^k}}} \right], \left(\left(\frac{1}{C_n^k}\left(\sum_{i=1}^{n}\left(1-\left(\frac{\sum_{j=1}^{k}\left(1-u_{i_j}^{\ q}\right)^{\gamma}}{k}\right)^{\frac{1}{\gamma}}\right)^{\gamma} - (n-1)\right) - \left(\frac{1}{C_n^k}-1\right) \right)^{\frac{1}{q\gamma}}, \right.\right.$$

$$\left.\left. \left(1-\left(\frac{1}{C_n^k}\left(\sum_{i=1}^{n}\left(1-\left(\frac{\sum_{j=1}^{k} v_{i_j}^{\ q\gamma}}{k}\right)^{\frac{1}{\gamma}}\right)^{\gamma} - (n-1)\right) - \left(\frac{1}{C_n^k}-1\right)\right)^{\frac{1}{\gamma}}\right)^{\frac{1}{q}} \right)\right\rangle$$

基于以上证明，式（5-22）成立。

定理 5.9 （幂等性）令 $a_i=\langle[s_{\theta i},s_{\tau i}],(u_i,v_i)\rangle (i=1,\cdots,n)$ 为 q 阶正交模糊不确定语义集，若所有的 q 阶正交模糊不确定语义数均相等，即 $a_i=a$ 对所有的 i 均成立，则

$$q\text{-ROFULSSDHM}^{(k)}(a_1,a_2,\cdots a_n)=a \tag{5-23}$$

证明：由于 $a_i=a$ 对所有的 i 均成立，则有

$$q\text{-ROFULSSDHM}^{(k)}(a_1,a_2,\cdots a_n)$$

$$=\prod_{1\leqslant i_1<\cdots<i_n}\left(\frac{\sum_{j=1}^{k}a_{i_j}}{k}\right)^{\frac{1}{C_n^k}} = \left(\underset{1\leqslant i_1<\cdots<i_n}{\otimes}\frac{\overset{k}{\underset{j=1}{\oplus}} a_{i_j}}{k}\right)^{\frac{1}{C_n^k}} = \left(\underset{1\leqslant i_1<\cdots<i_n}{\otimes}\frac{\overset{k}{\underset{j=1}{\oplus}} a}{k}\right)^{\frac{1}{C_n^k}} = \left(a^{C_n^k}\right)^{\frac{1}{C_n^k}} = a$$

定理 5.10 （交换性）令 $a_i=\langle[s_{\theta i},s_{\tau i}],(u_i,v_i)\rangle (i=1,\cdots,n)$ 是 q 阶正交模糊不确

定语义集，$(a_1',a_2',\cdots,a_n')$ 是 $(a_1,a_2,\cdots,a_n)$ 的任意重排列，则

$$q\text{-ROFULSSDHM}^{(k)}(a_1,a_2,\cdots a_n)=q\text{-ROFULSSDHM}^{(k)}(a_1',a_2',\cdots,a_n') \tag{5-24}$$

证明：由于 $a_i=a$ 对所有的 i 均成立，则

$$q\text{-ROFULSSDHM}^{(k)}(a_1,a_2,\cdots a_n)=\prod_{1\leq i_1<\cdots<i_n}\left(\frac{\sum_{j=1}^{k}a_{i_j}}{k}\right)^{\frac{1}{C_n^k}}=\left(\underset{1\leq i_1<\cdots<i_n}{\otimes}\frac{\overset{k}{\underset{j=1}{\oplus}}a_{i_j}}{k}\right)^{\frac{1}{C_n^k}}$$

$$=\left(\underset{1\leq i_1<\cdots<i_n}{\otimes}\frac{\overset{k}{\underset{j=1}{\oplus}}a_{i_j}'}{k}\right)^{\frac{1}{C_n^k}}=q\text{-ROFULSSDHM}^{(k)}(a_1',a_2',\cdots a_n')$$

通过给 k 和 q 分配不同的参数，则可得到以下特例。

情形 1　如果 k=1，基于 q-ROFULSSDHM 算子的定义，有

$$q\text{-ROFULSSDHM}^{(k)}(a_1,a_2,\cdots,a_n)=\prod_{1\leq i_1<\cdots<i_n}\left(\frac{\sum_{j=1}^{1}a_{i_j}}{1}\right)^{\frac{1}{C_n^1}}=\underset{1\leq i_1<\cdots<i_n}{\otimes}\left(\frac{\overset{1}{\underset{j=1}{\oplus}}a_{i_j}}{1}\right)^{\frac{1}{C_n^1}}$$

$$q\text{-ROFULSSG}^{(k)}(a_1,a_2,\cdots,a_n)$$

则 q-ROFULSSDHM 算子退化为 q 阶正交模糊不确定语义 Schweizer-Sklar 几何算子。

情形 2　若 k=n，基于 q-ROFULSSDHM 算子的定义，则有

$$q\text{-ROFULSSHM}^{(k)}(a_1,a_2,\cdots,a_n)=\frac{\sum_{1\leq i_1<\cdots<i_n}\left(\prod_{j=1}^{n}a_{i_j}\right)^{\frac{1}{n}}}{C_n^n}=\frac{\underset{1\leq i_1<\cdots<i_n}{\oplus}\left(\overset{\text{n}}{\underset{j=1}{\otimes}}a_{i_j}\right)^{\frac{1}{n}}}{C_n^n}$$

$$\left\langle\left[s_{\frac{\sum_{i=1}^{n}\theta_{i_j}}{\text{n}}},s_{\frac{\sum_{i=1}^{n}\tau_{i_j}}{\text{n}}}\right],\left(\left(1-\left(\frac{\sum_{i=1}^{n}\left(1-u_i^q\right)^{\gamma}}{n}\right)^{\frac{1}{\gamma}}\right)^{\frac{1}{q}},\left(\frac{\sum_{i=1}^{n}v_i^{q\gamma}}{n}\right)^{\frac{1}{q\gamma}}\right)\right\rangle$$

$$=q\text{-ROFULSSA}^{(k)}(a_1,a_2,\cdots,a_n)$$

则 q-ROFULSSDHM 算子退化为 q 阶正交模糊不确定语义 Schweizer-Sklar 代数算子；

情形 3　若 k=1，q=1，基于 q-ROFULSSDHM 算子的定义，则有

$$q\text{-ROFULSSDHM}^{(k)}\left(a_1,a_2,\cdots,a_n\right)=\prod_{1\leqslant i_1<\cdots<i_n}\left(\frac{\sum_{j=1}^{1}a_{i_j}}{1}\right)^{\frac{1}{C_n^1}}=\bigotimes_{1\leqslant i_1<\cdots<i_n}\left(\frac{\bigoplus_{j=1}^{1}a_{i_j}}{1}\right)^{\frac{1}{C_n^1}}$$

$$=\text{IULSSG}^{(k)}\left(a_1,a_2,\cdots,a_n\right)$$

则 q-ROFULSSDHM 算子退化为直觉模糊不确定语义 Schweizer-Sklar 几何平均算子。

情形 4 若 $k=n$，$q=2$，基于 q-ROFULSSDHM 算子的定义，则有

$$q\text{-ROFULSSDHM}^{(k)}\left(a_1,a_2,\cdots,a_n\right)=\frac{\sum_{1\leqslant i_1<\cdots<i_n}\left(\prod_{j=1}^{n}a_{i_j}\right)^{\frac{1}{n}}}{C_n^n}=\frac{\bigoplus_{1\leqslant i_1<\cdots<i_n}\left(\bigotimes_{j=1}^{n}a_{i_j}\right)^{\frac{1}{n}}}{C_n^n}$$

$$=\text{PFULSSA}^{(k)}\left(a_1,a_2,\cdots,a_n\right)$$

则 q-ROFULSSDHM 算子退化为毕达哥拉斯模糊不确定语义 Schweizer-Sklar 代数平均算子。

许多情况下，每个要融合的数据的重要性并不相同，因此需要分配不同的权重。但是，q-ROFULSSDHM 算子没有考虑到融合数据的重要性。为了克服该缺点，引入它的权重形式（q-ROFULSSWDHM）。

定义 5.19 令 $a_i=\left\langle\left[s_{\theta i},s_{\tau i}\right],\left(u_i,v_i\right)\right\rangle(i=1,\cdots,n)$ 是 q 阶正交模糊不确定语义集合，$\boldsymbol{\omega}=\left(\omega_1,\omega_2,\cdots\omega_n\right)^{\mathrm{T}}$ 是 a_i 的权重向量，满足 $\omega_i\in[0,1]$，以及 $\sum_{i=1}^{n}\omega_i=1$，则定义 q-ROFULSSWDHM 算子如下：

$$q\text{-ROFULSSWDHM}^{(k)}\left(a_1,a_2,\cdots,a_n\right)=\bigotimes_{1\leqslant i_1<\cdots<i_n}\left(\frac{\bigoplus_{j=1}^{k}\left(\omega_{i_j}a_{i_j}\right)}{k}\right)^{\frac{1}{C_n^k}}\tag{5-25}$$

其中，$\left(i_1,i_2,\cdots,i_k\right)$ 遍历 $(1,2,\cdots,n)$，C_n^k 是二项式系数。

类似地，根据定义 5.17 所定义的 q 阶正交模糊不确定语义变量的 Schweizer-Sklar 运算法则，可以得到如下定理。

定理 5.11 令 $a_i=\left\langle\left[s_{\theta i},s_{\tau i}\right],\left(u_i,v_i\right)\right\rangle(i=1,\cdots n)$ 是 q 阶正交模糊不确定语义集合，$\boldsymbol{\omega}=\left(\omega_1,\omega_2,\cdots\omega_n\right)^{\mathrm{T}}$ 是 a_i 的权重向量，满足 $\omega_i\in[0,1]$，以及 $\sum_{i=1}^{n}\omega_i=1$，$k=1,2\cdots n$，则通过 q-ROFULSSWDHM 算子得到的仍是一个 q 阶正交模糊不确定语义集，且有：

$$q\text{-ROFULSSWDHM}^{(k)}\left(a_1,a_2,\cdots a_n\right)=\prod_{1\leqslant i_1<\cdots<i_n}\left(\frac{\sum_{j=1}^{k}\omega_{i_j}a_{i_j}}{k}\right)^{\frac{1}{C_n^k}}=\left(\underset{1\leqslant i_1<\cdots<i_n}{\otimes}\frac{\overset{k}{\underset{j=1}{\oplus}}\left(\omega_{i_j}a_{i_j}\right)}{k}\right)^{\frac{1}{C_n^k}}$$

$$=\left\langle\left[s_{\left(\prod_{j=1}^{k}\frac{\sum_{j=1}^{k}\omega_{i_j}\theta_{i_j}}{k}\right)^{\frac{1}{C_n^k}}},s_{\left(\prod_{j=1}^{k}\frac{\sum_{j=1}^{k}\omega_{i_j}\tau_{i_j}}{k}\right)^{\frac{1}{C_n^k}}}\right],\left(\left(\frac{1}{C_n^k}\left(\sum_{i=1}^{n}\left(1-\left(\frac{\omega_{i_j}\sum_{j=1}^{k}\left(1-u_{i_j}{}^{q}\right)^{\gamma}}{k}\right)^{\frac{1}{\gamma}}\right)^{\gamma}-(n-1)\right)-\left(\frac{1}{C_n^k}-1\right)\right)^{\frac{1}{q\gamma}},\right.\right.$$

$$\left.\left.\left(1-\left(\frac{1}{C_n^k}\left(\sum_{i=1}^{n}\left(1-\left(\frac{\omega_{i_j}\sum_{j=1}^{k}v_{i_j}{}^{q\gamma}}{k}\right)^{\frac{1}{\gamma}}\right)^{\gamma}-(n-1)\right)-\left(\frac{1}{C_n^k}-1\right)\right)^{\frac{1}{\gamma}}\right)^{\frac{1}{q}}\right)\right\rangle \tag{5-26}$$

5.2.3　基于 q 阶正交模糊不确定语义 Schweizer-Sklar 对偶 Hamy 多属决策方法

同样的，对于 5.2.3 节的多属性问题，基于提出的 q 阶正交模糊不确定语义 Schweizer-Sklar 对偶 Hamy 算子，本节提出一种新的 q 阶正交不确定语义环境下的多属性群决策方法。

步骤 1：首先，将专家 D 的 q 阶正交模糊不确定语义决策矩阵 $\boldsymbol{A}=\left(a_{ij}\right)_{m\times n}$ 转化为标准化矩阵，即

$$a_{ij}=\left\langle\left[s_{\theta_{ij}},s_{\tau_{ij}}\right],\left(u_{ij},v_{ij}\right)\right\rangle\begin{cases}\left\langle\left[s_{\theta_{ij}},s_{\tau_{ij}}\right],\left(u_{ij},v_{ij}\right)\right\rangle & G_j\in I_1\\ \left\langle\left[s_{\theta_{ij}},s_{\tau_{ij}}\right],\left(v_{ij},u_{ij}\right)\right\rangle & G_j\in I_2\end{cases} \tag{5-27}$$

其中 I_1 和 I_2 分别表示收益型属性和成本型属性；

步骤 2：针对 q 阶正交模糊不确定语义决策矩阵 $\boldsymbol{A}$，对于每一个备选方案 $x_i\left(i=1,2,\cdots,m\right)$，利用提出的 q- ROFULSSWDHM 算子

$$a_i=q-\text{ROFULSSWHM}^{(k)}\left(a_{i1},a_{i2},\cdots,a_{in}\right)$$

或者

$$a_i = q - \text{ROFULSSWDHM}^{(k)}\left(a_{i1}, a_{i2}, \cdots, a_{in}\right)$$

确定每个方案的整体评价值 $a_i\ (i=1,2,\cdots,m)$；

步骤 3：根据定义 4.6，计算综合值的得分 x_i 的期望值 $E\left(a_i\right)$。

步骤 4：根据总体期望值对备选方案 x_i（$i = 1, 2, 3, 4$）进行排名，进而获得方案的最终排名。

5.3 实例分析：*q* 阶正交模糊不确定语义积分多属性决策方法在移动医疗 App 评价中的应用

本节将提出的 q 阶正交模糊不确定语义积分算子应用于移动医疗 App 评价中，并提供灵敏度分析及比较分析证明所提出方法的实用性和有效性。

5.3.1 问题描述与求解过程

随着互联网技术的快速发展，老百姓的健康意识被空前激发，移动医疗健康产业正在扩张，微医、春雨医生、好大夫等移动医疗 App 进入市场，患者接触的移动医疗 App 的进程也在显著提速。移动医疗 App 用信息化配合医联体指导病患分级就诊，发挥着资源整合和再分配能力，使患者、医生、医院、药房等不同主体之间的沟通更加便捷，为实体医疗机构做诊前筛查和诊后的患者管理，为患者提供预约挂号、在线咨询、健康记录、药品配送等多种改善医患关系的医疗服务。它的出现有效缓解了公共医疗资源的压力，为构建新型医联体服务体系提供了新思路。

为了解用户对互联网医疗 App 的使用评价，进而助力“十四五”健康中国建设，本部分将提出的 q 阶正交模糊不确定语义积分算子应用到移动医疗 App 评价。经过初步评估，确定了四个移动医疗 App，分别是：①x_1 是微医；②x_2 是平安好医生；③x_3 是春雨医生；④x_4 是好大夫。根据之前的研究和移动 App 的特点，专家从四个属性方面对这四个移动医疗 App 进行了研判评估，分别是：G_1 是可触性。移动医疗 App 通过互联网向用户提供相关服务，与用户没有直接接触。相应地，用户在使用平台的过程中，直观地感受到系统的稳定性、导航的清晰性、界面的设计和配色方案，这是移动医疗 App 可触性的体现。移动医疗 App 应用在使用过程中出现频繁闪回、黑屏、不兼容等问题，会显著降低用户体验，导致用户满意度降低[183]。G_2 是可靠性。可靠性是指移动医疗 App 能够确保用户的个人信息和用户疾病的信息不受损害、用户身份不被冒用的程度，以及系统安全性。移动医疗 App 作为互联网环境下常见的信息传播方式，保护用户隐私是平台提供信息服务的前提，也是保证平台自身质量的关键。G_3 是响应能力。响应性指的是提供的医疗服务效率，比如医患互动、咨询等待时间、信息及时性，以及用户在使用过程中能否快速方便地进行各种操作，移动医疗 App 能否及时响应用户的请求。G_4 是保障性。保障性是指医生专业性、发布信息的权威性和平台声誉，医生能否对用户的疾病给出准确的诊断结果和有用的治疗方案。然后依据上述四个评价指标 G_j（j=1,2,3,4），专家对这四个移动医疗 App 的 x_i（i= 1、2、3、4）以 q-ROULV 和 ULS 的形式表示，即 $S=\{s_0,s_1,s_2,s_3,s_4,s_5,s_6,\}$ = {很差，差，稍差，中等，稍好，好，非常好}。评价矩阵如表 5-1 所示。然后，采用上述提出的多属性决策方法来解决“移动医疗 App 评价问题”。

表 5-1　q 阶正交模糊语义决策矩阵 A

	G_1	G_2	G_3	G_4
x_1	$<[s_5,s_5],(0.7,0.1)>$	$<[s_3,s_3],(0.7,0.3)>$	$<[s_4,s_5],(0.6,0.2)>$	$<[s_4,s_5],(0.7,0.2)>$
x_2	$<[s_4,s_5],(0.6,0.2)>$	$<[s_5,s_5],(0.6,0.3)>$	$<[s_2,s_3],(0.8,0.1)>$	$<[s_3,s_4],(0.6,0.4)>$
x_3	$<[s_3,s_4],(0.7,0.2)>$	$<[s_4,s_5],(0.6,0.2)>$	$<[s_1,s_2],(0.7,0.1)>$	$<[s_2,s_3],(0.7,0.1)>$
x_4	$<[s_3,s_3],(0.5,0.2)>$	$<[s_2,s_3],(0.7,0.1)>$	$<[s_3,s_4],(0.6,0.3)>$	$<[s_4,s_4],(0.5,0.3)>$

（1）基于 q-ROULCA 算子的决策步骤

步骤 1：将专家 D 的 q 阶正交模糊不确定语义决策矩阵 $A=\left(a_{ij}\right)_{m\times n}$ 转化为标准化矩阵。

步骤 2：假设属性 G 模糊测度如下：

$$\rho(G_1)=0.2,\rho(G_2)=0.3,\rho(G_3)=0.2,\rho(G_4)=0.4$$

采用式(5-4)用于确定模糊测度，首先，根据式(5-4)可得 ∂ 的值是：$\partial=-0.237$，则根据式（5-6）可得属性集 $G=\{G_1,G_2,G_3,G_4\}$ 的测度如下：

$$\rho(G_1,G_2)=0.486,\rho(G_1,G_3)=0.400,\rho(G_1,G_4)=0.580$$

$$\rho(G_2,G_4)=0.680,\rho(G_3,G_4)=0.581,\rho(G_2,G_3)=0.486$$

$$\rho(G_1,G_2,G_3)=0.663,\rho(G_1,G_2,G_4)=0.840,$$

$$\rho(G_1,G_3,G_4)=0.754,\ \rho(G_2,G_3,G_4)=0.840,\rho(G_1,G_2,G_3,G_4)=1$$

步骤 3: 计算权重向量。根据定义 5.6，计算每个移动医疗 App 的 $x_i(i=1,2,3,4)$ 的属性评价值 a_{ij} 的期望函数 $E(a_{ij})$，并以降序进行重新排序 a_{ij}，如下：

$$a_{1\sigma(1)}=<[s_5,s_5],\ (0.7,\ 0.1)>;a_{1\sigma(2)}=<[s_4,s_5],\ (0.7,\ 0.2)>$$

$$a_{1\sigma(3)}=<[s_4,s_5],\ (0.6,\ 0.2)>;a_{1\sigma(4)}=<[s_3,s_3],\ (0.7,\ 0.3)>$$

$$a_{2\sigma(1)}=<[s_5,s_5],\ (0.6,\ 0.3)>;a_{2\sigma(2)}=<[s_4,s_5],\ (0.6,\ 0.2)>$$

$$a_{2\sigma(2)}=<[s_4,s_5],\ (0.6,\ 0.2)>;a_{2\sigma(3)}=<[s_3,s_4],\ (0.6,\ 0.4)>$$

$$a_{2\sigma(3)}=<[s_3,s_4],\ (0.6,\ 0.4)>;a_{2\sigma(4)}=<[s_2,s_3],\ (0.8,\ 0.1)>$$

$$a_{3\sigma(1)}=<[s_4,s_5],\ (0.6,\ 0.2)>;a_{3\sigma(2)}=<[s_3,s_4],\ (0.7,\ 0.2)>$$

$$a_{3\sigma(3)}=<[s_2,s_3],\ (0.7,\ 0.1)>;a_{3\sigma(4)}=<[s_1,s_2],\ (0.7,\ 0.1)>$$

$$a_{4\sigma(1)}=<[s_4,s_4],\ (0.5,\ 0.3)>;a_{3\sigma(2)}=<[s_3,s_4],\ (0.6,\ 0.3)>$$

$$a_{3\sigma(3)}=<[s_2,s_3],\ (0.7,\ 0.1)>;a_{3\sigma(4)}=<[s_3,s_3],\ (0.5,\ 0.2)>$$

其中 $\sigma(i)$ 是使得 $a_{\sigma(1)}\geqslant a_{\sigma(2)}\geqslant\cdots\geqslant a_{\sigma(n)}$ 的对（1,2⋯,n）的排列，$G_{\sigma(i)}$ 是对应于 $a_{\sigma(i)}$ 的属性，同时可得

$$A_{1\sigma(1)}=\{G_1\},A_{1\sigma(2)}=\{G_1,G_4\},A_{1\sigma(3)}=\{G_1,G_3,G_4\}$$

$$A_{1\sigma(4)}=\{G_1,G_2,G_3,G_4\},A_{2\sigma(4)}=\{G_1,G_2,G_3,G_4\}$$

$$A_{2\sigma(1)}=\{G_2\},A_{2\sigma(2)}=\{G_1,G_2\},A_{2\sigma(3)}=\{G_1,G_2,G_4\}$$

$$A_{3\sigma(1)}=\{G_2\},A_{3\sigma(2)}=\{G_1,G_2\},A_{3\sigma(3)}=\{G_1,G_2,G_4\}$$

$$A_{3\sigma(4)}=\{G_1,G_2,G_3,G_4\},A_{4\sigma(4)}=\{G_1,G_2,G_3,G_4\}$$

$$A_{4\sigma(1)}=\{G_4\},A_{4\sigma(2)}=\{G_3,G_4\},A_{4\sigma(3)}=\{G_2,G_3,G_4\}$$

以微医 x_1 为例，x_1 的权重向量可计算如下：

$$\rho_{1A_{\sigma(1)}}=\rho_{G_1}=0.2,\ \rho_{1A_{\sigma(2)}}-\rho_{1A_{\sigma(1)}}=\rho_{G_1G_4}-\rho_{G_1}=0.38,$$

$$\rho_{1A_{\sigma(3)}}-\rho_{1A_{\sigma(2)}}=\rho_{G_1G_3G_4}-\rho_{G_1G_4}=0.174,\ \rho_{1A_{\sigma(4)}}-\rho_{1A_{\sigma(3)}}=\rho_{G_1G_2G_3G_4}-\rho_{G_1G_3G_4}=0.246$$

相似地，其他移动医疗 App 的 x_i（$i=1,2,3,4$）权重向量见表 5-2。

表 5-2　权重向量矩阵

	$\rho_{A_{\sigma(1)}}$	$\rho_{A_{\sigma(2)}}-\rho_{A_{\sigma(1)}}$	$\rho_{A_{\sigma(3)}}-\rho_{A_{\sigma(2)}}$	$\rho_{A_{\sigma(4)}}-\rho_{A_{\sigma(3)}}$
x_1	0.2	0.38	0.174	0.246
x_2	0.3	0.186	0.354	0.16
x_3	0.3	0.186	0.354	0.16
x_4	0.4	0.181	0.259	0.16

步骤 4：（令 q=3）计算每个移动医疗 App 的总体值。对于每个移动医疗 App 的 x_i（$i=1,2,3,4$），使用式（5-9）的 q-ROULCA 算子来计算整体的属性值，可得

$$a_1=<\left[s_{3.820},s_{4.240}\right],\left(0.686,\ 0.203\right)>;\quad a_2=<\left[s_{3.318},s_{4.132}\right],\left(0.696,\ 0.189\right)>$$

$$a_3=<\left[s_{2.318},s_{3.318}\right],\left(0.685,\ 0.141\right)>;\quad a_4=<\left[s_{2.979},s_{3.419}\right],\left(0.577,\ 0.209\right)>$$

步骤 5：根据定义 5.6，计算综合值的得分 x_i 的期望值 $E\left(a_{ij}\right)$

$$E\left(a_1\right)=2.648,\ E\left(a_2\right)=2.478,\ E\left(a_3\right)=1.858,\ E\left(a_4\right)=1.893$$

步骤 6：根据总体期望值对移动医疗 App 的 x_i（$i=1,2,3,4$）进行排名，可得移动医疗 App 的最终排名 $x_1>x_2>x_4>x_3$，微医是最好的选择。

（2）基于 q-ROULGCA 算子的多属性决策步骤

步骤 1：将专家的 q 阶正交模糊不确定语义评价矩阵 $\boldsymbol{A}=\left(a_{ij}\right)_{m\times n}$ 转化为标准化矩阵。

步骤 2：（令 $q=3,\lambda=2$）计算每个移动医疗 App 的总体属性值。对于每个移动医疗 App 的 x_i（$i=1,2,3,4$），使用 q-ROULGCA 算子来计算整体的属性值，可得

$$a_1=<\left[s_{4.009},s_{4.589}\right],\left(0.688,\ 0.192\right)>;\quad a_2=<\left[s_{3.782},s_{4.388}\right],\left(0.663,\ 0.258\right)>$$

$$a_3=<\left[s_{2.837},s_{3.782}\right],\left(0.678,\ 0.140\right)>;\quad a_4=<\left[s_{3.241},s_{3.615}\right],\left(0.604,\ 0.211\right)>$$

步骤 3：根据定义 5.6，计算综合值的得分 x_i 的期望值 $E\left(a_{ij}\right)$：

$$E\left(a_1\right)=2.833,\ E\left(a_2\right)=2.603,\ E\left(a_3\right)=2.165,\ E\left(a_4\right)=2.076$$

因此，根据期望函数值可得排名：$a_1>a_2>a_4>a_3$。

步骤 4：根据总体期望值对移动医疗 App 的 x_i（i =1,2,3,4）进行排名，可得移动医疗 App 的最终排名 $x_1 > x_2 > x_4 > x_3$，因此微医的评价得分最高。

5.3.2 灵敏度分析

提出算子的突出特点是可以通过参数来更灵活地求解实际的决策问题。为了反映参数λ、q 对排名结果的影响，使用不同的参数λ、q，利用提出的 q-ROULGCA 算子对移动医疗 App 进行排名，结果如图 5-1 和表 5-3 所示。

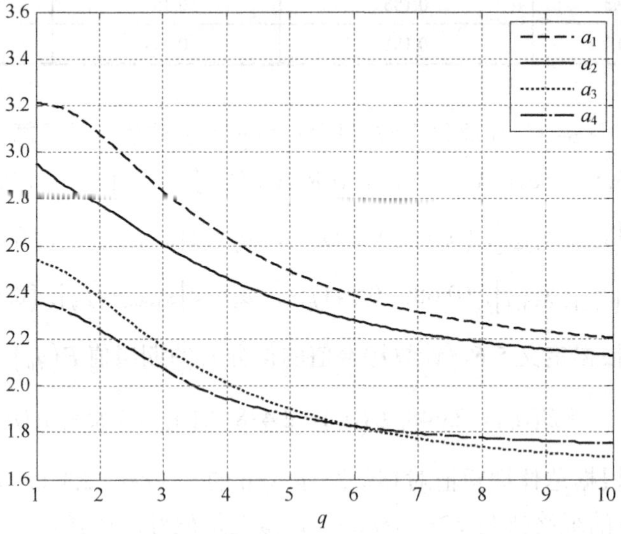

图 5-1　q-ROULGCA 算子中，当λ=2，$q \in (1,10)$ 时期望值的变化趋势

图 5-1 给出了由 q-ROULGCA 算子获得的移动医疗 App 的期望值趋势图。从图 5-1 可知，不同的参数取值，所得的排名结果可能会略有不同。例如当 $\lambda = 2$ 时，排名结果是 $a_1 > a_2 > a_3 > a_4$；当 $\lambda = 2, q \in (1,10)$ 时，排名结果是 $a_1 > a_2 > a_4 > a_3$。而且，随着 q 的值从 1 增加到 10，得分值将会越来越小。

表 5-3　参数λ的取值对最终结果的影响

参数λ	期望值	排名结果
λ=5	$E(a_1)=2.951$，$E(a_2)=2.916$，$E(a_3)=2.439$，$E(a_4)=2.253$	$x_1 > x_2 > x_3 > x_4$
λ=10	$E(a_1)=3.069$，$E(a_2)=3.227$，$E(a_3)=2.665$，$E(a_4)=2.411$	$x_2 > x_1 > x_3 > x_4$
λ=15	$E(a_1)=3.138$，$E(a_2)=3.377$，$E(a_3)=2.769$，$E(a_4)=2.487$	$x_2 > x_1 > x_3 > x_4$

续表

参数λ	期望值	排名结果
λ=20	$E(a_1)=3.183$，$E(a_2)=3.462$，$E(a_3)=2.827$，$E(a_4)=2.530$	$x_2 > x_1 > x_3 > x_4$
λ=30	$E(a_1)=3.233$，$E(a_2)=3.554$，$E(a_3)=2.888$，$E(a_4)=2.576$	$x_2 > x_1 > x_3 > x_4$
λ=40	$E(a_1)=2.426$，$E(a_2)=3.603$，$E(a_3)=2.178$，$E(a_4)=1.948$	$x_2 > x_1 > x_3 > x_4$
λ=50	$E(a_1)=2.437$，$E(a_2)=3.632$，$E(a_3)=2.191$，$E(a_4)=1.956$	$x_2 > x_1 > x_3 > x_4$

随着参数λ不同的取值，表 5-3 给出了由 q-ROULGCA 算子获得的移动医疗 App 的期望值，易得当更改参数λ取值时，可获得不同的期望值得分，这使得决策过程更加灵活，可以满足不同类型决策者的需求。

5.3.3 比较分析

为了更进一步反映提出方法的优势，通过调整上述例中的一些数据进行进一步分析。将表 5-1 中的 a_{12}、a_{21}、a_{32} 和 a_{44} 替换为值（0.8，0.7），更改后的模糊不确定语义决策矩阵如表 5-4 所示。

表 5-4　模糊不确定语义决策矩阵

	G_1	G_1	G_1	G_1
x_1	$<[s_5,s_5],(0.7,0.1)>$	**$<[s_3,s_3],(0.8,0.7)>$**	$<[s_4,s_5],(0.6,0.2)>$	$<[s_4,s_5],(0.7,0.2)>$
x_2	**$<[s_4,s_5],(0.8,0.7)>$**	$<[s_5,s_5],(0.6,0.3)>$	$<[s_2,s_3],(0.8,0.1)>$	$<[s_3,s_4],(0.6,0.4)>$
x_3	$<[s_3,s_4],(0.7,0.2)>)$	$<[s_4,s_5],(0.6,0.2)>$	**$<[s_1,s_2],(0.8,0.7)>$**	$<[s_2,s_3],(0.7,0.1)>$
x_4	$<[s_3,s_3],(0.5,0.2)>$	$< [s_2,s_3],(0.7,0.1)>$	$<[s_3,s_4],(0.6,0.3)>$	**$<[s_4,s_4],(0.8,0.7)>$**

然后使用现有的一些语义多属性决策方法，包括直觉不确定语义加权几何平均算子[53]（intuitionistic uncertain linguistic weighted geometric average operator，IULWGA）、直觉不确定语义有序加权几何平均算子[53]（intuitionistic uncertain linguistic ordered weighted geometric operator，IULOWG）、毕达哥拉斯不确定语义优先加权平均算子[184]（Pythagorean uncertain linguistic prioritized weighted averaging aggregation operator，PULPWAA）和毕达哥拉斯模糊不确定性语义优先加权几何平均算子[184]（Pythagorean uncertain linguistic prioritized weighted geometric aggregation operator，PULPWGA）及所提出的方法来求解。表 5-5 给出了通过以上方法所得的得分值和排名结果。

表 5-5 基于不同算子的决策方法所得结果

多属性决策方法	期望函数值	排名结果
IULWGA[53]	无法计算	无
IULOWG[53]	无法计算	无
PULPWAA[184]	无法计算	无
PULPWGA[184]	无法计算	无
q-ROULCA	$E(a_1)=2.828$，$E(a_2)=2.605$，$E(a_3)=2.083$，$E(a_4)=2.257$	$x_1>x_2>x_4>x_3$
q-ROULCG	$E(a_1)=2.579$，$E(a_2)=2.366$，$E(a_3)=1.953$，$E(a_4)=1.941$	$x_1>x_2>x_4>x_3$
q-ROULGCA	$E(a_1)=2.939$，$E(a_2)=2.703$，$E(a_3)=2.223$，$E(a_4)=2.341$	$x_1>x_2>x_4>x_3$
q-ROULGCG	$E(a_1)=2.418$，$E(a_2)=2.326$，$E(a_3)=2.311$，$E(a_4)=2.163$	$x_1>x_2>x_4>x_3$

从表 5-4 中，属性评价值 a_{12}、a_{21}、a_{32} 和 a_{44} 分别为（0.8，0.7）。考虑到 $0.8+0.7>1$ 以及 $0.8^2+0.7^2>1>1$，评估属性值（0.8，0.7）不能用直觉模糊不确定语义集和毕达哥拉斯模糊不确定语义集表示。因此，如表 5-5 所示，IULWGA、IULOWG、PULPWAA 和 PULPWGA 算子无法解决上述问题，因为隶属度和非隶属度不满足 IFN 和 PFN 的约束条件。但是，本节提出的基于 q-ROULCA、q-ROULCG、q-ROULGCA 和 q-ROULGCA 算子的方法仍有效，因为通过调整参数 q 的值，（0.8，0.7）可以用 q-ROFN 表示。因此，提出的方法的适用范围比基于 IULWGA、IULOWG、PULPWAA 和 PULPWGA 算子的方法更广泛。此外，根据表 5-5，发现采用多属性决策方法的排名结果可能会略有不同，但是最好的选择始终是微医 x_1，进一步分析结果可以发现：

（1）提出的 q-ROULS 比 IFULS 和 PFULS 能够更精确地表达不确定语义性。在如今复杂的决策环境中，本节提出的 q-ROULS 将为多属性决策理论提供有力的工具。

（2）本节提出的方法是对现有方法的优化，这是因为：当 $q=1,2$ 时，IULCA 和 IULCG、PULCA 和 PULCG 算子分别是本节提出的算子的特例。此外，根据不同的参数值，提出的算子几乎可以包括所有基于 IULV、PULV 和 q-ROULV 的几何和算术平均算子。

（3）提出的方法可以有效地考虑决策属性之间的相关性。此外，当更改参数取值时，会得到不同的分数，这使得决策过程更加灵活，可以满足不同决策者的需求。

基于以上比较和分析，本节提出的方法优于现有的方法。

5.4　本章小结

本章针对评价决策中，现有的模糊不确定语义集无法表达和处理的多属性移动医疗 App 评价问题，提出了一种新的 q 阶正交模糊不确定语义集的概念，它能够调和隶属度和非隶属度的约束关系，放松约束条件，使得隶属度与非隶属度的 q 次之和不超过 1，因此可以表达更多的模糊语义信息空间。进一步，定义了 q 阶正交模糊不确定语义集的运算法则，包括基本的代数运算法则以及 Schweizer-Sklar 运算法则，并提出了 q 阶正交模糊不确定语义 Choquet 积分融合算子和 q 阶正交模糊不确定语义 Schweizer-Sklar Hamy 均值融合算子。基于这两个算子，研究了 q 阶正交模糊不确定语义多属性决策方法。最终，将该多属性决策方法应用到了移动医疗 App 评估中，通过详细的比较分析也说明了提出的语义多属性决策方法的有效性和优越性。

第6章

基于权重未知 q 阶正交模糊 PROMETHEE Ⅱ 多属性决策方法的医联体运行效果评价研究

我国医联体建设从 2010 年前后开始，2017 年国家级医联体文件正式出台，国务院办公厅发布《关于推进医疗联合体建设和发展的指导意见》专门对医联体工作进行部署。作为深化医改的关键一环和实现分级诊疗的重要途径，近年来，国家卫生健康委员会接连发布医联体建设的指导意见：2018 年 8 月，为更加客观、科学地评估医联体建设成效，借助“指挥棒”作用进一步调动各级各类医疗机构参与医联体建设的积极性，国家卫生健康委员会和国家中医药管理局下发《医疗联合体综合绩效考核工作方案（试行）的通知》；2020 年 7 月，国家卫生健康委员会发布与国家中医药管理局联合印发的《医疗联合体管理办法（试行）》[185]，提出加快推进医联体建设，更加强调了医联体的精细化管理和规范化发展。2021 年 6 月，为指导并协助各地在“十四五”期间加快完成分级诊疗体系，持续推进医联体建设，国家卫生健康委员会决定成立推进分级诊疗与医疗联合体建设工作专家组，对全国分级诊疗和医联体建设情况开展评估和督促落实等工作。

医联体建设是分级诊疗制度建设的重要载体和抓手，对于构建合理的分级诊疗体系，提升医疗服务的效率、公平性具有重要意义。因此，对于医联体运行效果的评价是一项涉及多属性决策问题的必要研究。由于布兰斯（Brans）等[124] 提出的 PROMETHEE Ⅱ 方法不需要对属性评估值量纲化和规范化处理，因此也避免了医联体运行效果评价过程中出现的信息偏差状况。同时，考虑到 q 阶正交模糊数在表达不确定性方面的优势，本章将 PROMETHEE Ⅱ 方法扩展到 q 阶正交模糊环境下。然而，对于一个复杂的评价问题，不仅要考虑偏好的模糊性，还需要考虑属性权重未知的情况，因此本章的目的是研究一个基于建立了熵权优化法以及 q 阶正交模糊最佳-最差权重确定方法（q-BWM），最终建立权重未知的 PROMETHEE Ⅱ多属性医联体运行效果评价模型，政策制定者寻求使用以患者和社区为中心的健康评估为改善卫生服务提供支持。

基于此，本章第一节提出了 q 阶正交模糊熵的概念，并提出熵权优化法获得客观权重。进一步，提出了 q 阶正交模糊最佳-最差权重法（q-BWM）获得主观权重，并建立了基于熵权优化法以及 q 阶正交模糊最佳-最差权重确定方法（q-BWM）的综合权重法。本章第二节给出了权重未知的 PROMETHEE Ⅱ多属性决策模型算法，最终将该方法应用到了医联体运行效果评价中。

6.1　q 阶正交模糊决策信息的熵与交叉熵

本节提出 q 阶正交模糊熵的概念，为下节提出的熵权优化法奠定基础。

定义 6.1　对两个 q 阶正交模糊数 $\alpha=\left(\mu_\alpha,\upsilon_\alpha\right)$ 和 $\beta=\left(\mu_\beta,\upsilon_\beta\right)$，定义它们之间的交叉熵 $\mathrm{EC}\left(\alpha,\beta\right)$ 为

$$\begin{aligned}\mathrm{EC}\left(\alpha,\beta\right)=&\frac{\mu_\alpha^q+1-\upsilon_\alpha^q}{2}\times\ln\frac{2\left(\mu_\alpha^q+1-\upsilon_\alpha^q\right)}{\left(\mu_\alpha^q+1-\upsilon_\alpha^q\right)+\left(\mu_\beta^q+1-\upsilon_\beta^q\right)}\\&+\frac{1-\mu_\alpha^q+\upsilon_\alpha^q}{2}\times\ln\frac{2\left(1-\mu_\alpha^q+\upsilon_\alpha^q\right)}{\left(1-\mu_\alpha^q+\upsilon_\alpha^q\right)+\left(1-\mu_\beta^q+\upsilon_\beta^q\right)}\end{aligned}\tag{6-1}$$

然后，令 $k_\alpha=\dfrac{1-\mu_\alpha^q+\upsilon_\alpha^q}{2}$，则交叉熵 $\mathrm{EC}\left(\alpha,\beta\right)$ 可表示为

$$\mathrm{EC}\left(\alpha,\beta\right)=\left(1-k_\alpha\right)\times\ln\frac{2\left(1-k_\alpha\right)}{\left(1-k_\alpha\right)+\left(1-k_\beta\right)}+k_\alpha\times\ln\frac{2k_\alpha}{k_\alpha+k_\beta}\tag{6-2}$$

注意到，当 $k_\alpha=1$ 或者 $k_\alpha=0$ 时，上述定义的交叉熵是无意义的。为了解决这个问题，定义一种改进的交叉熵为：

$$\mathrm{EC}^*(\alpha,\beta)$$
$$=\frac{1}{L}\left(\begin{array}{l}(1+lk_\alpha)\times\ln\dfrac{2(1+lk_\alpha)}{(1+lk_\alpha)+(1+lk_\beta)}\\+(1+l(1-k_\alpha))\times\ln\dfrac{2(1+l(1-k_\alpha))}{(1+l(1-k_\alpha))+(1+l(1-k_\beta))}\end{array}\right)\tag{6-3}$$

其中 $L=n(1+l)\ln(1+l)-(2+l)(\ln(2+l))$，$l>0$，$k_\alpha=\dfrac{\mu_\alpha^q+1-\upsilon_\alpha^q}{2}$，$k_\beta=\dfrac{\mu_\beta^q+1-\upsilon_\beta^q}{2}$。

下面定义 q 阶正交模糊熵的对称形式，即对称交叉熵。

定义 6.2 对两个 q 阶正交模糊数 $\alpha=(\mu_\alpha,\upsilon_\alpha)$ 和 $\beta=(\mu_\beta,\upsilon_\beta)$，定义它们之间的对称交叉熵 $\mathrm{SEC}(\alpha,\beta)$ 如下：

$$\mathrm{SEC}(\alpha,\beta)=\frac{1}{2}\left(EC^*(\alpha,\beta)+EC^*(\beta,\alpha)\right)$$
$$=\frac{1}{2L}\left(\begin{array}{l}(1+lk_\alpha)\times\ln\dfrac{2(1+lk_\alpha)}{(1+tk_\alpha)+(1+tk_\beta)}\\+(1+l(1-k_\alpha))\times\ln\dfrac{2(1+l(1-k_\alpha))}{(1+l(1-k_\alpha))+(1+l(1-k_\beta))}\\+(1+lk_\beta)\times\ln\dfrac{2(1+lk_\beta)}{(1+lk_\beta)+(1+lk_\alpha)}\\+(1+l(1-k_\beta))\times\ln\dfrac{2(1+l(1-k_\beta))}{(1+l(1-k_\beta))+(1+l(1-k_\alpha))}\end{array}\right)\tag{6-4}$$

其中 $L=n(1+l)\ln(1+l)-(2+l)(\ln(2+l))$，$l>0$，$k_\alpha=\dfrac{\mu_\alpha^q+1-\upsilon_\alpha^q}{2}$，$k_\beta=\dfrac{\mu_\beta^q+1-\upsilon_\beta^q}{2}$。

定义 6.3 令 $\alpha=(\mu_\alpha,\upsilon_\alpha)$ 为 q 阶正交模糊数，则 q 阶正交模糊数的熵定义为：

$$E(\alpha)$$
$$=1-\frac{1}{2L}\left(\begin{array}{l}(1+lk_\alpha)\times\ln\dfrac{2(1+lk_\alpha)}{2+l}+(1+l(1-k_\alpha))\times\ln\dfrac{(1+l(1-k_\alpha))}{2+l}\\+(1+lk_b)\times\ln\dfrac{2(1+lk_b)}{2+t}+(1+l(1-k_b))\times\ln\dfrac{(1+l(1-k_b))}{2+l}\end{array}\right)\tag{6-5}$$

$L=n(1+l)\ln(1+l)-(2+l)(\ln(2+l))$，$l>0$，$k_\alpha=\dfrac{\mu_\alpha^q+1-\upsilon_\alpha^q}{2}$，$k_\beta=\dfrac{\mu_\beta^q+1-\upsilon_\beta^q}{2}$。

6.2　属性权重确定方法

对于多属性决策问题：$\max\left\{c_1(x_i),c_2(x_i),\cdots,c_j(x_i),\cdots,c_m(x_i)\middle|x_i\in X,c_j\in C\right\}$，决策者使用 PROMETHEEⅡ方法解决此类问题的一个关键步骤就是确定每个属性的权重。在属性权重未知的情况下，需要先确定权重，然后再利用 PROMETHEE Ⅱ方法进行决策。本节提出的 q-ROF-PROMETHEEⅡ方法，主要是权重确定方法与传统的 PROMETHEEⅡ方法不同，同时，又将 PROMETHEEⅡ方法扩展到了 q 阶正交模糊环境中。

基于 6.1 节提出的 q 阶正交模糊熵，本节首先提出熵权优化法获得客观权重；进一步，为获得主观权重，提出了 q 阶正交模糊最佳-最差权重法（q-BWM）；并建立了基于熵权优化法以及 q 阶正交模糊最佳-最差权重确定方法（q-BWM）的综合权重法。该综合权重法能够综合考虑决策者的主观偏好和客观的 q 阶正交模糊决策矩阵，因此决策者可以根据自己的主客观偏好灵活进行选择。

6.2.1　基于熵权优化法的客观权重

在真实的决策过程中，属性的权重通常是未知的，本节介绍如何通过基于熵理论的优化模型求解属性 c_j 的客观权重，熵权优化求解权重主要通过以下几个步骤：

首先，计算方案在属性 c_j 下与其他方案的计算偏差值 $r_{ik}^{(j)}$：

$$D_{r_{ik}}^{(j)}=\frac{1}{n^2-1}\sum_{k=1}^{n}\sum_{m=1}^{n}\mathrm{SEC}\left(r_{ik}^{(j)},r_{km}^{(j)}\right)\tag{6-6}$$

然后，属性 c_j 下的综合交叉熵为 $D^{(j)}=\sum_{i=1}^{n}\sum_{k=1}^{n}D_{r_{ik}}^{(j)}$，它反映了 $D^{(j)}$ 方案在每个属性下的差异度，值越小，说明方案之间差异度越小，则依据属性 c_j 就难以区分不同方案之间的差异，因此对应赋予 c_j 的权重就越小。

其次，考虑 q 阶正交模糊信息的模糊程度。依据 q-ROF 熵，可定义属性 c_j 的模糊度为 $\mathrm{FD}^{(j)}=\sum_{i=1}^{n}\sum_{k=1}^{n}E\left(r_{ik}^{(j)}\right)$。若 $\mathrm{FD}^{(j)}$ 越小，则表示在属性 c_j 下的信息表达的模糊度越低，这表明该信息越有用。因此，为了综合考虑偏差度和模糊度，可以将权重函数构造为

$$W^{(j)} = D^{(j)} + \left(1 - FD^{(j)}\right) = \sum_{i=1}^{n}\sum_{k=1}^{n}\left(\frac{1}{n^2-1}\left(\sum_{k=1}^{n}\sum_{m=1}^{n}\mathrm{SEC}\left(r_{ik}^{(j)}, r_{km}^{(j)}\right)\right) + \left(1 - E\left(r_{ik}^{(j)}\right)\right)\right) \tag{6-7}$$

$E^{(j)}$ 值越大，表明属性 c_j 的重要程度越高。

假设 $\boldsymbol{\Omega}$ 是权重向量，基于权重函数，可以构建优化模型（M1）获取最优权重向量 $\boldsymbol{W}$:

$$\max\ E(\boldsymbol{W}) = \sum_{j=1}^{m}\boldsymbol{W}^{(j)} \times \omega_j = \sum_{j=1}^{m}\left(\sum_{i=1}^{n}\sum_{k=1}^{n}\left(\frac{1}{n^2-1}\left(\sum_{k=1}^{n}\sum_{m=1}^{n}\mathrm{SEC}\left(r_{ik}^{(j)}, r_{km}^{(j)}\right)\right) + \left(1 - E\left(r_{ik}^{(j)}\right)\right)\right)\right) \tag{6-8}$$

$$\text{s.t.}\sum_{j=1}^{m}\omega_j = 1, \omega_j \geqslant 0, \omega_j \in \boldsymbol{\Omega}$$

考虑到偏好关系，元素 $r_{ik}^{(j)}$ 表示在属性 c_j 下 i 和 k 的性能差。为了使得决策过程更加容易，决策者通常想要一个易于区分的 $r_{ik}^{(j)}$ 值。换句话说，决策者希望 $r_{ik}^{(j)}$ 越大越好。而 $r_{ik}^{(j)}$ 是一个 q 阶正交模糊数，其数值大小应由其得分函数来确定。因此，优化模型（M1）可以构造为（M2）

$$\begin{aligned}&\max\ R(\boldsymbol{W}) = \sum_{j=1}^{m}\sum_{i=1}^{n}\sum_{k=1}^{n}S\left(r_{ik}^{(j)} \times \omega_j\right)\\&\text{s.t.}\sum_{j=1}^{m}\omega_j = 1, \omega_j \geqslant 0, \omega_j \in \boldsymbol{\Omega}\end{aligned} \tag{6-9}$$

通常，（M1）和（M2）可能有不同的优化结果。为了综合考虑，将（M1）和（M2）组合在一起以构造优化模型（M3）

$$\begin{aligned}&\max\ f = E(\boldsymbol{W}) + R(\boldsymbol{W})\\&= \sum_{j=1}^{m}W^{(j)} \times \omega_j + \sum_{j=1}^{m}\sum_{i=1}^{n}\sum_{k=1}^{n}S\left(r_{ik}^{(j)} \times \omega_j\right)\\&= \sum_{j=1}^{m}\left(\sum_{i=1}^{n}\sum_{k=1}^{n}\left(\frac{1}{n^2-1}\left(\sum_{k=1}^{n}\sum_{m=1}^{n}\mathrm{SEC}\left(r_{ik}^{(j)}, r_{km}^{(j)}\right)\right) + \left(1 - E\left(r_{ik}^{(j)}\right)\right)\right)\right) \times \omega_j\\&\quad + \sum_{j=1}^{m}\sum_{i=1}^{n}\sum_{k=1}^{n}S\left(r_{ik}^{(j)} \times \omega_j\right)\\&\text{s.t.}\sum_{j=1}^{m}\omega_j = 1, \omega_j \geqslant 0, \omega_j \in \boldsymbol{\Omega}\end{aligned} \tag{6-10}$$

6.2.2　基于 q 阶正交模糊最佳-最差法的主观权重

BWM 方法是最近提出的一种方法，它是传统的 AHP 方法的拓展，和传统 AHP 方法相比，BWM 方法的优势在于它不需对所有的决策属性两两比较，只需决策者确定最佳属性和最差属性，然后提供最佳属性优于其他所有属性的偏好度，以及所有属性优于最差属性的偏好度，最后通过构建优化模型导出属性的权重。

考虑到 q 阶正交模糊集在表达模糊信息方面的优势，本节将 BWM 方法推广到 q 阶正交模糊环境下。针对多属性决策问题，使用 q 阶正交模糊偏好关系提出 q 阶正交模糊最佳-最差方法（q-BWM），其中最佳属性和最坏属性的成对比较由决策者所用的 q 阶正交模糊数来描述。通过使用 q-BWM 算法，形成了非线性约束的优化问题，最终获得不同属性的权重。

步骤 1： 首先，确定评估准则集 $G=\{G_1,G_2,\cdots,G_n\}$，其中 n 代表所有的准则个数。

步骤 2： 根据专家意见，确定最佳或最重要属性（Best）G_B，和最差或者最不重要的属性（Worst）G_W。

步骤 3： 根据专家意见，构造 G_B 对于其他指标的偏好程度 $a_{B_j}\ (j=1,2,\cdots,n)$，其中 a_{B_j} 为 q 阶正交模糊数的形式，最终得到最佳属性对于其他所有指标的偏好程度向量，即 $q\text{-BO}=\left(a_{B_1},a_{B_2},\cdots,a_{B_n}\right)$。

步骤 4： 根据专家意见，构造 G_W 对于其他指标的偏好程度 $a_{W_j}\ (j=1,2,\cdots,n)$，其中 a_{W_j} 是 q 阶正交模糊数的形式，最终得到最佳属性对于其他所有指标的偏好程度向量，即 $q\text{-WO}=\left(a_{W_1},a_{W_2},\cdots,a_{W_n}\right)$。

步骤 5： 构建优化模型，由目标规划模型，求出最优的属性权重 $\boldsymbol{\omega}=\left(\omega_1,\omega_2,\cdots,\omega_n\right)$。理想情况下，如果要取得最优的权重，则有 $a_{B_j}=\omega_{\text{Best}}/\omega_j$，且有 $a_{W_j}=\omega_j/\omega_{\text{Worst}}$，因此可以使得它们之间的绝对差 $\left|\omega_{\text{Best}}/\omega_j-a_{B_j}\right|$ 最大，$\left|\omega_j/\omega_{\text{Worst}}-a_{W_j}\right|$ 最小，即 $\left|\omega_{\text{Best}}-a_{B_j}\omega_j\right|$，$\left|\omega_j-a_{W_j}\omega_{\text{Worst}}\right|$ 取得最小的权重，即需要求解以下最小化最大绝对差优化模型（M4）：

$$
\min\max_j \left|\omega_{\text{Best}}-a_{B_j}\omega_j\right|,\left|\omega_j-a_{W_j}\omega_{\text{Worst}}\right|
$$

$$
\text{s.t.}\ \begin{cases}\sum\limits_j \omega_j=1\\ \omega_j\geqslant 0, j=1,2,\cdots,n\end{cases} \tag{6-11}
$$

为了求解上述模型，用 ζ 表示 $\max\limits_j\left|\omega_{\text{Best}}-a_{B_j}\omega_j\right|,\left|\omega_j-a_{W_j}\omega_{\text{Worst}}\right|$，上述（M-4）

模型可转化为以下优化模型（M5）：

$$
\min \zeta
$$

$$
\text{s.t.}\begin{cases}\left|\omega_{\text{Best}}-a_{B_j}\omega_j\right|\leqslant\zeta\\ \left|\omega_j-a_{W_j}\omega_{\text{Worst}}\right|\leqslant\zeta\\ \sum\limits_j\omega_j=1\\ \omega_j\geqslant 0, j=1,2,\cdots,n\end{cases} \tag{6-12}
$$

由于优化模型（M5）是单目标优化模型，因此很容易求解得到最优权重向量 $\boldsymbol{\omega}^b=\left(\omega_1,\omega_2,\cdots,\omega_n\right)$。

6.2.3 基于主客观权重的综合权重法

为了综合考虑决策者的偏好，本节将主观权重和客观权重进行融合，提出属性综合权重确定方法，步骤如下：

步骤 1：利用熵权优化法确定属性的客观权重 $\boldsymbol{\omega}^o$。

步骤 2：利用 q 阶正交模糊最优最差权重法（q-BWM）确定属性的主观权重 $\boldsymbol{\omega}^b$。

步骤 3：根据决策者对客观权重和主观权重的偏好程度，选定不同的权重系数 δ,γ，计算属性的综合权重，即

$$
\boldsymbol{\varpi}=\delta\boldsymbol{\omega}^o+\gamma\boldsymbol{\omega}^b \tag{6-13}
$$

其中 δ 是主观权重的权重系数，γ 是客观权重的权重系数，满足 $0<\delta,\gamma<1$，且有 $\delta+\gamma=1$。$\boldsymbol{\varpi}$ 是属性的综合权重，$\boldsymbol{\omega}^o$ 是属性的主观权重，$\boldsymbol{\omega}^b$ 是属性的客观权重。

根据决策者的偏好，可以选择不同的权重系数。如果决策者认为客观权重和主观权重相同，则令 $\delta=\gamma=0.5$；如果决策者更偏重客观权重，则令 $0<\gamma<0.5$，如果决策者更偏重主观权重，则令 $0<\delta<0.5$。

6.3 权重未知的 q 阶正交模糊 PROMETHEE Ⅱ 多属性决策方法

q-ROF-PROMETHEE Ⅱ 中的一个重要组成部分是偏好关系。产生偏好关系的

最关键的步骤之一是使用偏好函数将两个备选方案之间的偏差转化为偏好指数 $P^{(j)}(x_i,x_k)$，可以将其视为偏好矩阵的隶属度。对于偏好函数，有六种类型的偏好函数，从类型Ⅰ到类型Ⅵ[142,186]。在这些偏好函数中，最广泛使用的线性偏好函数，即Ⅴ型函数，可以描述为

$$P^d(d)=\begin{cases}0, & d\leqslant q^d\\ \dfrac{d-q^d}{p^d-1}, & q^d<d\leqslant p^d\\ 1, & d>p^d\end{cases} \tag{6-14}$$

其中 d 表示两个备选方案之间的偏差，在传统的 PROMETHEE Ⅱ方法中可以表示为 $d_j(x_i,x_k)=c_j(x_i)-c_j(x_k)$，参数 q^d 表示无差异阈值，参数 p^d 表示严格偏好阈值，它们的取值需要决策者根据实际的决策问题来确定取值。

由于 q 阶正交模糊数在表示不确定方面的优势，可以用 q 阶正交模糊数来表示备选方案在不同属性下的评估值。因此，可以将模糊概念转化为 q 阶正交模糊数，用 q 阶正交模糊数的得分函数来计算备选方案在某一属性下的偏差。备选方案在某一属性下 c_j 的评价值为 $\tilde{c}_j(x_i)=(\mu_{x_i},\upsilon_{x_i})$，根据定义 3.3，$q$-ROF 得分函数为

$$S(x_i)=\mu_{x_i}^q-\mu_{x_i}^q \tag{6-15}$$

因此，每个备选方案在不同属性上的离差可定义如下：

$$d_j(x_i,x_k)=S(\tilde{c}_j(x_i))-S(\tilde{c}_j(x_k)) \tag{6-16}$$

其中，$\tilde{c}(x_i)$ 和 $\tilde{c}(x_k)$ 是备选方案 x_i 和 x_k 在属性 c_j 上的 q 阶正交模糊评估值，$S(\tilde{c}_j(x_i))$ 和 $S(\tilde{c}_j(x_k))$ 是它们的得分函数。

假定一个多属性决策问题，决策者给出备选方案 x_i 在属性 c_j 上的 q 阶正交模糊评估数，然后根据偏好函数可以得出备选方案 x_i 和 x_k 在属性 c_j 上的偏好值 $\mu_{ik}^{(j)}$，它可以将备选方案 x_i 在属性 c_j 上的 q 阶正交模糊评估数的差转换为[0，1]上的偏好度。因此，在属性 c_j 下的偏好矩阵为

$$\boldsymbol{U}^{(j)}=\left(\mu_{ik}^{(j)}\right)_{n\times n}=\begin{bmatrix}\mu_{11}^{(j)} & \mu_{12}^{(j)} & \cdots & \mu_{1n}^{(j)}\\ \mu_{21}^{(j)} & \mu_{22}^{(j)} & \cdots & \mu_{2n}^{(j)}\\ \vdots & \vdots & \ddots & \vdots\\ \mu_{n1}^{(j)} & \mu_{n2}^{(j)} & \cdots & \mu_{nn}^{(j)}\end{bmatrix} \tag{6-17}$$

由于 q 阶正交模糊评估值包括两个部分，即隶属度和非隶属度，隶属度可以

由经典的 PROMETHEE Ⅱ方法得出，即通过计算备选方案在某一属性上评估值的离差，即可由式（6-16）得出，而非隶属度可由 $\upsilon_{ki}=\mu_{ik}$，$\upsilon_{ik}=\mu_{ki}$ 得出，因此，构造出属性 c_j 上的 q 阶正交模糊偏好关系如下：

$$\boldsymbol{R}^{(j)}=\left(r_{ik}^{(j)}\right)_{n\times n}=\begin{bmatrix} r_{11}^{(j)} & r_{12}^{(j)} & \cdots & r_{1n}^{(j)} \\ r_{21}^{(j)} & r_{22}^{(j)} & \cdots & r_{2n}^{(j)} \\ \vdots & \vdots & \ddots & \vdots \\ r_{n1}^{(j)} & r_{n2}^{(j)} & \cdots & r_{nn}^{(j)} \end{bmatrix} \tag{6-18}$$

其中 $r_{ik}^{(j)}=\left(\mu_{ik}^{(j)},\upsilon_{ik}^{(j)}\right)$。

作为传统的 PROMETHEE Ⅱ方法，接下来的一步是获得全局偏好指数，这就需要通过融合算子获得。对于 q 阶正交模糊数的信息融合算子，目前有很多，例如，q 阶正交模糊加权平均算子、q 阶正交模糊集合平均算子、q 阶正交模糊 Bonferroni 算子、q 阶正交模糊 Heronian 算子以及 q 阶正交模糊 Muirhead 算子。在这些融合算子中，Muirhead 算子可以捕获属性之间的相互关系[187]，这比其他算子具有明显的优势。而且，加权 MM 算子考虑了属性之间的重要性。因此，在本节中，使用 q 阶正交模糊加权对偶 Muirhead 均值（q-ROFWDMM）算子来融合不同条件下的偏好矩阵。在 q-ROFWDMM 算子中，最终偏好矩阵中的每个元素的值可以从以下获得：

$$r_{ik}=q-\mathrm{ROFWDMM}\left(r_{ik}^{(1)},r_{ik}^{(2)},\ldots,r_{ik}^{(j)}\right) \tag{6-19}$$

其中 r_{ik} 能用 $r\left(x_i,x_k\right)$ 表示，表示决策者对备选方案 x_i 比 x_k 在所有属性下的偏好程度，由于 q-ROFWDMM 算子的性质可知，r_{ik} 仍旧是一个 q 阶正交模糊数。因此，偏好矩阵中的元素表示为：

$$\begin{aligned} r_{ik}&=q-\mathrm{ROFWDMM}\left(r_{ik}^{(1)},r_{ik}^{(2)},\cdots,r_{ik}^{(j)}\right)\\ &=\left[\begin{array}{l}\left(1-\left(1-\prod\limits_{\vartheta\in S_n}\left(1-\prod\limits_{j=1}^{m}\left(1-\left(\mu_{\vartheta(j)}^{(j)}\right)^{qmw_{\vartheta(j)}}\right)^{p_j}\right)^{\frac{1}{m!}}\right)^{\frac{1}{\sum_{j=1}^{m}p_j}}\right)^{\frac{1}{q}},\\ \left(1-\prod\limits_{\vartheta\in S_n}\left(1-\prod\limits_{j=1}^{m}\left(1-\left(1-\left(\upsilon_{\vartheta(j)}^{(j)}\right)^{q}\right)^{mw_{\vartheta(j)}}\right)^{p_j}\right)^{\frac{1}{m!}}\right)^{\frac{1}{q\sum_{j=1}^{m}p_j}}\end{array}\right]\end{aligned} \tag{6-20}$$

其中 $w_{\vartheta(j)}$ 是属性 c_j 的权重，它能够通过上节定义的权重优化模型获得。从而可得整体的偏好矩阵如下：

$$\boldsymbol{R}=\left(r_{ik}\right)_{n\times n}=\begin{bmatrix} r_{11} & r_{12} & \cdots & r_{1n} \\ r_{21} & r_{22} & \cdots & r_{2n} \\ \vdots & \vdots & \ddots & \vdots \\ r_{n1} & r_{n2} & \cdots & r_{nn} \end{bmatrix} \tag{6-21}$$

然后，需要计算 q 阶正交模糊数的占优流。由于偏好矩阵中每一行的元素代表决策者对备选方案 x_i 在所有属性下优于其他备选方案的偏好程度，通过融合第 i 行的所有元素可以得出占优流。因此，q 阶正交模糊数的正占优流和负占优流分别定义为

$$\tilde{\varphi}^{+}\left(x_i\right)=\frac{1}{n-1}\mathop{\oplus}_{k=1,k\neq i}^{n} r_{ik} \qquad \tilde{\varphi}^{-}\left(x_i\right)=\frac{1}{n-1}\mathop{\oplus}_{k=1,k\neq i}^{n} r_{ki} \tag{6-22}$$

因为 r_{ik} 是 q 阶正交模糊数，而且 q 阶正交模糊数的正占优流和负占优流均是由 r_{ik} 加和构成，因此 q 阶正交模糊数的正占优流和负占优流仍为 q 阶正交模糊数。因此，$\tilde{\varphi}^{+}\left(x_i\right)$ 和 $\tilde{\varphi}^{-}\left(x_i\right)$ 之间的比较可以根据 q 阶正交模糊数的比较准则得出。但是，q 阶正交模糊数减法运算法则无法直接计算 q-ROF 的净占优流。根据直觉模糊净占优流的 Szmidt&Kacprzyk 函数值 [188]，类似地，可以定义 q-ROF 的净占优流，定义如下所示：

$$\begin{cases} K\left(\varphi\left(x_i\right)\right)=K\left(\tilde{\varphi}^{+}\left(x_i\right)\right)-K\left(\tilde{\varphi}^{-}\left(x_i\right)\right) \\ K\left(\tilde{\varphi}^{+/-}\left(x_i\right)\right)=\left(1-\dfrac{1}{2}\left(E\left(\tilde{\varphi}^{+/-}\left(x_i\right)\right)+\pi_{\tilde{\varphi}^{+/-}\left(x_i\right)}\right)\right) \\ \pi_{\tilde{\varphi}^{+/-}\left(x_i\right)}=\left(\mu^{q}_{\tilde{\varphi}^{+/-}\left(x_i\right)}+\upsilon^{q}_{\tilde{\varphi}^{+/-}\left(x_i\right)}-\mu^{q}_{\tilde{\varphi}^{+/-}\left(x_i\right)}+\upsilon^{q}_{\tilde{\varphi}^{+/-}\left(x_i\right)}\right)^{\frac{1}{q}} \\ E\left(\tilde{\varphi}^{+/-}\left(x_i\right)\right)=\dfrac{1-\left|\mu^{q}_{\tilde{\varphi}^{+/-}\left(x_i\right)}-\upsilon^{q}_{\tilde{\varphi}^{+/-}\left(x_i\right)}\right|}{1+\left|\mu^{q}_{\tilde{\varphi}^{+/-}\left(x_i\right)}-\upsilon^{q}_{\tilde{\varphi}^{+/-}\left(x_i\right)}\right|} \end{cases} \tag{6-23}$$

其中 $\mu_{\tilde{\varphi}^{+/-}\left(x_i\right)}$ 和 $\upsilon_{\tilde{\varphi}^{+/-}\left(x_i\right)}$ 分别代表备选方案 x_i 的正占优流、负占优流的隶属度和非隶属度。

因此，备选方案的排名可以根据以下比较法则获得：

（i）若 $\varphi^{+}\left(x_i\right)>\varphi^{+}\left(x_k\right)$ 且 $\varphi^{-}\left(x_i\right)<\varphi^{-}\left(x_k\right)$，则备选方案 x_i 优于备选方案 x_k；

（ii）若 $\varphi^{+}\left(x_i\right)<\varphi^{+}\left(x_k\right)$ 且 $\varphi^{-}\left(x_i\right)>\varphi^{-}\left(x_k\right)$，则备选方案 x_i 优于备选方案 x_k；

（iii）若$\varphi^{+}(x_i)=\varphi^{+}(x_k)$且$\varphi^{-}(x_i)=\varphi^{-}(x_k)$，则备选方案$x_i$和备选方案$x_k$没有差别；

（iv）若$\varphi^{+}(x_i)>\varphi^{+}(x_k)$且$\varphi^{-}(x_i)>\varphi^{-}(x_k)$，或$\varphi^{+}(x_i)<\varphi^{+}(x_k)$且$\varphi^{-}(x_i)<\varphi^{-}(x_k)$，则备选方案$x_i$和备选方案$x_k$没有可比性。如果出现备选方案$x_i$和备选方案$x_k$不可比的情况，则需要依据式（6-23）计算$q$-ROF的净占优流。

为便于应用，基于以上描述，权重未知的q阶正交模糊PROMETHEE II方法的算法步骤如下：

首先对于多属性决策问题的描述如下：$X=\{x_1,x_2,\cdots,x_m\}$来表示所有备选方案的集合，$G=\{G_1,G_2,...,G_s\}$是用来评估备选方案的所有属性集，专家为了评估所有的备选方案，会对备选方案的所有属性$G_j\left(j=1,2,\cdots,s\right)$进行评估，并且利用$q$阶正交模糊数来表示他们的偏好关系，在这里用$\gamma_{ij}=\left(\mu_{ij},v_{ij}\right)_q\left(i=1,2,\cdots,m;\ j=1,2,\cdots,s\right)$来表示专家对方案$i$在属性$j$下的评价值。相应地，当专家对所有的方案评估后，可以得到一个q阶正交模糊决策矩阵$\boldsymbol{\gamma}=\left(\gamma_{ij}\right)_{m\times s}$。提出以下过程辅助决策者来解决上述含有$q$阶正交模糊决策信息的多属性决策问题：

步骤1：决策者给出每一个备选方案x_i在属性$c_j\left(j=1,2,\cdots,m\right)$下的评价值。

步骤2：根据式（6-15），计算每一对备选方案的离差，表示方案x_i和x_k在属性c_j上的差别；然后计算每对备选方案的偏好。决策者需要首先确定出无差异阈值和p^d表示严格偏好阈值，然后根据偏好函数$P_j\left(x_i,x_k\right)$，得到偏好矩阵$\boldsymbol{U}^{(j)}$。

步骤3：根据公式$\upsilon_{ki}=\mu_{ik}$以及$\upsilon_{ik}=\mu_{ki}$，建立对应属性c_j下的q阶正交模糊偏好矩阵$\boldsymbol{R}^{(j)}=\left(r_{ik}^{(j)}\right)_{n\times n}$。

步骤4：由优化模型（M4）获得属性的客观权重；由式（6-12）的q-BMW方法获得属性的主观权重；依据式（6-13），获得属性的综合权重。

步骤5：根据综合权重，依据式（6-19）中的q-ROFWDMM算子，融合q阶正交模糊偏好关系$R^{(j)}$，得到整体q阶正交模糊偏好关系R。

步骤6：依据式（6-22），分别计算备选方案x_i的q阶正交模糊正占优流和q阶正交模糊负占优流。

步骤7：结合q阶正交模糊数的比较法则，以及占优流的比较准则，排名所有的备选方案；如果有不可比的情况，则根据式（6-23）获得净占优流，再进行排名。

6.4　实例分析：q 阶正交模糊 PROMETHEE Ⅱ方法在区域医联体运行效果评价中的应用

医联体运行效果评价作为我国医疗改革政策的一种反馈形式，有助于调动各级各类医疗机构参与医联体建设的积极性，可以帮助了解医联体运行状况并及时发现问题，制定相关措施，并有针对性地改善。从这个意义上说，合理地进行医联体运行效果评价破解发展难题、促进医疗资源上下贯通、助力构建分级诊疗制度具有重要意义。因此，持续地进行医联体运行效果评价并应用于战略管理可以不断提高和改善分级诊疗的服务质量。

在对医联体运行效果评价时，会综合考虑多个相关因素，这是一个典型的多属性决策问题，本章提出的 q 阶正交模糊 PROMETHEE Ⅱ多属性决策方法是解决此问题的有效途径。案例分析部分，参考《医疗联合体综合绩效考核工作方案（试行）》中的“医联体综合绩效考核指标体系”标准[189]，从医患满意度、组织实施、分工协作、医疗资源上下贯通、效率效益、可持续发展等维度，对上海市某区域医联体运行效果进行了评价分析，并提供比较分析以证明所提出方法的实用性和有效性。

6.4.1　问题描述与求解过程

2017 年 4 月，国务院办公厅印发《关于推进医疗联合体建设和发展的指导意见》，再次引发了关于医联体的热议。医联体通常由一家三级医院、几家二级医院和社区卫生服务中心组成。虽然“医联体”和“分级诊疗”从字面上看分别侧重于“联合”和“划分”，但它们的终极目标是共同的，如促进资源共享、医生上下流动、患者双向转诊、建立有序的医疗秩序。为贯彻落实十九届五中全会精神，加快完善分级诊疗体系，充分发挥专家在推动分级诊疗与医联体建设的智力支持作用，进一步提高决策的科学性和政策措施的针对性，指导并协助各地在“十四五”期间加快完分级诊疗体系，持续推进医联体建设，按照《关于推进分级诊疗制度建设的指导意见》（国办发〔2015〕70 号）和《关于印发医疗联合体管理办法（试行）的通知》（国卫医发〔2020〕13 号）等文件要求，国家卫生健康委员会决定成立推进分级诊疗与医疗联合体建设工作专家组，对全国分级诊疗和医联体建设情况开展评估和督促落实等工作。因此，本案例重点对上海市区域医联体运行效果开展绩效评价，为下一步继续深化区域医联体建设提供有益建议，同时也为国内其他地区的医联体建设提供经验。医联体综合绩效评估可视为一个MADM问题，描述如下：

为了分析上海市医联体的运行效果，需要对该市4个区域医联体进行评估，分别用 x_i（$i=1,2,3,4$）表示。本部分以国家卫生健康委员会和国家中医药管理局联合印发的《医疗联合体综合绩效考核工作方案（试行）》[190]中"医联体综合绩效评价指标体系"为标准，从医患满意度、组织实施、分工协作、医疗资源上下贯通、效率效益、可持续发展等维度对四个区域医联体运行效果进行评价。包括：①患者满意度、医护人员满意度（ζ_1）：描述了患者和医务人员对医院服务质量的综合态度，可能是最全面的指标。②组织实施情况（ζ_2）：组织实施在医联体中非常重要，包括促进医疗资源整合和医联体下沉的考核激励机制、医联体建设的实施方案。③医疗资源的上下连接（ζ_3）：这里用信息平台建设和局部共享资源来表达医疗资源的上下连接，因为它是体现医联体投入产出效率的综合指标之一。④分工合作（ζ_4），包括医疗服务的连续性和合作制度的建立。医疗服务连续性是指需要为患者提供持续的诊断、治疗、康复和长期护理服务；同时，上级医院要优先为转诊患者提供接收、检查、住院等服务。合作制度指的是医联体建立双向转诊标准与程序。⑤资源下沉（ζ_5）：可视为医联体中二级及以上医疗机构向基层医疗卫生机构派遣专业技术/管理人员的数量和比例。⑥双向转诊实施情况（ζ_6），特别是基层医疗卫生机构诊疗人次的占比和增速是医联体综合绩效考核的典型指标。⑦区域医联体内专科共建和业务指导的实施情况（ζ_7）。⑧区域医联体内远程医疗服务量实施情况（ζ_8）。根据工作安排，专家组开展调研、评估、指导等有关工作，专家通过 q-ROFNs 给出四个区域医联体关于属性 ζ_j 的评价值，见表6-1。

表6-1　ζ_j 评价值

	ζ_1	ζ_2	ζ_3	ζ_4	ζ_5	ζ_6	ζ_7	ζ_8
x_1	0	0	0	185	2.1	6860	6845	1195
x_2	2	2.8	−4500	185	2.22	7200	7110	1200
x_3	17	8	8700	215	2.07	7885	7885	1610
x_4	26.91	1.26	−7300	204	2.1	8060	8060	1678

利用提出的 q 阶正交模糊 PROMETHEE II 方法解决上述问题，步骤如下：

因为所有属性都是效益型属性，所以可以将无差异阈值 q^d 设置为 0，严格优先级阈值设置为矩阵 $\boldsymbol{p}^d = \begin{bmatrix} 30 & 10 & 4400 & 250 & 2.5 & 9000 & 9000 & 2000 \end{bmatrix}$。接下来，使用提出的 q-ROF-PROMETHEE 算法来解决上述问题（令 q=3）。

依据 6.3 节提出的多属性决策方法中的步骤 1 和步骤 2，可得到表 6-1。然后，直接转到步骤 3 和步骤 4。

步骤 3 和步骤 4：通过Ⅴ形函数，可以将评价矩阵转换为属性偏好关系，然后 q-ROF 偏好矩阵计算如下：

$$\boldsymbol{R}^{(1)} = \begin{bmatrix} (0.5,0.5) & (0,0.0667) & (0,0.5667) & (0,0.8970) \\ (0.0667,0) & (0.5,0.5) & (0,0.5) & (0,0.8303) \\ (0.5667,0) & (0.5,0) & (0.5,0.5) & (0,0.3303) \\ (0.8790,0) & (0.8303,0) & (0.3303,0) & (0.5,0.5) \end{bmatrix}$$

$$\boldsymbol{R}^{(2)} = \begin{bmatrix} (0.5,0.5) & (0,0.2800) & (0,0.8000) & (0,0.1260) \\ (0.2800,0) & (0.5,0.5) & (0,0.5200) & (0.1540,0) \\ (0.8000,0) & (0.5200,0) & (0.5,0.5) & (0.674,0) \\ (0.1260,0) & (0,0.1540) & (0,0.6740) & (0.5,0.5) \end{bmatrix}$$

$$\boldsymbol{R}^{(3)} = \begin{bmatrix} (0.5,0.5) & (1,0) & (1,0) & (1,0) \\ (0,1) & (0.5,0.5) & (1,0) & (1,0) \\ (0,1) & (0,1) & (0.5,0.5) & (0,1) \\ (0,1) & (0,1) & (1,0) & (0.5,0.5) \end{bmatrix}$$

$$\boldsymbol{R}^{(4)} = \begin{bmatrix} (0.5,0.5) & (0.5,0.5) & (0,0.1205) & (0,0.0763) \\ (0.5,0.5) & (0.5,0.5) & (0,0.1205) & (0,0.0763) \\ (0.1204,0) & (0.1204,0) & (0.5,0.5) & (0.0442,0) \\ (0.0763,0) & (0.0763,0) & (0,0.0442) & (0.5,0.5) \end{bmatrix}$$

$$\boldsymbol{R}^{(5)} = \begin{bmatrix} (0.5,0.5) & (0,0.0480) & (0.0120,0) & (0,0) \\ (0.0480,0) & (0.5,0.5) & (0.0600,0) & (0.0480,0) \\ (0,0.0120) & (0,0.0060) & (0.5,0.5) & (0,0.0120) \\ (0,0) & (0,0.0480) & (0.0120,0) & (0.5,0.5) \end{bmatrix}$$

$$\boldsymbol{R}^{(6)} = \begin{bmatrix} (0.5,0.5) & (0,0.0378) & (0,0.1139) & (0,0.1333) \\ (0.0378,0) & (0.5,0.5) & (0,0.0761) & (0,0.0956) \\ (0.1399,0) & (0.0761,0) & (0.5,0.5) & (0,0.0194) \\ (0.1333,0) & (0.0956,0) & (0.0194,0) & (0.5,0.5) \end{bmatrix}$$

$$\boldsymbol{R}^{(7)}=\begin{bmatrix}(0.5,0.5) & (0,0.0294) & (0,0.1156) & (0,0.1350)\\(0.0294,0) & (0.5,0.5) & (0,0.0861) & (0,0.1056)\\(0.1156,0) & (0.0861,0) & (0.5,0.5) & (0,0.0194)\\(0.1350,0) & (0.1056,0) & (0.0194,0) & (0.5,0.5)\end{bmatrix}$$

$$\boldsymbol{R}^{(8)}=\begin{bmatrix}(0.5,0.5) & (0,0.0025) & (0,0.2075) & (0,0.2415)\\(0.0025,0) & (0.5,0.5) & (0,0.205) & (0,2390)\\(0.2075,0) & (0.2050,0) & (0.5,0.5) & (0,0.0340)\\(0.2415,0) & (0.2390,0) & (0.0340,0) & (0.5,0.5)\end{bmatrix}$$

步骤 5：获得属性的权重。决策者更偏向用客观权重来进行决策，因此此处取主观权重的权重系数 δ 为 0，客观权重的权重系数是 1，进一步通过求解（M4）非线性优化模型，可获得属性的综合权重向量为 $\boldsymbol{W}$=（0.1255,0.1275,0.1221,0.1243,0.1250,0.1263,0.1250,0.1242）。然后，利用 q-ROFWMDD 算子[假设 $P=\left(p_1,p_2,\cdots,p_n\right)=\left(1,1,\cdots,1\right)$ 以及 q=3]，融合可得整体的 q 阶正交模糊偏好矩阵为

$$\boldsymbol{R}=\begin{bmatrix}(0.5,0.5) & (1,0) & (1,0) & (1,0)\\(0.8024,0) & (0.5,0.5) & (1,0) & (1,0)\\(0.8321,0) & (0.8150,0) & (0.5,0.5) & (0.8142,0)\\(0.8396,0) & (0.8289,0) & (1,0) & (0.5,0.5)\end{bmatrix}$$

步骤 6：根据总体偏好矩阵，通过式（6-22）计算四个区域医联体的 q-ROF 正占优流和 q-ROF 负占优流。结果如下：

$$\tilde{\varphi}^{+}\left(x_1\right)=\left(0.9103,0.3183\right),\ \tilde{\varphi}^{+}\left(x_2\right)=\left(1,0\right)$$

$$\tilde{\varphi}^{+}\left(x_3\right)=\left(0.8783,0\right),\ \tilde{\varphi}^{+}\left(x_4\right)=\left(1,0\right)$$

$$\tilde{\varphi}^{-}\left(x_1\right)=\left(0.8169,0.3347\right),\ \tilde{\varphi}^{-}\left(x_2\right)=\left(1,0.8774\right)$$

$$\tilde{\varphi}^{-}\left(x_3\right)=\left(0.7741,0.6855\right),\ \tilde{\varphi}^{-}\left(x_4\right)=\left(1,0.9338\right)$$

步骤 7：最后，计算 q 阶正交模糊占优流的得分函数，并对四个区域医联体的综合绩效进行排序。

$$S\left(\tilde{\varphi}^{+}\left(x_1\right)\right)=0.7222,\ S\left(\tilde{\varphi}^{+}\left(x_2\right)\right)=1,\ S\left(\tilde{\varphi}^{+}\left(x_3\right)\right)=0.6775,\ S\left(\tilde{\varphi}^{+}\left(x_4\right)\right)=1;$$

$$S\left(\tilde{\varphi}^{-}\left(x_1\right)\right)=0.5078,\ S\left(\tilde{\varphi}^{-}\left(x_2\right)\right)=0.3245,\ S\left(\tilde{\varphi}^{-}\left(x_3\right)\right)=0.1416,\ S\left(\tilde{\varphi}^{-}\left(x_4\right)\right)=0.1858$$

因此，q 阶正交模糊正占优流的排名为 $\tilde{\varphi}^{+}\left(x_2\right)=\tilde{\varphi}^{+}\left(x_4\right)>\tilde{\varphi}^{+}\left(x_1\right)>\tilde{\varphi}^{+}\left(x_3\right)$，$q$ 阶正交模糊负占优流的排名为 $\tilde{\varphi}^{-}\left(x_1\right)>\tilde{\varphi}^{-}\left(x_2\right)>\tilde{\varphi}^{-}\left(x_4\right)>\tilde{\varphi}^{-}\left(x_3\right)$。因此有 x_1 劣于

x_2 和 x_4，但却不能得到所有区域医联体综合运行效果排名。因此，为了评估这四个区域医联体的综合绩效水平，需要进一步计算净占优流。根据式（6-23），可得净占优流是 $\tilde{\varphi}(x_1)=0.1845$，$\tilde{\varphi}(x_2)=0.5928$，$\tilde{\varphi}(x_3)=0.2254$，$\tilde{\varphi}(x_4)=0.7504$，可得四个区域医联体的运行绩效水平为 $x_4 > x_2 > x_3 > x_1$。

6.4.2　对比分析

本节将提出的 q-ROF-PROMETHEE Ⅱ方法与传统的 PROMETHEE Ⅱ方法[24]、ELECTRE Ⅲ[120]和 IF-PROMETHEE 方法[142]进行比较。表 6-2 给出了排名结果。比较方法中涉及的权重向量与提出的 q-ROF-PROMETHEE 方法所使用的最优权重向量是相同的。

表 6-2　排名比较

决策方法	排名结果
PROMETHEE Ⅱ方法[24]	$x_3 > x_4 > x_2 > x_1$
IF-PROMETHEE 方法[142]	$x_1 > x_2 = x_4 > x_3$
q-ROF-PROMETHEE	$x_4 > x_2 > x_3 > x_1$
ELECTRE Ⅲ方法[120]	$x_4 > x_1 > x_2 > x_3$

如表 6-2 所示，这四种方法得到的排名结果不完全相同。首先，在决策求解时，传统的 PROMETHEE Ⅱ方法没有考虑到决策者的不确定性，而提出的 q-ROF-PROMETHEE 方法可以考虑到决策者的不确定性，因此能够提供更合理的排名。其次，IF-PROMETHEE 获得的排名结果与所提出的方法完全不同。原因可能是 IF-PROMETHEE 方法在将评价值转换为模糊数的过程中，产生了在直觉模糊环境中无法处理的模糊数。换句话说，存在这样一个模糊数，使得隶属度和非隶属度的之和大于 1，这导致 IF-PROMETHEE 方法排名失效。与 IF-PROMETHEE 方法相比，q-ROF-PROMETHEE Ⅱ方法的优点是它的应用范围更广，因为它允许评价值隶属度和非隶属度的 q 次幂之和大于 1。此外，排名结果不同的另一个原因可能是，IF-PROMETHEE 方法是通过直觉模糊加权平均（IFWA）算子来融合偏好信息，这使得属性之间的相关关系在 IFWA 算子融合过程中丢失。而本节提出的 q-ROF-PROMETHEE Ⅱ方法，采用了 q-ROFWDMM 算子，考虑到了属性之间的相关关系，因此得到的结果也更合理。最后，利用传统的 ELECTRE Ⅲ方法与所提出的 q-ROF-PROMETHEE Ⅱ方法获得的结果非常相似。即 x_4 绩效水平最

优、其他几个区域医联体运行效果 x_1、x_2、x_3 和三者之间的绩效排名关系也与 q-ROF-PROMETHEE Ⅱ 方法所得的结果相同。但是，x_1 排名过高，这是因为 ELECTRE Ⅲ 方法在信息融合过程中参数设置过多导致某些信息丢失，但是提出的 q-ROF-PROMETHEE Ⅱ 方法的优势可以避免这种情况，同时可以捕获属性间的相关关系，因此排名结果更合理。

图 6-1 展示了基于四种方法获得的净占优流的雷达图。净占优流是 PROMETHEE 和 ELECTRE Ⅲ 中最重要的部分。当排名发生不可比时，由 PROMETHEE 方法获得全部排名的方式就是比较净占优流的大小。容易得到，所提出的方法与传统的 PROMETHEE Ⅱ 具有相同的净占优流趋势走向，这意味着 q-ROF-PROMETHEE Ⅱ 与传统 PROMETHEE Ⅱ 的排名结果具有相似性，这一事实也进一步证明了这种新方法是有效的。

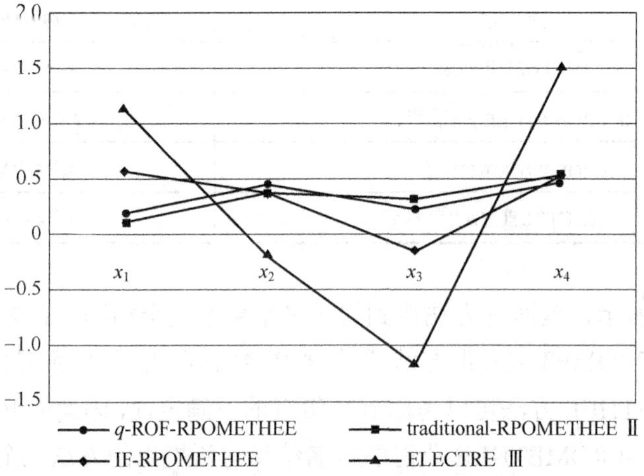

图 6-1　每个区域医联体的净占优流

图 6-2 和图 6-3 显示了基于这四种方法的正占优流和负占优流的雷达图。可以看到，在不同方法中，基于正占优流的四个区域医联体的运行绩效水平排名关系发生了变化。在传统的 PROMETHEE Ⅱ 中，$\tilde{\varphi}^{+}(x_3)$ 是最大的正占优流，而根据其他三种方法，却是最小的正占优流。正占优流和负占优流的分布情况也会部分影响最终排名结果。如果备选方案具有较高的正占优流和较小的负占优流，则它的排名可能相对靠前，但不是绝对的。

基于以上比较分析可知，提出的 q-ROF-PROMETHEE Ⅱ 多属性决策方法优于其他方法，并且可以对区域医联体综合绩效评价提供更合理的排名结果。

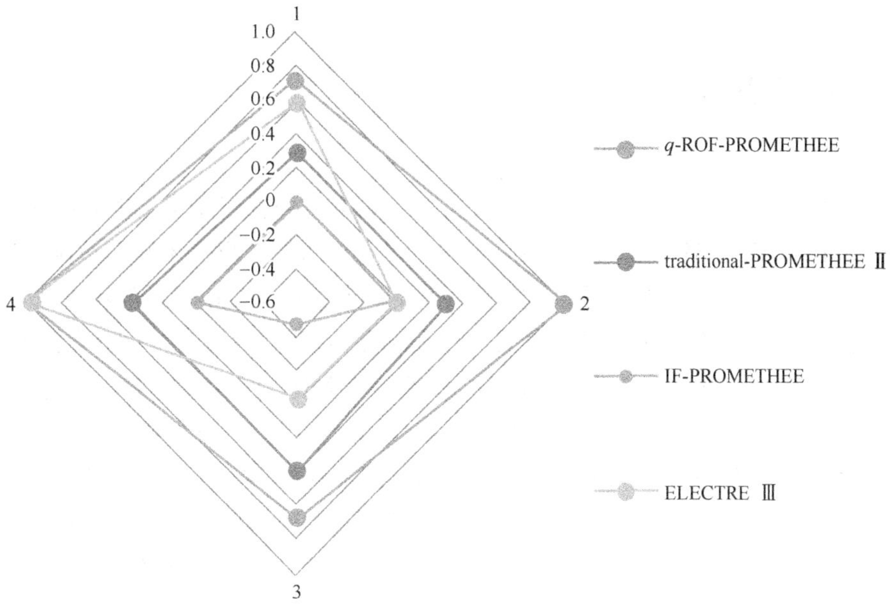

图 6-2　每个区域医联体的正占优流

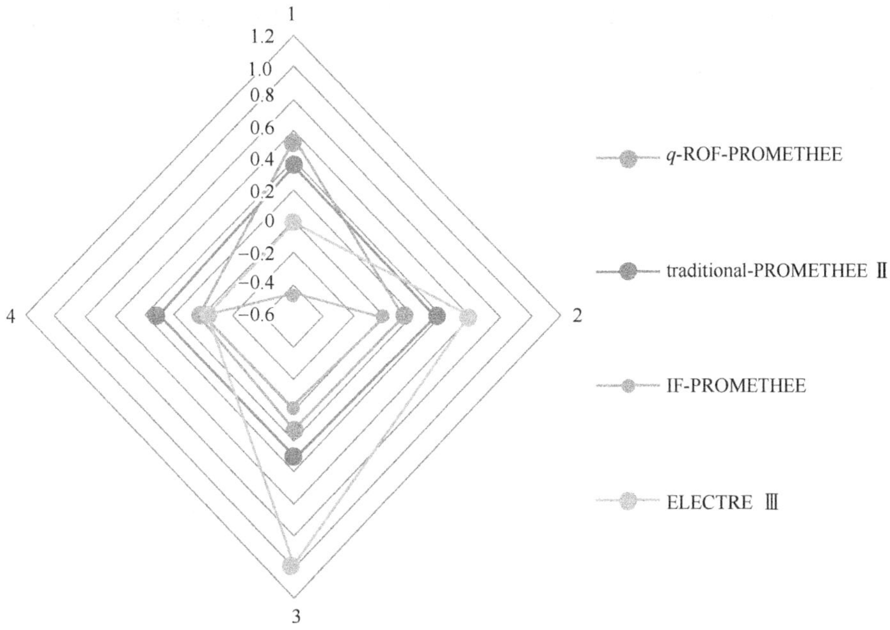

图 6-3　每个区域医联体的负占优流

6.5 本章小结

本章针对区域医联体运行效果评价问题，研究了属性权重未知的 q 阶正交模糊 PROMETHEE Ⅱ 多属性决策方法。具体而言，针对属性权重未知的情况，提出了基于熵权优化法的客观权重确定方法，以及基于 q 阶正交模糊最佳-最差权重确定方法（q-BWM）的主观权重法，该方法不需要对所有的准则进行两两比较，从而减少了计算量。进一步，建立了主客观权重的综合权重法。基于该综合权重法，提出了 q 阶正交模糊数 PROMETHEE Ⅱ 多属性决策模型。本方法的优势在于，在该模型中，偏好值可以取为 q 阶正交模糊数，这一点是 PROMETHEE Ⅱ 方法的突出特点，因此它可以从偏好度、不偏好度及犹豫度三个方面更全面地表达偏好信息，从而提供给评价者更丰富的表达模糊信息的形式，同时又能够综合考虑评价者的主观偏好和客观偏好，使评价者可以根据自己的主客观偏好灵活选择。最后将该多属性决策方法应用到上海市区域医联体绩效评价中，帮助及时发现医联体发展中存在的问题，对于破解发展难题、促进医疗资源上下贯通、助力构建分级诊疗制度具有重要意义。

第 7 章

总结与展望

本章对本书进行总结，并进一步阐明未来的研究方向。

7.1 研究结论

本书主要针对分级诊疗各环节实际场景的多属性决策问题，研究了基于 q 阶正交模糊集和 q 阶正交模糊不确定语义集的信息融合算子和 PROMETHEE Ⅱ 方法的多属性决策理论，为充实和完善基于多属性信息融合的医疗健康管理多属性决策理论体系有益的探索。对于 q 阶正交模糊信息融合算子的研究，本书主要从运算法则和融合算子两个方面进行考虑，分别构建不同的运算法则，从属性有无关联的角度入手，系统研究了 q 阶正交模糊环境下的多属性决策方法。对于 q 阶正交模糊偏好多属性决策方法的研究，基于熵理论和最佳-最差权重理论，提出了属性权重未知的 q 阶正交模糊 PROMETHEE Ⅱ 方法。本书将这些多属性决策方法分别应用到患者分级转诊评估、基层医院转诊评估、医院选址、分级诊疗方案评价、移动医疗 App 评价、医联体运行效果等评价问题中。本书的主要理论结论如下：

（1）研究了基于点算子的 q 阶正交模糊信息融合算子的多属性决策方法

为控制决策结果的不确定性，一方面，提出了一些新的 q-ROFN 点算子，进一步提出了一类新的 q 阶正交点加权信息融合算子，解决了以往新消息融合算子无法控制 q 阶正交模糊信息融合结果不确定性的问题。另一方面，本书为 q 阶正交模糊数定义了点距离测度的概念，并提出了一类全新的幂均点算子，以便从原始输入参数中获取更多客观信息。进一步，提出了 Frank 运算法则，提出了 q 阶正交模糊 Frank 幂均点算子，建立了 q 阶正交模糊环境下的多属性决策方法框架，该决策方法能够消除决策者给出的不合理数据对最终结果的影响。同时该多属性决策方法为患者转诊评估提供了有效的评估模型。

（2）研究了属性有关联 q 阶正交模糊信息融合算子的多属性决策方法

针对属性有关联的 q 阶正交模糊决策问题，一方面，提出了交互式运算法则，建立了 q 阶正交模糊交互式 Hamy 融合算子，建立属性有关联的复杂模糊多属性决策方法框架，该方法可以同时解决决策数据中存在隶属度或非隶属度为零时，对决策结果的干扰影响。另一方面，将幂均点算子与 Hamy 算子结合，提出了 q 阶正交模糊交互式幂均点 Hamy 算子，基于该算子，建立了属性相关联的 q 阶正交模糊环境下的多属性决策方法框架。该方法可以消除决策者过高或者过低的评价值对最终的决策结果带来的负面影响，同时也能够考虑到多个属性之间存在相关关系的情况。该多属性决策方法为寻求最佳分级诊疗方案提供了有效的评价模型。

（3）系统研究了 q 阶正交模糊不确定语义信息融合算子的多属性决策方法

提出了一种新的 q 阶正交模糊不确定语义集的概念，它能够调和隶属度和非隶属度的约束关系，放松约束条件，因此更客观地定量描述人们在决策时的不确定性，并进一步定义了 q 阶模糊不确定语义集的代数运算法则与 Schweizer-Sklar 运算法则，提出了 q 阶正交不确定语义 Choquet 积分融合算子信息，以及 q 阶正交模糊不确定语义 Schweizer-Sklar Hamy 均值融合算子，以此来反映 q 阶正交模糊信息融合过程中，每一个输入变量与其他输入变量之间的相互关系，同时研究了这些算子的单调性、有界性和幂等性等性质及其他相关特性。基于这两个算子，提出了 q 阶正交模糊不确定语义多属性决策方法框架，形成一套完善的适用性强的模糊语义决策信息融合方法理论框架，助力移动医疗 App 评估，为移动医疗的未来发展提供有针对性的建议。

（4）系统研究了权重未知的 q 阶正交模糊 PROMETHEE Ⅱ 多属性决策方法

将 PROMETHEE Ⅱ 方法拓展到了到 q 阶正交模糊环境下，提出了 q 阶正交模糊 PROMETHEE Ⅱ 法框架体系，使得改进后的方法实用性更强。重点研究了权重未知的 q 阶正交模糊 PROMETHEE Ⅱ 多属性决策模型，提出了 q 阶正交模糊熵的概念、熵权优化法的客观权重确定方法以及 q 阶正交模糊最佳-最差权重法的主观权重确定法，并建立了基于主客观权重的 q 阶正交模糊 PROMETHEE Ⅱ 多属性决策模型。该方法既保留了传统的 PROMETHEE Ⅱ 方法强大的优势，也能考虑属性指标之间的相关性，又能够综合考虑决策者的主观偏好和客观偏好，使得决策者可以根据自己的主客观偏好灵活选择。该多属性决策方法为区域医联体运行效果提供了有效的评估模型，助力提高和改善分级诊疗的服务质量。

7.2　研究展望

本书对模糊决策信息下（q 阶正交模糊信息和 q 阶正交模糊不确定语义信息）多属性医疗健康管理决策方法进行了系统研究，取得了较为丰富的成果，但仍有很多方向需要进一步的研究，主要包括以下几点：

① 模糊决策信息融合算子的研究。本书主要针对属性之间是否存在关联关系的 q 阶正交模糊集和 q 阶正交模糊不确定语义集进行了研究。然而在现实的决策问题中，属性之间往往有不同的优先关系，同时不同属性之间又有相关关系的 q 阶正交模糊集的多属性决策问题。因此有必要将不同优先级的属性划分为不同的级别，同时构造这些不同级别间的分布式相关关系的算子，使得不同级别的属性之间没有相关关系，但同一级别的属性内部存在相关关系的决策，并应用到 q 阶正交模糊集和 q 阶正交模糊不确定语义集。

② q 阶正交模糊集测度研究。测度理论在多属性决策理论中有重要的基础性作用，本书仅对 q 阶正交模糊集的距离测度、熵、交叉熵进行了研究。考虑到点算子可以有效控制决策信息的不确定性，因此有必要结合 q 阶正交模糊决策信息和点算子本身的特点，进一步系统深入研究基于不同模糊决策信息的相似性测度以及关联测度，并进一步将这些测度方法应用于医疗诊断、聚类分析等实际过程中。

③ 将前景理论与多属性决策方法结合。医疗领域服务质量评价更需要以患者为中心来进行评价，需要由服务结果评价向服务过程评价转变。偏好关系是一类常用的多属性决策方法，本书对 q 阶正交模糊 PROMETHEE Ⅱ 法进行了研究，但是在现实的决策中，决策者有时是不完全理性的，并且带有个人的主观偏好，而前景理论可以更科学地处理这种不完全理性问题，因此基于前景理论的多属性群体决策方法和共识理论更科学合理。目前基于前景理论与 q 阶正交模糊集的 PROMETHEE Ⅱ 法、TOPSIS 法的研究还比较少，因此这也是未来的一个研究

领域。

④ 将匹配理论与多属性决策方法结合。双向转诊中的医生和患者的匹配决策问题是一种典型的双边匹配问题，由于双边匹配在资源总量不变的情况下，可以兼顾双方利益，而医疗领域恰恰需要引进这种新的资源分配方式。在有限理性假设下，即考虑心理感知、损失规避行为的情况下，将后悔理论和前景理论引入医患双边匹配决策研究中，建立基于不同行为因素的医生和患者满意度最大化转诊协同与匹配理论也是值得研究的问题。

参考文献

［1］中华人民共和国中央人民政府．中华人民共和国国民经济和社会发展第十四个五年规划和 2035 年远景目标纲要[EB/OL]. (2021-03-12). http://www.gov.cn/xinwen/2021-03/13/content_5592681.htm.

［2］有分级无分诊？国家卫健委三招破题[EB/OL].［2021-07-30］. http：//m.cnr.cn/chanjing/health/ 20210723/t20210723_525542237.html.

［3］廖藏宜．我国分级诊疗秩序难形成的体制机制原因[J].中国医院院长，2020（9）：80-82.

［4］李忠萍，王建军．分级诊疗体系下的转诊决策与政府协调机制研究[J]. 系统工程理论与实践，2020，40（11）：2897-2909.

［5］杨力萌，梁峰，陈伟涛．分级诊疗背景下双向转诊机制的演化博弈及仿真分析[J]. 工业工程与管理，2021，26（1）：9.

［6］ZADEH L A. Fuzzy sets[J]. Information and Control，1965（8）：338-353.

［7］ATANASSOV KT. Intuitionistic fuzzy sets[J]. Fuzzy Sets and Systems，1986，20（1）：87-96.

［8］XU Z S. Intuitionistic fuzzy aggregation operators[J]. IEEE Transactions on Fuzzy Systems，2007，15（6）：1179-1187.

［9］XU Z S. A method based on distance measure for interval-valued intuitionistic fuzzy group decision making[J]. Information Sciences，2010，180（1）：181-190.

［10］LIU P D. Some Hamacher aggregation operators based on the interval-valued intuitionistic fuzzy numbers and their application to group decision making[J]. IEEE Transactions on Fuzzy Systems，2014，22（1）：83-97.

［11］ZHANG Z M. Interval-valued intuitionistic fuzzy Frank aggregation operators and their applications to multiple attribute group decision making[J]. Neural Computing and Applications，2017，28（6）：1471-4501.

［12］ZHU B，XU Z S，XIA M M. Dual hesitant fuzzy sets[J]. Journal of Applied Mathematics，2012（13）.

［13］WANG H J，ZHAO X F，WEI G W. Dual hesitant fuzzy aggregation operators in multiple attribute decision making[J]. Journal of Intelligent and Fuzzy Systems，2014（26）：2281-2290.

［14］YU D J. Some generalized dual hesitant fuzzy geometric aggregation operators and applications[J]. Journal of Intelligent and Fuzzy uncertainty，Fuzziness and Knowledge-Based System，2014，26：367-384.

［15］YAGER R R，ABBASOV A M. Pythagorean membership grades，complex numbers[J]，and decision making. International Journal of Intelligent Systems，2013，28（5）：436-452.

［16］YAGER R R. Pythagorean membership grades in multicriteria decision making[J]. IEEE Transactions on Fuzzy

Systems，2014，22（4）：958-965.

［17］CHEN T Y. Multiple criteria decision analysis under complex uncertainty：A Pearson-like correlation-based Pythagorean fuzzy compromise approach[J]. International Journal of Intelligent Systems，2019，34（1）：114-151.

［18］GARG H. New logarithmic operational laws and their aggregation operators for Pythagorean fuzzy set and their applications[J]. International Journal of Intelligent Systems，2019，34（1）：82-106.

［19］ZENG S Z，CHEN J P，LI X S. A hybrid method for Pythagorean fuzzy multiple-criteria decision making[J]. International Journal of Information Technology & Decision Making，2016，15（2）：403-422.

［20］XING Y P，ZHANG R T，WANG J，et al. Some new Pythagorean fuzzy Choquet-Frank aggregation operators for multi-attribute decision making[J]. International Journal of Intelligent Systems，2018，33（11）：2189-2215.

［21］CHEN T Y. An outranking approach using a risk attitudinal assignment model involving Pythagorean fuzzy information and its application to financial decision making[J]. Applied Soft Computing，2018（71）：460-487.

［22］WAN S P，LI S Q，DONG J Y. A three-phase method for Pythagorean fuzzy multi-attribute group decision making and application to haze management[J]. Computers & Industrial Engineering，2018（123）：348-363.

［23］CHAIRA T. RAY A K. A new measure using intuitionistic fuzzy set theory and its application to edge detection[J]. Applied Soft Computing，2008，8（2）：919-927.

［24］ZENG S Z. Some intuitionistic fuzzy weighted distance measures and their application to group decision making[J]. Group Decision and Negotiation，2013，22（2）：281-298.

［25］XU Z S. A method based on distance measure for interval-valued intuitionistic fuzzy group decision making[J]. Information Sciences，2010，180（1）：181-190.

［26］XIA M M，XU Z S. Entropy/cross entropy-based group decision making under intuitionistic fuzzy environment[J]. Information Fusion，2012，13（1）：31-47.

［27］MONTES I. PAL N R，JANIS V，et al. Divergence measures for intuitionistic fuzzy sets[J]. IEEE Transactions on Fuzzy Systems，2015，23（2）：444-456.

［28］TORRA V. Hesitant fuzzy sets[J]. International Journal of Intelligent Systems，2010，25（6）：529-539.

［29］彭新东，杨勇，宋娟萍，等.毕达哥拉斯模糊软集及其应用[J]. 计算机工程，2015（41）：224-229.

［30］GARG H. A novel accuracy function under interval-valued Pythagorean fuzzy environment for solving multicriteria decision making problem[J]. Journal of Intelligent & Fuzzy Systems，2016，31（1）：529-540.

［31］GARG H. New exponential operational laws and their aggregation operators for interval - valued pythagorean fuzzy multi-criteria decision-making[J]. International Journal of Intelligent Systems，2018，33（3）：653-683.

［32］TANG X Y，WEI G W，GAO H. Models for multiple attribute decision making with interval-valued Pythagorean fuzzy Muirhead mean operators and their application to green suppliers selection[J]. Informatica，2019，30（1）：153-186.

[33] LU M，WEI G W，ALSAADI F E，et al. Hesitant Pythagorean fuzzy Hamacher aggregation operators and their application to multiple attribute decision making[J]. Journal of Intelligent & Fuzzy Systems，2017，33（2）：1105-1117.

[34] WE G W，LU M. Dual hesitant Pythagorean fuzzy Hamacher aggregation operators in multiple attribute decision making[J]. Archives of Control Sciences，2017，27（3）：1043-1070.

[35] PENG X D，YUAN H Y. Fundamental properties of Pythagorean fuzzy aggregation operators[J]. Fundamenta Informatica，2016，147（4）：415-456.

[36] GOU X J，XU Z S，REN P J. The Properties of continuous Pythagorean fuzzy information[J]. International Journal of Intelligent Systems，2016，31（5）：401-424.

[37] PENG X D，YANG Y. Some results for Pythagorean fuzzy sets[J]. International Journal of Intelligent Systems，2015，30（11）：1133-1160.

[38] ZHANG X L，XU Z S. Extension of TOPSIS to multiple criteria decision making with Pythagorean fuzzy sets[J]. International Journal of Intelligent Systems，2014，29（12）：1061-1078.

[39] REN P J，XU Z S，Gou X J. Pythagorean fuzzy TODIM approach to multi-criteria decision making[J]. Applied Soft Computing，2016（42）：246-259.

[40] ZHAO X L. A novel approach based on similarity measure for Pythagorean fuzzy multiple criteria group decision making[J]. International Journal of Intelligent Systems，2016，31（6）：593-611.

[41] GARG H. A novel correlation coefficients between Pythagorean fuzzy sets and its applications to decision making processes[J]. International Journal of Intelligent Systems. 2016，31（12）：1234-1252.

[42] ZHANG X L. Multicriteria Pythagorean fuzzy decision analysis：a hierarchical QUALIFLEX approach with the closeness index-based ranking methods[J]. Information Sciences，2016（330）：104-124.

[43] YAGER R R. Generalized orthopair fuzzy sets[J]. IEEE Transactions on Fuzzy Systems，2017，25（5）：1222-1230.

[44] DU W S. Correlation and correlation coefficient of generalized orthopair fuzzy sets[J]. International Journal of Intelligent Systems. 2018. DOI：10.1002/int.22065.

[45] DU W S. Minkowski-type distance measures for generalized orthopair fuzzy sets[J]. International Journal of Intelligent Systems，2018，33（4）：802-817.

[46] SHU X Q，AI Z H，Xu Z S，et al. Integrations of q-rung orthopair fuzzy continuous information[J]. IEEE Transactions on Fuzzy Systems，2019，（99），1-1. DOI：10.1109/TFUZZ.2019.2893205.

[47] GAO J，LIANG Z L，SHANG J F，et al. Continuities，derivatives and differentials of q-rung orthopair fuzzy functions[J]. IEEE Transactions on Fuzzy Systems，2018，DOI：10.1109/TFUZZ.2018.2887187.

[48]JOSHI B P, SINGH A, BHATT P K, et al. Interval valued q-rung orthopair fuzzy sets and their properties[J]. Journal of Intelligent & Fuzzy Systems, 2018, 35 (5): 5225-5230.

[49] YUAN X, SHANG X P, WANG J, et al. Some q-rung dual hesitant fuzzy Heronian mean operators with their application to multiple attribute group decision making[J]. Symmetry, 2018, 10 (10), 472.

[50] ALI M L. Another view on q-rung orthopair fuzzy sets[J]. International Journal of Intelligent Systems, 2018, 33 (11): 2139-2153.

[51] ZADEH L A. The concept of a linguistic variable and its application to approximate reasoning-III[J]. Information Sciences, 1975, 8 (3): 199-249.

[52] XU Z S. Uncertain linguistic aggregation operators based approach to multiple attribute group decision making under uncertain linguistic environment[J]. Information Sciences, 2004, 168 (1): 171-184.

[53] LIU P D, JIN F. Methods for aggregating intuitionistic uncertain linguistic variables and their application to group decision making[J]. Information Sciences, 2012 (205): 58-71.

[54] LIU P D, CHEN Y B, CHU Y C. Intuitionistic uncertain linguistic weighted Bonferroni OWA operator and its application to multiple attribute decision making[J]. Cybernetics and Systems, 2014, 45 (5): 418-438.

[55] CHEN Z H, LIU P H, ZHENG P. An approach to multiple attribute group decision making based on linguistic intuitionistic fuzzy numbers[J]. International Journal of Computational Intelligence Systems, 2015, 8(4): 747-760.

[56] JU Y B, LIU X Y, JU D W. Some new intuitionistic linguistic aggregation operators based on Maclaurin symmetric mean and their applications to multiple attribute group decision making[J]. Soft Computing, 2016, 20 (11): 4521-4548.

[57] WANG X F, WANG J Q, YANG W E. Multi-criteria group decision making method based on intuitionistic linguistic aggregation operators[J]. Journal of Intelligent & Fuzzy Systems, 2014, 26 (1): 115-125.

[58] LIU P D. Some geometric aggregation operators based on interval intuitionistic uncertain linguistic variables and their application to group decision making[J]. Applied Mathematical Modelling, 2013, 37 (4): 2430-2444.

[59] HERRERA F, MARTÍNEZ L. A 2-tuple fuzzy linguistic representation model for computing with words[J]. IEEE Transactions on Fuzzy Systems, 2000, 8 (6): 746-752.

[60] BEG I, RASHID T. An intuitionistic 2-tuple linguistic information model and aggregation operators[J]. International Journal of Intelligent Systems, 2016, 31 (6): 569-592.

[61] NIE R X, WANG J Q, LI L. 2-tuple linguistic intuitionistic preference relation and its application in sustainable location planning voting system[J]. Journal of Intelligent & Fuzzy Systems, 2017, 33 (2): 885-899.

[62] HUO Z G, ZHOU Z G. Approaches to multiple attribute decision making with hesitant fuzzy uncertain linguistic information[J]. Journal of Intelligent & Fuzzy Systems, 2015, 28 (3): 991-998.

［63］LIU X Y，JU Y B，YANG SH. Hesitant intuitionistic fuzzy linguistic aggregation operators and their applications to multiple attribute decision making[J]. Journal of Intelligent & Fuzzy Systems，2014，27（3）：1187-1201.

［64］YANG W，PANG Y F，SHI J R. et al. Linguistic hesitant intuitionistic fuzzy decision-making method based on VIKOR[J]. Neural Computing and Applications，2018，29（7）：613-626.

［65］GENG Y，LIU P D，et al. Pythagorean fuzzy uncertain linguistic TODIM method and their application to multiple criteria group decision making[J]. Journal of Intelligent & Fuzzy Systems，2017，33（6）：3383-3395.

［66］LIU H C，QUAN M Y，SHI H，et al. An integrated MCDM method for robot selection under interval-valued Pythagorean uncertain linguistic environment. [J] International Journal of Intelligent Systems，2019，34（2）：188-214.

［67］FAN C X，FAN E，HU K L. New form of single valued neutrosophic uncertain linguistic variables aggregation operators for decision-making[J]. Cognitive Systems Research，2018（52）：1045-1055.

［68］YE J. Multiple attribute group decision making based on interval neutrosophic uncertain linguistic variables[J]. International Journal of Machine Learning and Cybernetics，2017，8：837-848.

［69］YAGER R R. On ordered weighted averaging in multicriteria decision making[J]. IEEE Transactions on Systems Man and Cybernetics，1988（18）：183-190.

［70］XU Z S. Intuitionistic fuzzy aggregation operators[J]. IEEE Transactions on Fuzzy Systems，2012（15）：1179-1187.

［71］WEI G W，Zhao X F. Some induced correlated aggregating operators with intuitionistic fuzzy information and their application to multiple attribute group decision making[J]. Expert Systems with Applications，2012（39）：2026-2034.

［72］WEI G W. Some induced geometric aggregation operators with intuitionistic fuzzy information and their application to group decision making[J]. Applied Soft Computing，2014（10）：423-431.

［73］ZHAO X F，WEI G W. Some intuitionistic fuzzy Einstein hybrid aggregation operators and their application to multiple attribute decision making[J]. Knowledge-Based Systems，2013（37）：472-479.

［74］WEI G W. Some geometric aggregation functions and their application to dynamic multiple attribute decision making in the intuitionistic fuzzy setting[J]. International Journal of Uncertainty，Fuzziness and Knowledge-Based Systems，2009（17）：179-196.

［75］WANG W，LIU X. Intuitionistic fuzzy information aggregation using Einstein operations[J]. IEEE Transactions on Fuzzy Systems，2012（20）：923-938.

［76］WANG W，LIU X. Interval-valued intuitionistic fuzzy hybrid weighted averaging operator based on Einstein operation and its application to decision making[J]. Journal of Intelligent and Fuzzy Systems，2013（25）：279-290.

［77］PENG X D，YUAN H Y，YANG Y. Pythagorean fuzzy information measures and their applications[J]. International

Journal of Intelligent Systems，2017，32（10）：991-1029.

［78］GARG H. A new generalized Pythagorean fuzzy information aggregation using Einstein operations and its application to decision making[J]. International Journal of Intelligent Systems，2016，31（9）：886-920.

［79］GARG H. Generalized Pythagorean fuzzy geometric aggregation operators using Einstein t-norm and t-conorm for multi-criteria decision making process[J]. International Journal of Intelligent Systems，2017，32（6）：597-630.

［80］MA Z M，XU Z S. Symmetric Pythagorean fuzzy weighted geometric/averaging operators and their application in multi-criteria decision making problems[J]. International Journal of Intelligent Systems，2016，31（12）：1198-1219.

［81］LIU P D，WANG P. Some q-rung orthopair fuzzy aggregation operators and their applications to multi-attribute group decision making[J]. International Journal of Intelligent Systems，2017，33（2）：259-280.

［82］PENG X D，DAI J G，GARG H. Exponential operation and aggregation operator for q-rung orthopair fuzzy set and their decision-making method with a new score function[J]. International Journal of Intelligent Systems，2018，33（11）：2255-2282.

［83］CHOQUET G. On a class of set-functions[J]. Bulletin of the American Mathematical Society. 1954，60（1）：64-64.

［84］SUGENO M. Theory of fuzzy integral and its application（Doctoral dissertation）[J]. Tokyo Institute of Technology，Tokyo，Japan，1974.

［85］YAGER R R. On prioritized multiple-criteria aggregation[J]. IEEE Transactions on Systems，Man，and Cybernetics，Part B：Cybernetics，2012，42（5）：1297-1305.

［86］XU Z S. Choquet integrals of weighted intuitionistic fuzzy information[J]. Information Sciences，2010，180（5）：726-736.

［87］TAN C Q，Chen X H. Induced intuitionistic fuzzy Choquet integral operator for multi-criteria decision making[J]. International Journal of Intelligent Systems，2011，26（7）：659-686.

［88］WANG J Q，HU J H，TIAN C. Multi-criteria decision-making approach based on single-valued neutrosophic hesitant fuzzy geometric weighted choquet integral heronian mean operator[J]. Journal of Intelligent & Fuzzy Systems，2018，35（3）：3661-3674.

［89］JOSHI D，KUMAR S. Interval-valued intuitionistic hesitant fuzzy Choquet integral based TOPSIS method for multi-criteria group decision making[J]. European Journal of Operational Research，2016，248（1）：183-191.

［90］PENG X D，YANG Y. Pythagorean fuzzy Choquet integral based MABAC method for multiple attribute group decision making[J]. International Journal of Intelligent Systems，2016（31）：989-1020.

［91］YAGER R R. The power average operator[J]. IEEE Transactions on Systems，Man，and Cybernetics，2001，31（6）：724-731.

［92］XU Z S，YAGER R R. Power geometric operators and their use in group decision making[J]. IEEE Transactions on

Fuzzy Systems, 2010, 18 (1): 94-105.

[93] BONFERRONI C, Sulle medie multiple di potenze[J]. Bolletino Matematica Italiana, 1950 (5): 267-270.

[94] BELIAKOV G, JAMES S, MORDELOVÁ J. et al. Generalized Bonferroni mean operators in multi-criteria aggregation[J]. Fuzzy Sets and Systems, 2010, 161 (7): 2227-2242.

[95] SYKORA S. Mathematical means and averages: generalized Heronian means, Library, SykoraS[J]. Stans, 2009.

[96] XU Z S, YAGER R R. Intuitionistic fuzzy Bonferroni means[J]. IEEE Transactions on Systems, Man and Cybernetics, 2011, 41 (2): 568-578.

[97] XIA M M, XU Z S, ZHU B. Geometric Bonferroni means with their application in multi-criteria decision making[J]. Knowledge-Based Systems, 2013 (40): 88-100.

[98] YU D J. Intuitionistic fuzzy geometric Heronian mean aggregation operators[J]. Applied Soft Computing, 2013, 13 (2): 1235-1246.

[99] YU D J. Hesitant fuzzy multi-criteria decision making methods based on Heronian mean[J]. Technological and Economic Development of Economy, 2015, 23 (2): 296-315.

[100] ZHU B, XU Z S, XIA M M. Hesitant fuzzy geometric Bonferroni means[J]. Information Sciences, 2012 (205): 72-85.

[101] ZHU B, XU Z S. Hesitant fuzzy Bonferroni means for multi-criteria decision making[J]. Journal of the Operational Research Society, 2013, 64 (12): 1831-1840.

[102] LIANG D C, ZHANG Y R, XU Z S, et al. Pythagorean fuzzy Bonferroni mean aggregation operator and its accelerative calculating algorithm with the multithreading[J]. International Journal of Intelligent Systems, 2018, 33 (3): 615-633.

[103] ZHANG R T, WANG J, ZHU X M, et al. Some generalized Pythagorean fuzzy Bonferroni mean aggregation operators with their application to multiattribute group decision-making[J]. Complexity, 2017, Article ID: 5937376. https: //doi.org/10.1155/2017/5937376.

[104] WEI G W, LU M. Pythagorean fuzzy Maclaurin symmetric mean operators in multiple Attribute decision making[J]. International Journal of Intelligent Systems, 2018, 33 (5): 1043-1070.

[105] LIU P D, LIU J L. Some q-rung orthopai fuzzy Bonferroni mean operators and their application to multi-attribute group decision making[J]. International Journal of Intelligent Systems, 2018, 33 (2): 315-347.

[106] LIU Z M, WANG S, LIU P D. Multiple attribute group decision making based on q-rung orthopair fuzzy Heronian mean operators[J]. International Journal of Intelligent Systems, 2018, 33 (12), 2341-2363.

[107] WEI G W, GAO H, WEI Y. Some q-rung orthopair fuzzy Heronian mean operators in multiple attribute decision making[J]. International Journal of Intelligent Systems, 2018, 33 (7): 1426-1458.

[108]LIU Z M, LIU P D, LIANG X. Multiple attribute decision-making method for dealing with heterogeneous relationship among attributes and unknown attribute weight information under q-rung orthopair fuzzy environment[J]. International Journal of Intelligent Systems，2018，33（9）：1900-1928.

[109] LIU P D，CHEN S M，WANG P. Multiple-attribute group decision-making based on q-rung orthopair fuzzy power Maclaurin symmetric mean operators[J]. IEEE Transactions on Systems，Man，and Cybernetics：Systems，2018. DOI：10.1109/TSMC. 2852948.

[110] YANG W，PANG Y F. New q-rung orthopair fuzzy partitioned Bonferroni mean operators and their application in multiple attribute decision making[J]. International Journal of Intelligent Systems，2019，34（3）：439-476.

[111] BAI K Y，ZHU X M，WANG J，et al. Some partitioned maclaurin symmetric mean based on q-rung orthopair fuzzy information for dealing with multi-attribute group decision making[J]. Symmetry，2019，10（9）：383.

[112] HARA T，UCHIYAMA M，TAKAHASI S E. A refinement of various mean inequalities[J]. Journal of Inequalities and Applications，1998，2（4）：387-395.

[113] QIN J D. Interval type-2 fuzzy Hamy mean operators and their application in multiple criteria decision making[J]. Granular Computing，2017（2）：249-269.

[114] LIU P D，YOU X L. Some linguistic neutrosophic Hamy mean operators and their application to multi-attribute group decision making[J]. Plos One，2018，3（3）：e0193027.

[115] FRANK M J. On the simultaneous associativity of $F(x,y)$ and $x+y-F(x,y)$ [J]. Aequationes mathematicae，1979，19（1）：194-226.

[116] WANG W S，HE HC. Research on flexible probability logic operator based on Frank T/S norms[J]. Acta Electronica Sinica，2009，37（5）：1141-1145.

[117] SARKOCI P. Domination in the families of Frank and Hamacher t-norms[J]. Kybernetika. 2005；41（3）：349-360.

[118] HWANG C L，Yoon KP. Methods for multiple attribute decision making. In：Multiple Attribute Decision Making，Lecture Notes in Economics and Mathematical Systems[J]. Springer，Berlin，DEU，1981：58-191.

[119] BORAN F E，GENC S，KURT M，et al. A multi-criteria intuitionistic fuzzy group decision making for supplier selection with TOPSIS method[J]. Expert Systems with Applications，2009，36（8）：11363-11368.

[120] BENAYOUN R，ROY B，SUSSMAN B. ELECTRE：Une méthode pour guider le choix en présence de points de vue multiples[J]. Note de travail，1966：49.

[121] DEVI K. Extension of VIKOR method in intuitionistic fuzzy environment for robot selection[J]. Expert Systems with Applications，2011，38（11）：14163-14168.

[122] PARK J H，CHO H Y，YONG C K. Extension of the VIKOR method for group decision making with interval-valued intuitionistic fuzzy information[J]. Fuzzy Optimization and Decision Making，2011，10（3）：233-253.

［123］OPRICOVIC S，TZENG G H. Compromise solution by MCDM methods：a comparative analysis of VIKOR and TOPSIS[J]. European Journal of Operational Research，2004，156（2）：445-455.

［124］BRANS J P，VINCKE P V. A preference ranking organization method[J]. Management Science，1985，31（6）：647-656.

［125］BRANS J P，VINCKE P，MARESCHAL B. How to select and how to rank projects：the PROMETHEE method[J]. European Journal of Operational Research，1986（24）：228-238.

［126］BRANS J P，MARESCHAL B，PROMETHEE V. MCDM problems with segmentation constraints[J]. INFOR ，1992（30）：85–96.

［127］BRANS J P，MARESCHAL B. The PROMETHEE Ⅵ procedure：How to differentiate hard from soft multicriteria problems[J]. Journal of Decision Systems，1995（4）：213-223.

［128］BEHZADIAN M，KAZEMZADEH R B，ALBADVI A，et a1. PROMETHEE：a comprehensive literature review on methodologies and applications[J]. European Journal of Operational Research，2010（200）：198-215.

［129］DIAKOULAKI D，KOUMOUTSOS N. Cardinal ranking of alternative actions：extension of the promethee method[J]. European Journal of Operational Research，1991，53（3）：337-347.

［130］BILSEL R U，BÜYÜKÖZKAN G，DA R. A fuzzy preference-ranking model for a quality evaluation of hospital web sites[J]. International Journal of Intelligent Systems，2006，21（11）：1181-1197.

［131］RAO R V，PATEL B K. Decision making in the manufacturing environment using an improved PROMETHEE method[J]. International Journal of Production Research，2010，48（16）：4665-4682.

［132］HAJKOWICZ S，HIGGINS A. A comparison of multiple criteria analysis techniques for water resource management[J]. European Journal of Operational Research，2008，184（1）：255-265.

［133］ALBADVI A，CHAHARSOOGHI S K. ESFAHANIPOUR A. Decision making in stock trading：an application of PROMETHEE[J]. European Journal of Operational Research，2007，177：673-683.

［134］OZSAHIN D U，OZSAHIN I. A fuzzy PROMETHEE approach for breast cancer treatment techniques[J]. International Journal of Health Sciences Research. 2018，7（5）：29-32.

［135］AMARAL T M，COSTA A P. Improving decision-making and management of hospital resources：An application of the PROMETHEE II method in an emergency department[J]. Operations Research for Health Care，2014，3（1）：1-6.

［136］AKRAM M，ZAHID K，KAHRAMAN C. A PROMETHEE based outranking approach for the construction of Fangcang shelter hospital using spherical fuzzy sets[J]. Artificial Intelligence In Medicine. 2023（135）：102456

［137］MACHANS C，SPRINGAEL J，DE B K，et a1. PROMETHEE and AHP：The design of operational synergies in multicriteria analysis Strengthening PROMETHEE with ideas of AHP[J]. European Journal of Operational

Research，2004，153（2）：307-317.

［138］KAZAN H，ÖZÇELIK S，HOBIKOGLU E H. Election of deputy candidates for nomination with AHP-Promethee methods[J]. Procedia-Social and Behavioral Sciences，2015（195）：603-13.

［139］POLAT G. Subcontractor selection using the integration of the AHP and PROMETHEE methods[J]. Journal of Civil Engineering and Management，2016，22（8）：1042-1054.

［140］GOLETSIS Y，PSARRAS J，SAMOUILIDIS J E. Project ranking in the Armenian energy sector using a multi-criteria method for groups[J]. Annals of Operations Research，2003（120）：135-157.

［141］MONTAJABIHA M. An extended PROMETHE II multi-criteria group decision making technique based on intuitionistic fuzzy logic for sustainable energy planning[J]. Group Decision & Negotiation，2016，25（2）：221-244.

［142］LIAO H C，XU Z S. Multi-criteria decision making with intuitionistic fuzzy PROMETHEE[J]. International Journal of Intelligent Fuzzy Systems，2014，27（4）：1703-1717.

［143］廖虎昌，杨竹，徐泽水，等. 犹豫模糊语言 PROMETHEE 方法在川酒品牌评价中的应用[J]. 控制与决策. 2019，34（12）.

［144］刘宁元. 基于 PROMETHEE 方法的直觉语言多属性群决策[J]. 统计与决策，2019，35（2）：51-55.

［145］SAATY T L. The analytic hierarchy process：planning，priority setting，resource allocation. 1980.

［146］ROY C，SCHMIDT. Managing Delphi Surveys Using Nonparametric Statistical Techniques[J]. Decision Sciences. 1997，28（3）.

［147］DIAKOULAKI D，MAVROTAS G，PAPAYANNAKIS L. Determining Objective Weights in Multiple Criteria Problems：The CRITIC Method[J]. Computers & Operations Research，1995（22）：763-770.

［148］LA D，TERMINI S. A definition of a nonprobabilistic entropy in the setting of fuzzy sets theory[J]. Information Control，1972（20）：301-312.

［149］ZHÜ K Y. Fuzzy analytic hierarchy process：fallacy of the popular methods[J]. European Journal of Operational Research，2014（236）：209-217.

［150］KAHRAMAN C，ÖZTAYŞI B，UÇAL S İ. Turanoğlu E. Fuzzy analytic hierarchy process with interval type-2 fuzzy sets[J]. Knowledge-Based Systems，2014（59）：48-57.

［151］REN P J，XU Z S，LIAO H C. Intuitionistic multiplicative analytic hierarchy process in group decision making[J]. Computers & Industrial Engineering，2016（101）：513-524.

［152］LIAO H C，XU Z S. Consistency of the fused intuitionistic fuzzy preference relation in group intuitionistic fuzzy analytic hierarchy process[J]. Applied Soft Computing，2015（35）：812-826.

［153］ZHU B，XU Z S. Analytic hierarchy process-hesitant group decision making[J]. European Journal of Operational

Research，2014（239）：794-801.

[154] ZHU B，XU Z S，ZHANG R，et al. Hesitant analytic hierarchy process[J]. European Journal of Operational Research，2016（250）：602-614.

[155] ZHOU W，XU Z S. Asymmetric hesitant fuzzy sigmoid preference relations in the analytic hierarchy process[J]. Information Sciences，2016：191-207.

[156] LFDM S，OSIRO L，LIMA R H P. A model based on 2-tuple fuzzy linguistic representation and analytic hierarchy process for supplier segmentation using qualitative and quantitative criteria[J]. Expert Systems with Applications，2017（79）：53-64.

[157] YILMAZ M K，KUSAKCI A O，AKSOY M，et al. The evaluation of operational efficiencies of Turkish airports：An integrated spherical fuzzy AHP/DEA approach[J]. Applied Soft Computing，2022（119），108620.

[158] SHI J L，LAI W H. Fuzzy AHP approach to evaluate incentive factors of high-tech talent agglomeration[J]. Expert Systems with Applications，2023（212），118652.

[159] SAPUTRO T E，FIGUEIRA G，Almada-Lobo B. Hybrid MCDM and simulation-optimization for strategic supplier selection[J]. Expert Systems with Applications，2023（219）：119624.

[160] SAFAEI A，KHASAWNEH M T. Possibility Extent and Possible Alternatives Preorder Type-2 Fuzzy Analytical Hierarchy Process（PE&PAP-AHP）to improve pharmaceutical R&D productivity[J]. Applied Soft Computing，2022（131）：109770.

[161] REZAEI J. Best-worst multi-criteria decision-making method[J]. Omega，2015（53）：49-57.

[162] REZAEI J. Best-worst multi-criteria decision-making method：some properties and a linear model[J]. Omega，2016（64）：126-130.

[163] MOU Q，XU Z S，LIAO HC. A graph based group decision making approach with intuitionistic fuzzy preference relations[J]. Computers & Industrial Engineering，2017（110）：138-150.

[164] MOU Q，XU Z S，LIAO HC. An intuitionistic fuzzy multiplicative best-worst method for multi-criteria group decision making[J]. Information Sciences，2016（374）：224-239.

[165] GUO S，ZHAO H. Fuzzy best-worst multi-criteria decision making method and its applications[J]. Knowledge-Based Systems. 2017（121）：23-31.

[166] XIA M M，XU Z S. Generalized point operators for aggregating intuitionistic fuzzy information[J]. International Journal of Intelligent Systems，2010，25（11）：1061-1080.

[167] XIA M M. Point operators for intuitionistic multiplicative information[J]. Journal of Intelligent and Fuzzy Systems，2015（28）：615-620.

[168] XING Y P，ZHANG R T，XIA MM，et al. Generalized point aggregation operators for dual hesitant fuzzy

information[J]. Journal of Intelligent and Fuzzy Systems，2017，33（1）：515-527.

［169］XU Z S. Approaches to multiple attribute group decision making based on intuitionistic fuzzy power aggregation operators[J]. Knowledge-Based Systems. 2011（24）：749-760.

［170］WEI G W，LU M. Pythagorean fuzzy power aggregation operators in multiple attribute decision making[J]. International Journal of Intelligent Systems，2018，33（1）：169-186.

［171］ZHANG X，LIU P D，WANG Y M. Multiple attribute group decision making methods based on intuitionistic fuzzy frank power aggregation operators[J]. Journal of Intelligent and Fuzzy Systems，2015，29（5）：2235-2246.

［172］LIU P D，CHEN S M，LIU J L. Multiple attribute group decision making based on intuitionistic fuzzy interaction partitioned Bonferroni mean operators[J]. Information Sciences，2017（411）：98-121.

［173］HE Y D，CHEN H Y，ZHOU L G，et al. Intuitionistic fuzzy geometric interaction averaging operators and their application to multi-criteria decision making[J]. Information Sciences，2014（259）：142-159.

［174］WEI G W. Pythagorean fuzzy interaction aggregation operators and their application to multiple attribute decision making[J]. Journal of Intelligent & Fuzzy Systems，2017（33）：2119-2132.

［175］QIN J D，LIU X W. An approach to intuitionistic fuzzy multiple attribute decision making based on Maclaurin symmetric mean operators[J]. Journal of Intelligent & Fuzzy Systems，2014，27（5）：2177-2190.

［176］HE Y D，HE Z，CHEN H Y. Intuitionistic fuzzy interaction Bonferroni means and its application to multiple attribute decision making[J]. IEEE Transactions on Cybernetics，2015，45（1）：116-128.

［177］YANG W，PANG Y F. New Pythagorean fuzzy interaction Maclaurin symmetric mean operators and their application in multiple attribute decision making[J]. IEEE Access，2018（6）：39241-39260.

［178］YANG S，LU J. System thinking and advice of hierarchical medical services[J]. Chin Hosp Manag，2016（36）：1-5.

［179］XIA M M，XU Z S，ZHU B. Some issues on intuitionistic fuzzy aggregation operators based on Archimedean t-conorm and t-norm[J]. Knowledge-Based Systems，2012，31（1）：78-88.

［180］DESCHRIJVER G. Generalized arithmetic operators and their relationship to t-norms in interval-valued fuzzy set theory[J]. Fuzzy Sets and Systems，2009，160（21）：3080-3102.

［181］ZHANG X，HE H，XU Y. A fuzzy logic system based on Schweizer-Sklar t-norm[J]. Science in China Series F：Information Sciences，2006，49（2）：175-188.

［182］DESCHRIJVER G，KERRE E E. A generalisation of operators on intuitionistic fuzzy sets using triangular norms and conforms[J]. Notes on Instuitionistic Fuzzy Sets，2002，1（1）：19-27.

［183］ZHAI Y K，SONG X，CHEN Y J，et al. A study of mobile medical app user satisfaction incorporating theme analysis and review sentiment tendencies[J]. International Journal of Environmental Research and Public Health，

2022，19（12）：7466.

[184] LIU C，TANG G L，LIU P D. An approach to multi-criteria group decision making with unknown weight information based on Pythagorean fuzzy uncertain linguistic aggregation operators[J]. Mathematical Problems in Engineering，2017（5）：1-18.

[185] 国家卫生健康委，国家中医药管理局. 关于印发医疗联合体管理办法（试行）的通知（国卫医发〔2020〕13 号）[Z]. 2020 年 7 月 9 日.

[186] CHEN T Y. A novel PROMETHEE-based outranking approach for multiple criteria decision analysis with Pythagorean fuzzy information[J]. IEEE Access，2018（6）：54495-54506.

[187] WANG J，ZHANG R T，ZHU X，et al. Some q-rung orthopair fuzzy Muirhead means with their application to multi-attribute group decision making[J]. Journal of Intelligent and Fuzzy Systems，2019，36（2）：1599-1614.

[188] SZMIDT E，KACPRZYK J，BUJNOWSKI P. How to measure the amount of knowledge conveyed by Atanassov's intuitionistic fuzzy sets[J]. Information Sciences，2014，257：276-285.

[189] 国家卫生健康委，国家中医药管理局. 关于印发医疗联合体综合绩效考核工作方案（试行）的通知（国卫医发〔2018〕26 号）[Z]. 2018 年 7 月 26 日.

